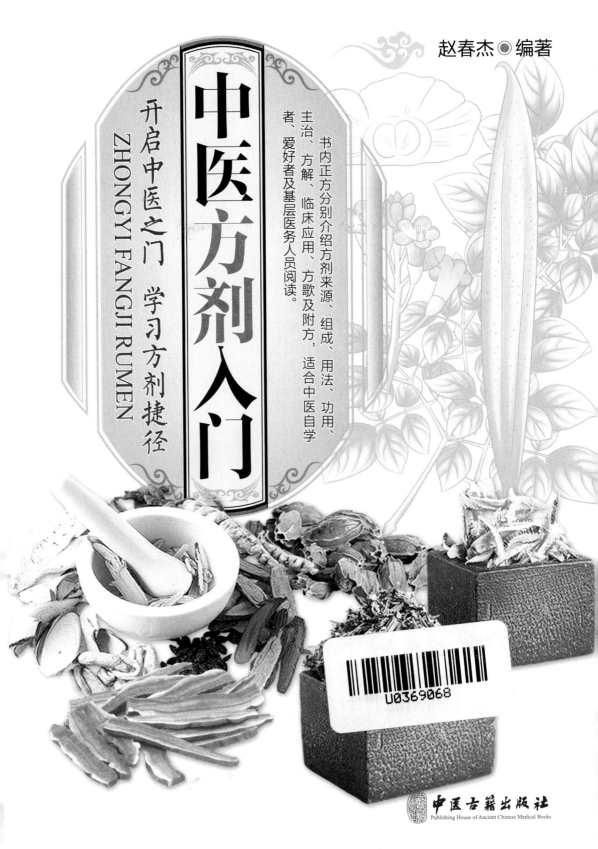

赵春杰◉编著

中医方剂入门

开启中医之门 学习方剂捷径

ZHONGYI FANGJI RUMEN

书内正方分别介绍方剂来源、组成、用法、功用、主治、方解、临床应用、方歌及附方，适合中医自学者、爱好者及基层医务人员阅读。

中医古籍出版社
Publishing House of Ancient Chinese Medical Books

U0369068

图书在版编目（ＣＩＰ）数据

中医方剂入门 / 赵春杰编著 . -- 北京 : 中医古籍
出版社 , 2019.8
　ISBN 978-7-5152-1900-4

　Ⅰ . ①中… Ⅱ . ①赵… Ⅲ . ①方剂学 Ⅳ . ① R289

中国版本图书馆 CIP 数据核字 (2019) 第 140468 号

中医方剂入门

编　　著：	赵春杰
责任编辑：	宋长恒
出版发行：	中医古籍出版社
社　　址：	北京市东直门内南小街 16 号 （100700）
印　　刷：	北京彩虹伟业印刷有限公司
发　　行：	全国新华书店发行
开　　本：	710mm×1000mm　1/16
印　　张：	15
字　　数：	261千字
版　　次：	2019年8月第1版　2019年8月第1次印刷
书　　号：	ISBN 978-7-5152-1900-4
定　　价：	68.00元

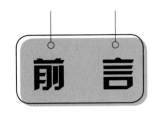

前言

方剂，简称方。方指医方，剂指调剂。方剂是根据配伍的原则，以若干药物配合组成的药方，是治法的体现，是中医学理、法、方、药的重要组成部分。方剂学是研究中医方剂的组成、变化和临床应用的一门学科，其内容包括方剂的组成原则、药物的配伍规律、方剂的组成变化、剂型及方剂的用法等。

本书是为方便广大的中医自学者、爱好者，更多更好地了解中医方剂知识所编写的，全书共分二十章。第一章阐述方剂的组方原则与变化形式，以及方剂与治法的关系、剂型、服法等基本知识。其余各章根据治法、功用将方剂分为解表、泻下、和解、清热、温里等十九类，选择具有代表性的、临床常用的基本方为正方，以衍生方、组成或功用相近的方子为附方，每首正方分别介绍方剂来源、组成、用法、功用、主治、方解、临床应用、方歌及附方。

本书内容科学，条理清晰，简明扼要，易学易记，适合中医自学者、爱好者及基层医务人员阅读。

编　者

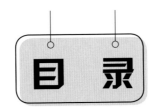

目 录

第一章 概述

第二章 清热泻火剂

第六章　解表剂

第七章　治风剂

第十章　温里剂

第十一章　补益剂

第十二章　理气剂

第十三章　理血剂

第十四章　固涩剂

第十八章　开窍剂

第十九章　安神剂

第二十章　驱虫剂

第一章　概述

第一节　方剂学简史

　　方剂学是研究治法与方剂配伍规律及临床运用的一门学科，是中医药学各类专业必修的基础课程。方剂学在辨证审因、确定治法的基础上，按照组方原则，选择恰当的药物合理配伍，酌定合适的剂量、剂型、用法。

　　中国古代很早已使用单味药物治疗疾病，经过长期的医疗实践，又学会将几种药物配合起来，经过煎煮制成汤液，即是最早的方剂。战国时期的《黄帝内经》虽仅载方13首，但对中医治疗原则、方剂的组成结构、药物的配伍规律以及服药宜忌等方面都有较详细的论述，奠定了方剂学的理论基础。在长沙马王堆汉墓中发现的《五十二病方》，是现存最早的一部方书，书中收载临床各科医方283首，还记述有汤、丸、散等剂型。在《汉书·艺文志》中载有经方十一家，其中除有大量当时医家的经验方外，还有方剂专著《汤液经法》，对方剂理论进行了初步总结。汉代的《神农本草经》中已有关于如何选择剂型的理论。张仲景的《伤寒论》载方113首，《金匮要略》载方262首，由于组方合法，选药精当，用量准确，变化巧妙，疗效卓著，被后世尊为"经方"。在伤寒方中所使用的剂型有汤剂、丸剂、散剂、栓剂、软膏剂、酒剂、醋剂、灌肠剂、洗剂、浴剂、熏剂、滴耳剂、灌鼻剂、吹鼻剂等，几乎包括了除注射剂以外的所有传统剂型。魏晋南北朝至隋唐，方书著述的数量倍增，但多已亡佚。晋代仅存的葛洪《肘后方》中收载了大量验、便、廉的有效方剂，并首次提出成品药的概念，主张将药物加工成一定剂型，贮之以备急用，隋代的《四海类聚方》多达2600卷，《四海类聚单方》300卷，足见方剂发展之迅速。唐代孙思邈著《千金要方》，载方5300首，王焘的《外台秘要》载方6000多首。宋代出现了由政府组织编写的《太平圣惠方》，载方16834首，《圣济总录》载方2万余首，《和剂局方》载方297首，是官方和剂局制售中药成药的处方和制剂规范，也是第一部由朝廷颁发的成药典。金元时期有刘、张、朱、李四大家，刘河间善用寒凉，著有《宣明论方》《伤寒直格方》等；张子和主张攻下，著有《儒门事亲》；朱丹溪长于滋阴，著有《丹溪心法》《格致余论》等；李东垣专于补益脾胃，著有《脾胃论》《兰室秘藏》等，都对方剂的运用有所创建和发挥。宋元时期局方盛行，金元诸家又提倡不泥古方，主张临证拟方，出现了与经方对峙的时方。金代成无己著《伤寒明理药方论》，选伤寒方20首，依《内经》理论为之做解，首开为方做论之先河。明代朱橚组织编著《普济方》，载方61739首，为方书之最。吴昆《医方考》综编历代医家名方，并对其方药、见证一一做考，详析方义，为第一部方论专著。清代，方论专著大量涌现，如王子接的《绛雪园古方选注》、罗美的《名医方论》、吴谦的《删补名医方论》、汪昂的《医方集解》、吴仪洛的《成方切用》等，丰富了研讨方剂的理论。为了便于阅读和记忆，这时还出现了大量方歌手册，如汪昂的《汤头歌诀》、张秉承的《成方便读》、陈修园的《伤寒方歌括》

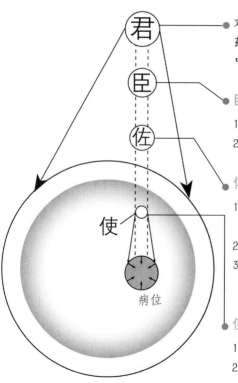

君药就是在治疗疾病时起主要作用的药，其药力居方中之首，用量也较多。在一个方剂中，君药是首要的、不可缺少的药物。

臣药有两种含义

1.辅助君药发挥治疗作用的药物。
2.针对兼病或兼证起治疗作用的药物。

佐药有三种含义

1.佐助药：协助君臣药加强治疗作用，或直接治疗次要兼证。
2.佐制药：消除或减缓君臣药的毒性和烈性。
3.反佐药：与君药性味相反而又能在治疗中起相成作用。

使药有两种含义

1.为引经药，将各药的药力引导至患病部位。
2.为调和药，调和各药的作用。

君
臣
佐
使
病位

《长沙方歌括》《时方歌括》等。以叶天士、薛雪、吴鞠通等医家为代表的温病学派的建立，创制了大量治疗温热病的有效方剂，促进了方剂学的发展。西医传入中国后，中医界出现了中西汇通的新思潮，如张锡纯著《医学衷中参西录》，载方160首，立法处方均有新见解，对后世有一定影响。中华人民共和国成立后，对古代方书和民间秘方、验方进行了大量发掘、整理，并开展了中西医结合工作，在古方新用和创制新方方面都有较大发展。

第二节　方剂的组成和剂型

方剂的组成

多种药物配成的处方，称作方剂，方剂的组成有一定的法度，称作方制。所以，方剂是用单味药物治疗的进一步发展。它的特点是：具有综合作用，治疗范围较广，并能调和药物的毒性，减少或避免不良反应。

方剂的组成，分君、臣、佐、使四项。"君臣佐使"的提法最早见于《内经》，在《素问·至真要大论》篇中有"主病之为君，佐君之谓臣，应臣之谓使"的记载。一般处方用药多在四种以上，均按这四项配伍，即使少于四种药或多至几十种，也不能离此法则。否则漫无规律，方向不明，前人所谓有药无方。

君药

君药是一方的主药，针对一病的主因、主症能起主要作用的药物，即《内经》所说："主病之谓君。"君药不一定一方只有一个，也不一定猛烈的药才能当君药，主要是看具体情况和需要来决定的。李东垣曾说："假如治风则用防风为君，治寒则用附子为君，治湿则用防己为君，清上焦则用黄连为君，清中焦则用黄芩为君。"依此类推，即使是性味比较薄弱的药物如桑叶、菊花、陈皮、竹茹等，都有作为君药的资格。

臣药

《内经》上说："佐君之谓臣。"臣药是指协助和加强君药效能的药物，如麻黄汤中的桂枝就是帮助麻黄发汗解表的，所以它在麻黄汤中是臣药。臣药在一个方剂内，不限定只有一味，一种君药可以有几种臣药；如果一方中有两个君药，还能用较多的臣药来配伍。

佐药

臣之下称作佐，佐药就是接近于臣药的一种配伍药。除了与臣药一样协助君药的作用，还能协助君药解除某些次要症状。例如麻黄汤用杏仁为佐，其作用就是宣肺、平咳，帮助君药解除麻黄汤证的次要症状。另一方面，假使君药有毒性或者药性太偏，也可利用佐药来调和。

使药

从使字的意义来看，使药是一方内比较最次要的药物。《内经》说："应臣之为使。"可知使药是臣药的一种辅助药。在临症上一般把使药理解为引经药，引经药的意思是将药力引到发病场所，所以也叫引药，俗称药引子。

君臣佐使等字面虽含有封建意味，但实质上是用来代表主要药和协助药，以说明方剂的组织形式。几千年来中医在方剂的配合方面积累了十分丰富的经验，无论经方和时方都是遵守这个原则制定的。

在这里顺便谈一谈"经方"和"时方"的问题。中医从单味药的使用发展到方剂，这是很早以前的事，《内经》里就有乌贼骨、茜草和雀卵组成的血枯方，制半夏和秫米组成的失眠方，泽泻、白术和麋衔组成的酒风方等。到张仲景博采众方撰述《伤寒论》和《金匮要略》，方剂更为完备。后人重视其著作尊为经典，并称其方为经方，把后来方剂叫作时方。我们认为经方的疗效是肯定了的，但时方的价值也是不可否认的。时方的形成，也是中医学术不断发展的例证之一。所以，在古为今用的目标下，我们应重视经方，也应重视时方，还要重视现代的有效方剂。

剂型

方剂有多种剂型，各具不同的性质和不同的效用，常用的有丸、散、膏、丹、酒、汤等几类：

丸剂

丸剂俗称丸药或药丸。将药物研成细粉后，加冷开水，或蜜或米糊、面糊等黏合物做成的圆形体。根据治疗上的要求，丸剂的大小和重量是不一致的，有小如芥子的，有大如弹丸的，也有如绿豆或梧桐子大的。大约大丸每粒重3克、6克或9克，小丸每30克200～400粒，细小丸每30克600～1500粒，极小丸每30克5000～10000粒。丸药入胃，吸收较慢，多用于慢性疾病之须长期服食者，故前人所说"丸者缓也"，就是这个意思。又病在下焦亦多用丸，取其吸收慢到达肠内才发生作用；也有急症、重症采用丸剂的，因可先期制成，取其便捷。

散剂

即粉剂，将药物研成细粉。有分研、合研、陆续配研等程序，一般多用合研。带黏性的药物如乳香、没药、血竭、孩儿茶等，或挥发性强烈的药物如麝香、冰片、樟脑等，或较贵重的药物如犀角、羚羊角、珍珠、熊胆、蟾酥等，均用分研。陆续配研是因处方中含有少量贵重药或有其他必须分研的药物时用之，将需要配研的药物分研后，置一种于乳钵内，然后加入等量的其他药粉，研匀以后，再加等量的其他药粉同研，陆续倍量，增加至全部混合均匀为止。散剂用于内服，药力较丸剂为速；亦用于鼻，或做外敷用。

膏剂

将药物用水煎汁，浓缩成稠厚半固体状，挑取适量，用开水冲服。一般制法，药物水浸一夜，煎2～4次，取汁分次过滤，合并再熬，至不渗纸为度。另外有用植物油熬炼的，则为外贴用膏药。膏剂多为滋补类，用于慢性虚弱证，冬季服用的膏滋药亦属这一类。

丹剂

丹是用升华或熔合等方法制成的，主要为矿物类药物。也有用一般药物混合制成的，则取"赤心无伪曰丹"的意思。丹的剂型不一，有丸、散和锭剂等，用法与丸、散剂相同。

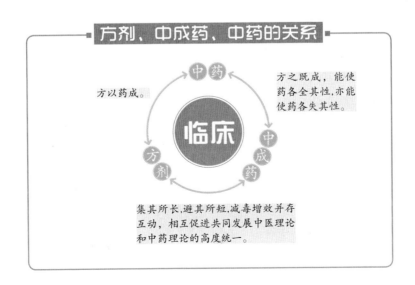

方剂、中成药、中药的关系

方以药成。

方之既成，能使药各全其性，亦能使药各失其性。

临床

集其所长，避其所短，减毒增效并存互动，相互促进共同发展中医理论和中药理论的高度统一。

酒剂

为药物用白酒作溶剂浸取所得的浸出液，故俗呼药酒。制法分冷浸和热浸两种，冷浸将药物泡在酒内，过一个时期即可服用；热浸是药物和酒密封坛内，隔水用文火缓缓加热，保持低温，经过 3～7 天，去火放冷。药酒多用于风湿痹痛，借酒的力量来帮助流通气血，加强舒筋活络的效能。

汤剂

即水煎剂，用适当的水煎取药汁，倾出后加水再煎，第一次为头煎，第二次为二煎。一般每剂均煎两次，服法有头煎、二煎分开服的，也有将头煎、二煎药汁合并后，再分两次服的。临症上，汤剂应用最广，不仅吸取快，作用强，而且便于随症加减。

丸、散、膏、丹和酒剂，多数属于成药，亦可视病症需要，处方配合。一部分丸散膏丹除单独使用外，也能放在汤剂内包煎，或用药汁冲服。

第三节　方剂组成与治法

□ 方剂组成法则

方剂在应用上，由于所用药物的种类多少和产生疗效的快慢不同，又分为七类，简称七方，即大方、小方、缓方、急方、奇方、偶方和复方。

大方

药味多或药味少而药量大，以治邪气方盛，需重剂治疗或治下焦疾患，量重而需顿服的方剂。《儒门事亲》卷一："夫大方之说有二，有君一臣三佐九之大方，有分量大而顿服之大方，盖治肝及在下而远者，宜顿服而数少之大方，病有兼证而邪不专，不可以一二味治者，宜君一臣三佐九之大方……"

小方

小方和大方是相对的。邪气轻浅的，只要用较轻的方剂，或者根据大方减小其制，这就叫作小方，如下法中的小承气汤便是。

缓方

一般慢性、虚弱性病症，不能急切求效，宜用药力缓和的方剂来长期调养，如补法中的四君子汤，即是缓方一类。

急方

急方和缓方是相对的。是在病势危急时用来急救的，例如腹泻不止，手足逆冷，脉微欲绝，用四逆汤回阳。急症用急方，不仅药力要专，药量也宜重，故常与大方结合应用。

奇方

奇是单数，奇方即专一的意思。如病因只有一个，就用一种君药来治疗主症，以求其药力专一，故叫奇方。但奇方并不等于单味药，亦有臣药、佐药等配合。

偶方

偶是双数，含有双方兼顾的意思。如同时有两个病因，需要用两种君药来治疗的，就叫偶方。临症上所说的汗下兼施，或攻补并用，都属偶方一类。

复方

复是复杂、重复的意思。凡是病因较多或病情较复杂的就需用复方治疗，如五积散是由麻黄汤、桂枝汤、平胃散和二陈汤等方剂组成，用一方来祛除风、寒、痰、湿以及消痞去积。另一种是指用此法不效，再用它法，它法不效，更用另一方法，如《内经》所说："奇之不去则偶之，偶之不去则反佐以去之。"所以，在某些情况下，复方也叫重方，不同于一般与单味药相对而言的复方。

七方是方剂组成的法则之一。除此以外，还有从治疗作用来分的。如张景岳曾把方剂分为"八阵"，即补阵、和阵、攻阵、散阵、寒阵、热阵、固阵、因阵。补阵的方剂是用于元气亏损，体质虚弱的病症；和阵的方剂是用来调和病邪的偏胜，攻阵的方剂是用于内实证的，散阵的方剂是用于外感证的，寒阵的方剂是用于热证的，热阵的方剂是用于寒证的，固阵的方剂是用于滑泄不禁证的，因阵的方剂都是因症立方的。

治法

汗法

通过开泄腠理，促进发汗，使外感六淫之邪由肌表随汗而解的一种治法。汗法不仅能发汗，尚能祛邪于外，透邪于表，畅通其血，调和营卫。"其在皮者，汗而发之""因其轻而扬之"。

吐法

通过引起呕吐，使停留于咽喉、胸膈、胃脘等部位的痰涎、宿食或毒物从口排出的治法。"其高者，因而越之"。

下法

通过荡涤肠胃，泻下大便或积水，使停留于肠胃的宿食、燥屎、痰结等从下而出的治法。"其下者，引而竭之"。

和法

通过和解或调和作用，以达到消除病邪的治法。"伤寒邪气在表者，必渍形以为汗，邪气在里者，必荡涤以为利。其于不外不内，半表半里，既非发汗之所宜，又非吐下之所对，是当和解则可矣。小柴胡汤为和解表里之剂也"。

温法

通过温阳、祛寒或回阳等作用，使寒祛阳复，用治里寒证的治法。"寒者热之""治寒以热"。

清法

通过清解热邪的作用，以治疗里热证的方法。里热证有热在气分、营分、血分等，"热者寒之，治热以寒"。

消法

通过消导和散结的作用，对气血痰食水虫等所成的有形之邪，使之渐消缓散的一种治法，"坚者削之，结者散之"。

补法

针对人体气血阴阳，或某一脏腑之虚损，给以补养的治法，"虚则补之""形不足者，温之以气，精不足者，补之以味"。

第四节　方剂的分类

清代汪昂著《医方集解》方剂分类法，将方剂分为 22 剂：补养、发表、涌吐、攻里、表里、和解、理气、理血、祛风、祛寒、清暑、利湿、润燥、泻火、除痰、消导、收涩、杀虫、明目、痈疡、经产及救急良方等剂。

近代方剂分类大都依据清代汪昂著《医方集解》方剂 22 剂分类法加以修改增删，比较符合中医临床辨证立法用药制方的一般规律，对于方剂学理论体系的形成具有极为重要的意义。如：

1. **解表剂**：宣散外邪，解除表证，如桂枝汤、香苏散、桑菊饮、银翘散、荆防败毒散。

2. **泻下（攻里）剂**：分为寒下、温下、润下、逐水剂，如大承气汤、温脾汤、麻子仁丸、十枣汤、增液承气汤。

3. **和解剂**：分为和解少阳、调和肝脾、调和肠胃剂，如小柴胡汤、四逆散、逍遥散、痛泻要方、半夏泻心汤。

4. **清热剂**：包括清热、凉血、解毒方剂，如白虎汤、凉膈散、化斑汤、导赤散、清胃散。

5. **祛暑剂**：清解暑邪，如清络饮、新加香薷散、六一散、清暑益气汤。

6. **温里剂（祛寒）**：如理中丸、四逆汤、黄芪桂枝五物汤、小建中汤。

7. **表里双解剂**：如大柴胡汤、葛根芩连汤。

8. **补益剂**：如四君子汤、四物汤、参苓白术汤、六味地黄汤、肾气丸。

9. **安神剂**：如安神丸、天王补心丹、甘麦大枣汤。

10. **开窍剂**：分为凉开剂与温开剂，如紫雪丹、至宝丹、苏合香丸。

11. **固涩（收涩）剂**：收涩精气或固涩津液，如玉屏风散、四神丸、金锁固精丸、完带汤。

12. **理气剂**：疏理气机，解郁降逆，如越鞠丸、半夏厚朴汤、定喘汤、苏子降气汤。

13. **理血剂**：去瘀、止血、补血，如丹参饮、血府逐瘀汤、补阳还五汤、小蓟饮子、胶艾汤。

14. **治风剂**：通阳散风、滋阴息风，如消风散、川芎茶调散、镇肝息风汤、大定风珠。

15. **治燥剂**：滋润津血枯燥，如桑杏汤、杏苏散、养阴清肺汤、麦冬汤。

16. **祛湿剂**：排泄水湿，如藿香正气散、三仁汤、五苓散、苓桂术甘汤、平胃散。

17. **祛痰剂**：化痰涤痰，如二陈汤、贝母瓜蒌散、三子养亲汤、止嗽散。

18. **消导化积（消化）剂**：具有消积、消化、健脾、强胃之功效，如保和丸、健脾丸、枳实消痞丸。

19. **驱虫（杀虫）剂**：驱除体内寄生虫之剂，如乌梅丸、肥儿丸、使君子丸。

20. **涌吐（催吐）剂**：瓜蒂散、盐汤探吐方。

21. **痈疡剂**：专治外科肿疡、溃疡，如仙方活命饮、五味消毒饮、苇茎汤、乙字汤、十味败毒散、排脓散。

22. **痘疹剂**：升麻葛根汤、沙参麦冬汤、宣毒发表汤。

23. **明目剂**：治疗眼疾方剂，如明目地黄丸、养肝丸、滋肾明目丸。

24. 经产剂：妇科用方剂，如温经汤、八味带下汤、生化汤、蒲公英汤。

中医的方剂，一般很难分类，原因是一个方剂往往包含多种效能，因而不能把它固定在一个门类内，即使几个方剂的治疗目的一致，但使用上又有很大出入。例如补养剂，不仅用于虚弱证，也能用于其他症候，而且补养一类的方剂也不是任何虚弱证都能适应的。此外，方剂中药物的加减，用量的多少，都能使其性质和作用改变。例如麻黄汤用麻黄、桂枝、杏仁、甘草组成，为发汗解表剂，倘把桂枝改为石膏，便为麻杏石甘汤，治肺热气喘，或把桂枝除去不用，便为三拗汤，治伤风感冒、鼻塞、咳嗽等症。又如小承气汤和厚朴三物汤，同样用大黄、枳实、厚朴组成，但小承气汤以大黄为君，厚朴为佐，厚朴的用量比大黄减半；厚朴三物汤以厚朴为君，大黄为佐，厚朴的用量就比大黄加一倍。这样，小承气汤适用于泻热通大便，而厚朴三物汤则是行气除满的方剂了。这说明根据治疗作用的分类，是指其主要作用而言，运用时必须考虑。

第二章 清热泻火剂

◆**概念**：凡用清热药组成，具有清热、泻火、凉血、解毒、滋阴透热的作用，治疗里热证的方剂，统称清热剂。

◆**分类及适应证**
- 清气分热剂——热在气分证
- 清营凉血剂——热邪深入营分、血分之证
- 清热解毒剂——温毒、热毒、丹毒、疔毒等证
- 清热解暑剂——暑热证
- 清脏腑热剂——热邪偏盛于某一脏腑
- 养阴清热剂——热病后期，邪热耗阴，邪不得解之证

◆**注意事项**：①辨清热证的虚实、病位及真假；②防止寒凉败胃或伤阳；③酌情配伍"反佐"药。

第一节　清气分热

白虎汤

张仲景《伤寒论》

白虎膏知甘草粳，气分大热此方清，
热渴汗出脉洪大，加入人参气津生。

【组成】　石膏(碎)50克，知母18克，粳米9克，甘草(炙)6克。

【用法】　水煎，煮米熟汤成，温服。

【功用】　清热生津。

【主治】　阳明气分热盛证。壮热面赤，烦渴引饮，汗出恶热，脉洪大有力。

【方义方解】

本方原为阳明经证的主方，后为治疗气分热盛的代表方。本证是由伤寒化热

内传阳明经所致，里热炽盛，故壮热不恶寒；胃热津伤，故烦渴引饮；里热蒸腾、逼津外泄，则汗出；脉洪大有力为热盛于经所致。气分热盛，但未致阳明腑实，故不宜攻下；热盛津伤，又不能苦寒直折。唯以清热生津法最宜。

方中君药生石膏，辛甘大寒，入肺胃二经，功善清解，透热出表，以除阳明气分之热。臣药知母，苦寒质润，一以助石膏清肺胃之热，一以滋阴润燥救已伤之阴津。石膏与知母相须为用，可增强清热生津之功。佐以粳米、炙甘草益胃生津，亦可防止大寒伤中之弊。炙甘草兼以调和诸药为使。

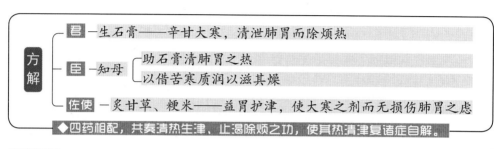

方解
君—生石膏——辛甘大寒，清泄肺胃而除烦热
臣—知母 助石膏清肺胃之热
以借苦寒质润以滋其燥
佐使—炙甘草、粳米——益胃护津，使大寒之剂而无损伤肺胃之虑

◆四药相配，共奏清热生津、止渴除烦之功，使其热清津复诸症自解。

【运用】

1. **辨证要点**　本方为治阳明气分热盛证的基础方，临床应用以身大热、汗大出、口大渴、脉洪大为辨证要点。

2. **加减变化**　兼阳明腑实，见大便秘结、神昏谵语、小便赤涩者，加芒硝、大黄以泻热攻积；气血两燔，引动肝风，见神昏谵语、抽搐者，加水牛角、羚羊角以凉肝息风；消渴病而见烦渴引饮，属胃热者，可加天花粉、芦根、麦冬等以增强清热生津的功效。

3. **现代运用**　本方常用于感染性疾病，如大叶性肺炎、流行性乙型脑炎、流行性出血热、牙龈炎以及小儿夏季热、糖尿病、风湿性关节炎等属气分热盛者。

4. **使用注意**　表证未解的无汗发热，口不渴者；脉见浮细或沉者；血虚发热，脉洪不胜重按者；真寒假热的阴盛格阳证等均不可误用。

【附方】

1. **白虎加人参汤**（张仲景《伤寒论》）　石膏30克，知母、粳米、人参各9克，炙甘草6克。水煎服。功用：清热泻火，益气生津。主治：气分热盛，津气两伤，大热烦渴，汗多气短，脉大无力。

2. **白虎加桂枝汤**（张仲景《金匮要略》）　石膏30克，知母、桂枝各9克，炙甘草、粳米各6克。水煎服。功用：清热通络，和营卫。主治：温疟，其脉如平，身无寒但热，骨节疼痛，时呕及风湿热痹见壮热，气粗烦躁，关节肿痛，口渴，苔白，脉弦数。

3. **白虎加苍术汤（朱肱《类证活人书》）**　石膏30克,知母、苍术、粳米各9克,炙甘草6克。水煎服。功用：清热祛湿。主治：湿温病。身热胸痞,汗多,舌红苔白腻,脉濡缓；亦可用于风湿热痹,症见身大热,关节肿痛者。

白虎加人参汤、白虎加桂枝汤、白虎加苍术汤三方,均由白虎汤加味而成。其中白虎加人参汤,清热与益气生津并用,主治白虎汤证而见脉大无力属气津两伤者,亦可用于暑温热盛津伤之证；白虎加桂枝汤,功在清热和营,兼以通络,适用于白虎汤证兼有温疟症状,或风湿热痹之证；白虎加苍术汤,清热与燥湿并用,主治白虎汤证兼见湿温病的胸痞,苔白腻之证。

竹叶石膏汤

张仲景《伤寒论》

竹叶石膏汤人参,麦冬半夏甘草临,
再加粳米同煎服,清热益气养阴津。

【组成】　竹叶6克,石膏50克,半夏(洗)9克,麦冬(去心)20克,人参、甘草(炙)各6克,粳米10克。

【用法】　水煎服。

【功用】　清热生津,益气和胃。

【主治】　伤寒、温病、暑病余热未清,气津两伤证。身热多汗,心胸烦闷,气逆欲呕,口干喜饮,或虚烦不寐,舌红苔少,脉虚数。

【方义方解】

本证多由热病后期,余热未清,气津两伤,胃气不和所致。治疗以清热生津,益气和胃为主。热病后期,高热虽除,但余热留恋气分,故身热有汗不解,脉数；余热内扰,故心胸烦热；气短神疲、脉虚数为气虚的表现。

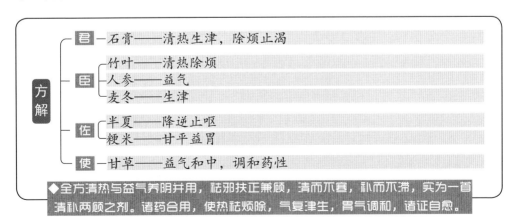

方解

君—石膏——清热生津,除烦止渴

臣 ┌竹叶——清热除烦
　 ├人参——益气
　 └麦冬——生津

佐 ┌半夏——降逆止呕
　 └粳米——甘平益胃

使—甘草——益气和中,调和药性

◆全方清热与益气养阴并用,祛邪扶正兼顾,清而不寒,补而不滞,实为一首清补两顾之剂。诸药合用,使热祛烦除,气复津生,胃气调和,诸证自愈。

方中竹叶甘淡而寒，入心、胃经，有清热、泻火、除烦、利尿的作用，可使心、胃之火热通过利尿从小便而出；生石膏辛甘大寒，为清泻肺、胃之火的要药；人参（最好用沙参）、麦冬甘寒，益气养阴生津；半夏和胃降逆止呕；甘草、粳米补益胃气。诸药合用，清而不过，补而不燥，能清泻气阴两虚而致的胃火。

【运用】

1. **辨证要点** 本方为治疗热病后期、余热未清、气阴耗伤的常用方，临床应用以身热多汗、气逆欲呕、烦渴喜饮、舌红少津、脉虚数为辨证要点。

2. **加减变化** 胃火炽盛、消谷善饥、舌红脉数者，可加天花粉、知母以增强清热生津的功效；胃阴不足，胃火上逆，口舌糜烂，舌红而干，可加天花粉、石斛等以清热养阴生津；气分热犹盛，可加黄连、知母以增强清热的功效。

3. **现代运用** 本方常用于流脑后期、夏季热、中暑等属余热未清、气津两伤者。糖尿病的干渴多饮属胃热阴伤者，亦可应用。

4. **使用注意** 本方清凉质润，如内有痰湿或阳虚发热，均应忌用。

【附方】

竹叶黄芪汤（《医宗金鉴》） 人参、生黄芪、石膏（煅）、半夏（制）、麦冬、白芍、甘草、川芎、当归、黄芩各2.4克，生地黄6克，竹叶10片。上12味，用水400毫升，加生姜3片，灯心20根，煎至320毫升，空腹时温服。功用：清热解毒，益气养阴，调气和血。主治：痈疽发背，诸般疔毒，表里不实，热甚口中干大渴者。

第二节　清营凉血

清营汤

吴瑭《温病条辨》

清营汤是鞠通方，热入心包营血伤，
角地银翘玄连竹，丹麦清热佐之良。

【组成】 水牛角30克，竹叶心3克，黄连5克，连翘、丹参各6克，麦冬、玄参、金银花各9克，生地黄15克。

【用法】 用水1.6升，煮取600毫升，每服200毫升，一日3次。

【功用】 清营解毒，透热养阴。

【主治】 热入营分证。身热夜甚，神烦少寐，时有谵语，目常喜开或喜闭，口渴或不渴，斑疹隐隐，脉细数，舌绛而干。

【方义方解】

本方证乃邪热内传营分，耗伤营阴所致。邪热传营，伏于阴分，入夜阳气内归营阴，与热相合，故身热夜甚；营气通于心，热扰心营，故神烦少寐、时有谵语；邪热深入营分，则蒸腾营阴，使血中津液上潮于口，故本应口渴而反不渴；若邪热初入营分，气分热邪未尽，灼伤肺胃阴津，则必见身热口渴、苔黄燥；目喜开、闭不一，是为火热欲从外泄，阴阳不相既济所致；斑疹隐隐，乃热伤血络，血不循经，溢出脉外之征；舌绛而干，脉数，亦为热伤营阴之象。遵《素问·至真要大论》"热淫于内，治以咸寒，佐以甘苦"之旨，治宜咸寒清营解毒为主，辅以透热养阴。

故方用苦咸寒之水牛角清解营分之热毒，为君药。热伤营阴，又以生地黄凉血滋阴、麦冬清热养阴生津、玄参滋阴降火解毒，三药共用，既可甘寒养阴保津，又可助君药清营凉血解毒，共为臣药。君臣相配，咸寒与甘寒并用，清营热而滋营阴，祛邪扶正兼顾。温邪初入营分，故用金银花、连翘、竹叶清热解毒，轻清透泄，使营分热邪有外达之机，促其透出气分而解，此即"入营犹可透热转气"之具体应用；黄连苦寒，清心解毒；丹参清热凉血，并能活血散瘀，可防热与血结。上述五味均为佐药。本方的配伍特点是以清营解毒为主，配以养阴生津和"透热转气"，使入营之邪透出气分而解，诸症自愈。

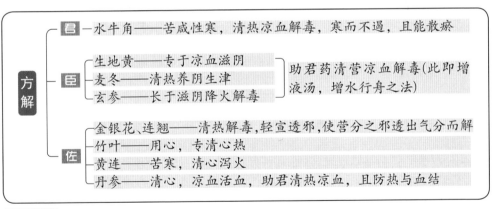

【运用】

1. **辨证要点**　本方为治疗温热病邪传入营分的代表方剂，以身热夜甚、时有谵语、斑疹隐隐、舌绛而干、脉数为辨证要点。

2. **加减变化**　寸脉大、舌干较甚者，可去黄连，以免苦燥伤阴；兼热痰，可加天竺黄、竹沥、川贝母之属，清热涤痰；热陷心包而窍闭神昏者，可与安宫牛黄丸或至宝丹合用以清心开窍；营热动风而见痉厥抽搐者，可配用紫雪，或酌加钩藤、羚羊角、地龙以息风止痉；营热多系由气分传入，如气分热邪犹盛，可重用连翘、金银花、黄连，或更加知母、石膏，及板蓝根、大青叶、贯众之属，增强清热解毒的功效。

3. 现代运用　本方常用于乙型脑炎、流行性出血热、流行性脑脊髓膜炎、斑疹伤寒、败血症、肠伤寒等属营分热证者。

4. 使用注意　方中犀角现已禁用，临床可用水牛角代替，但药量宜重，每剂需30克以上。本方使用时须注意舌诊，舌绛苔白滑者，此为湿遏热伏之象，不可误投本方。

【附方】

清宫汤（《温病条辨》）　莲子心2克，竹叶卷心、连翘心各6克，元参心、连心麦冬各9克，犀角（水牛角代）30克。水煎服。功用：清心解毒，养阴生津。主治：温病液伤，邪陷心包证。发热，神昏谵语。

"宫"乃心之宫城，即心包。本方证乃温热之邪陷入心营，逆传心包所致，故原书用药特点是犀角取尖，余皆用心，意取同类相投，心能入心，即以清心包之热，补肾中之水，且以解毒辟秽。用于上证，可使心营热清，水火交融，热毒清解，心神得安。若与清营汤相较，则本方重在清心包之热，兼以养阴辟秽解毒；清营汤重在清营中之热，兼以透热转气，故所治各有不同。

清瘟败毒饮

余师愚《疫疹一得》卷下

清瘟败毒地连芩，丹膏栀草竹玄参，
犀角翘芍知桔梗，泻火解毒亦滋阴。

【组成】　生石膏15～60克，生地黄9～30克，水牛角2～6克，黄连3～9克，栀子、黄芩、知母、赤芍、玄参、连翘、牡丹皮各9克，桔梗、甘草、鲜竹叶各6克。

【用法】　水煎服。

【功效】　清热解毒，凉血泻火。

【主治】　瘟疫热毒，充斥内外，气血两燔，大热渴饮，头痛如劈，干呕狂躁，谵语神糊，视物昏瞀，或发斑疹，或吐血、鼻衄，四肢或抽搐，或厥逆，脉沉数，或沉细而数，或浮大而数，舌绛唇焦。

【方义方解】

本证多由疫毒邪气内侵脏腑，外窜肌表，气血两燔所致，治疗以清热解毒，凉血泻火为主。清瘟败毒饮是由白虎汤、犀角地黄汤、黄连解毒汤三方加减而成，其清热泻火、凉血解毒的作用较强。方中重用生石膏直清胃热。胃是水谷之海，十二经的气血皆禀于胃，所以胃热清则十二经之火自消。石膏配知母、甘草，有清热保津之功，加以连翘、竹叶，轻清宣透，清透气分表里之热毒；再加芩、连、栀子（即黄连解毒汤法）通泄三焦，可清泄气分上下之火邪。诸药合用，目的清气分之热。水牛角、生地黄、赤芍、牡丹皮共用，为犀角地黄汤法，专于凉血解毒，养阴化瘀，以清血分之热。以上三方合用，则气血两清的作用尤强。此外，元参、桔梗、甘草、连翘同用，还能清润咽喉；竹叶、栀子同用则清心利尿，导热下行。综合本方诸药的配伍，对疫毒火邪，充斥内外，气血两燔的证候，确为有效的良方。

【运用】

1. **辨证要点**　本方以大热烦渴、昏狂谵语、发斑吐衄、舌绛唇焦、脉沉数为辨证要点。

2. **加减变化**　大渴不已，加天花粉，并重用石膏；咽喉肿痛，加射干、牛蒡子、山豆根；热毒发斑，加紫草、大青叶、升麻；大便秘结，加芒硝、大黄；抽搐，加羚羊角、钩藤；湿热发黄，加滑石、茵陈、泽泻、猪苓；头面肿大，加马勃、金银花、板蓝根、僵蚕、紫花地丁。

3. **现代运用**　本方常用于治疗流行性乙型脑炎、流行性出血热、流行性脑脊髓膜炎、败血症、钩端螺旋体病、肺炎小儿急惊风、产后高热等。

4. **使用注意**　本方为大寒解毒、气血两清之剂，能损人阳气，故素体阳虚，或脾胃虚弱者忌用。

【附方】

凉营清气汤（《喉痧症治概要》）　水牛角尖（磨冲）、黄连各1.5克，薄荷叶、生甘草各2.4克，黑山栀、牡丹皮、京赤芍各6克，京元参、连翘壳各9克，鲜石斛、鲜生地黄各18克，生石膏24克，茅芦根各30克，鲜竹叶30张，金汁30毫升（冲服）。水煎服。功用：凉营清气。主治：痧麻虽布，壮热烦躁，渴欲冷饮，甚则谵语妄言，咽喉肿痛腐烂，脉洪数，舌红绛，或黑燥无津之重症。

第三节　清热解毒

泻心汤

张仲景《金匮要略》

火热上攻心气伤，清浊二道血洋洋，
大黄二两芩连一，釜下抽薪请细详。

【组成】大黄10克，黄连、黄芩各5克。

【用法】上3味，以水800毫升，煮取250毫升，顿服之。

【功用】 泻火解毒，燥湿泄热。

【主治】 邪火内炽，迫血妄行，吐血，衄血，便秘溲赤；三焦积热，眼目赤肿，口舌生疮，外证疮疡，心胸烦闷，大便秘结；湿热黄疸，胸中烦热痞满，舌苔黄腻，脉数实者。

【方义方解】

方中黄芩泻上焦火，黄连泻中焦火，大黄泻下焦火，三焦实火大便实者，诚为允当。由于三黄之性苦寒，苦能燥湿，寒能清热，故对湿热内蕴而发的黄疸，也能主治。

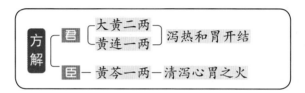

【运用】

1. **辨证要点** 本方以面红目赤、烦热痞满、尿赤便秘、吐血衄血、口舌生疮、湿热黄疸、疔疮肿毒、舌苔黄腻为辨证要点。

2. **加减变化** 若呕吐者，加陈皮、生姜，以降逆止呕；若腹痛者，加白芍、延胡索，以活血止痛；若出血明显者，加棕榈、生地黄、玄参，以清热凉血，收敛止血；若食少者，加山楂、生麦芽，以消食和胃等。

3. **现代运用** 本方常用于治疗急性胃肠炎、上消化道出血、肺结核咯血、支气管扩张咯血、鼻衄、齿衄、口腔炎、急性结膜炎、原发性高血压等。

4. **使用注意** 凡阳虚失血、脾不统血，忌用本方。

【附方】

1. **牛黄解毒丸**（《中国药典》） 人工牛黄5克，冰片25克，石膏、大黄各200克，黄芩150克，桔梗100克，雄黄、甘草各50克。依法研粉，炼蜜为丸，每丸重3克，每次服1丸，每日2～3次。功用：清热解毒。主治：火热内盛，咽喉肿痛，牙痛，口舌生疮，目赤肿痛。可用于牙周炎、口腔溃疡等属于胃热兼有便秘者，也可用于痢疾初起。

2. **寒降汤**（《医学衷中参西录》） 生赭石（轧细）18克，瓜蒌仁（炒，捣）、生杭芍各12克，清半夏、竹茹、牛蒡子（炒，捣）各9克，粉甘草4.5克。水煎服。功用：和胃降逆，凉血止血。主治：胃热而气不降，吐血、衄血，脉洪滑而长，或上入鱼际者。

3. **温降汤**（《医学衷中参西录》） 生山药、生赭石（轧细）各18克，白术、清半夏、干姜各9克，生杭芍、生姜各6克，川厚朴4.5克。功用：温补开通，降其胃气。主治：吐衄，脉虚濡而迟，饮食停滞胃口不能消化，此因凉而胃气不降所致。

普济消毒饮

李东垣《东垣试效方》

普济消毒芩苓连，甘桔蓝根勃翘玄；升柴陈薄僵蚕入，大头瘟毒服之消。

【组成】 酒黄芩、酒黄连各15克，陈皮、玄参、桔梗、甘草、柴胡各6克，牛蒡子、连翘、薄荷、马勃、板蓝根各3克，僵蚕、升麻各2克。

【用法】 每服15克，用水300毫升，煎至150毫升，去滓，稍热，时时服之。

【主治】 大头瘟。恶寒发热，头面红肿焮痛，目不能开，咽喉不利，舌燥口渴，舌红苔黄，脉数有力。

【功用】 清热解毒，疏风散邪。

【方义方解】

　　本证多由风热疫毒之邪，壅于中焦，发于面部所致。治疗以清热解毒，疏风散邪为主。风热疫毒之邪攻于头面，故见头面红肿焮痛，目不能开；风热疫毒之邪，灼伤津液，故见舌燥口渴；舌红苔白而黄，脉浮数有力，均为里热炽盛之症。方中酒黄连、酒黄芩清热泻火，祛上焦头面热毒，为君药；牛蒡子、连翘、薄荷、僵蚕辛凉疏散头面风热，为臣药。玄参、马勃、板蓝根加强清热解毒之功；甘草、桔梗清利咽喉；陈皮理气散邪，为佐药；升麻、柴胡疏散风热、引药上行，为佐使药。

方解

君—酒黄芩、酒黄连——清泄上焦之热毒，皆用酒炒，令其通行全身，直达病所

臣—牛蒡子、连翘、薄荷、僵蚕——辛凉疏散头面风热

佐—玄参、马勃、板蓝根——上行清热解毒
　　甘草、桔梗——清利咽喉
　　陈皮——理气而疏通壅滞

佐使—升麻、柴胡——疏散风热，并引诸药上达头面，且寓"火郁发之"之意

◆诸药合用，使疫毒得以清解，风热得以疏散。

【运用】

　　1. **辨证要点**　本方为治疗风热、疫毒所致之大头瘟的有效方剂，以恶寒发热、头面焮肿、舌绛苔黄、脉数有力为辨证要点。

　　2. **加减变化**　兼便秘可加大黄以泻热通便。使用本方时，可配合局部外敷

如意金黄散等，以增强清热消肿的功效。

3. **现代运用** 本方对丹毒、流行性腮腺炎、流行性出血热、急性扁桃体炎，以及带状疱疹、上呼吸道感染、急性化脓性中耳炎等由风热疫毒而致者，均可加减使用。

【附方】

1. **清震汤**（《素问病机气宜保命集》） 升麻、苍术各 30 克，干荷叶一个。共为末，每次用 15 克，水煎服。主治：雷头风，头面疙瘩肿痛，憎寒壮热，状如伤寒，头胀，头中或有响声等。

2. **玄参升麻汤**（《活人书》） 玄参、升麻、甘草（炙）各半两（15 克）。每服五钱匕，以水一盏半，煎至七分，去滓服。功用：解毒化斑。主治：温病热毒发斑疹，或咽喉肿痛者。

第四节　清脏腑热

导赤散

钱乙《小儿药证直诀》

导赤生地与木通，草梢竹叶四般攻，
口糜淋痛小肠火，引热同归小便中。

【组成】 生地黄、木通、生甘草梢各等分（各6克）。

【用法】 上药为末，每服9克，水一盏，入竹叶同煎至五分，食后温服（现代用法：水煎服，用量按原方比例酌情增减）。

【功用】 清心利水养阴。

【主治】 心经火热证。心胸烦热，口渴面赤，意欲饮冷，以及口舌生疮；或心热移于小肠，小便赤涩刺痛，舌红，脉数。

【方义方解】

本方所治之证乃心经火热，浸淫上下所致。心经有热，热扰心胸，则心胸烦热；火攻于上，则面赤；火热灼伤脉络，则口舌生疮；火热伤津，则口渴，意欲饮水；或火热下注，灼损脉络，则小便热涩刺痛；舌红，苔黄，脉数，皆为心经火热上攻之症，治当清心利水养阴。

方中生地甘寒而润，入心肾经，凉血滋阴以制心火；木通苦寒，入心与小肠经，上清心经之火，下导小肠之热，两药相配，滋阴制火而不恋邪，利水通淋而不伤阴，共为君药。竹叶甘淡，清心除烦，淡渗利窍，导心火下行，为臣药。生甘草梢清热解毒，尚可直达茎中而止痛，并能调和诸药，还可防木通、生地之寒凉伤胃，为方中佐使。四药合用，共收清热利水养阴之效。

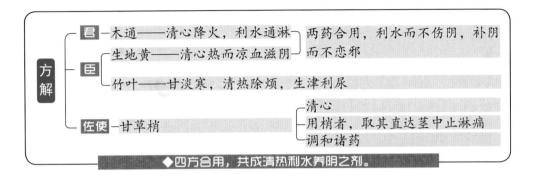

【运用】

1. **辨证要点**　本方为治心经火热证的常用方，又是体现清热利水养阴治法的基础方。临床应用以心胸烦热、口渴、口舌生疮或小便赤涩、舌红脉数为辨证要点。

2. **加减变化**　若心火较盛，可加黄连以清心泻火；心热移于小肠，小便不通，可加车前子、赤茯苓以增强清热利水之功；阴虚较甚，加麦冬增强清心养阴之力；小便淋涩明显，加萹蓄、瞿麦、滑石之属，增强利尿通淋之效；出现血淋，可加白茅根、小蓟、旱莲草凉血止血。

3. **现代运用**　本方常用于口腔炎、鹅口疮、小儿夜啼等属心经有热者；急性泌尿系感染属下焦湿热者，亦可加减治之。

4. **使用注意**　方中木通苦寒（小心本药物会伤肾），生地黄阴柔寒凉，故脾胃虚弱者慎用。

【附方】

1. **辛夷散**（《重订严氏济生方》）　辛夷仁、白芷、升麻、藁本、羌活、防风、川芎、细辛、木通、甘草各等分。共研细面，每次服9克，茶叶一撮为引送服。主治：鼻生息肉，形如石榴子，色紫微硬，常流稠厚鼻涕，腥臭难闻，鼻塞，头胀而痛，不闻香臭，可用于慢性肥厚性鼻炎、急性鼻旁窦炎等。

2. **碧云散**（《医宗金鉴》）　鹅不食草、川芎、青黛各30克，细辛、辛夷各6克。依法制为散，每用少许，搐入鼻内（上药时，口中含清水）。功用：散风清热。主治：鼻渊，常流浊涕、鼻塞、头痛。

芍药汤

刘完素《素问病机气宜保命集》

芍药汤中用大黄，芩连归桂槟草香，
清热燥湿调气血，里急腹痛自安康。

【组成】 白芍药30克，当归、黄连、黄芩各15克，槟榔、木香、甘草(炒)各6克，大黄9克，肉桂7.5克。

【用法】 每服15克，用水300毫升，煎至150毫升，食后温服。

【功用】 清热燥湿，调气和血。

【主治】 湿热痢疾。腹痛，便脓血，赤白相兼，里急后重，肛门灼热，小便短赤，舌苔黄腻，脉弦数。

【方义方解】

本方证是由湿热壅滞肠中，气血失调所致。湿热下注大肠，搏结气血，酿为脓血，而为下痢赤白；肠道气机阻滞则腹痛、里急后重；肛门灼热，小便短赤，舌苔黄腻，脉象弦数等俱为湿热内蕴之象。故治宜清热燥湿，调和气血之法。

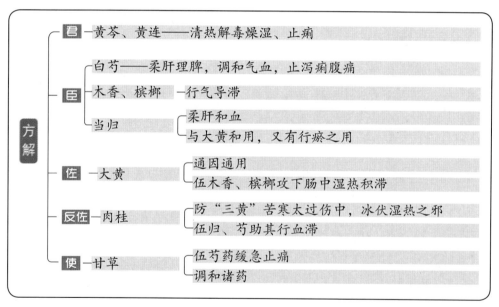

方中黄芩、黄连性味苦寒，入大肠经，功擅清热燥湿解毒，以除致病之因，为君药。重用芍药养血和营、缓急止痛，配以当归养血活血，体现了"行血则便脓自愈"之义，且可兼顾湿热邪毒熏灼肠络，伤耗阴血之虑；木香、槟榔行气导滞，"调气则后重自除"，四药相配，调和气血，是为臣药。大黄苦寒沉降，合芩、连则清热燥湿之功著，合归、芍则活血行气之力彰，其泻下通腑作用可通导湿热积滞从大便而去，体现"通因通用"之法。方以少量肉桂，其辛热温通之性，既可助归、芍行血和营，又可防呕逆拒药，属佐助兼反佐之用。炙甘草和中调药，与芍药相配，又能缓急止痛，亦为佐使。诸药合用，湿去热清，气血调和，故下痢可愈。

本方立意不在止痢，而重在治其致痢之本。其配伍特点是：气血并治，兼以通因通用；寒热共投，侧重于热者寒之。此方与一般纯用苦寒以治湿热下痢之方不同。

【运用】

1. **辨证要点**　本方为治疗湿热痢疾的常用方。临床应用以痢下赤白，腹痛里急，苔腻微黄为辨证要点。

2. **加减变化**　原方后有"如血痢则渐加大黄；汗后脏毒加黄柏半两"，可资临床参考。本方在运用时，如苔黄而干，热甚伤津者，可去肉桂，加乌梅，避温就凉；如苔腻脉滑，兼有食积，加山楂、神曲以消导；如热毒重者，加白头翁、银花增强解毒之力；如痢下赤多白少，或纯下血痢，加牡丹皮、地榆凉血止血。

3. **现代运用**　本方常用于细菌性痢疾、阿米巴痢疾、过敏性结肠炎、急性肠炎等属湿热为患者。

4. **使用注意**　痢疾初起有表证者忌用。

【附方】

香连丸（《太平惠民和剂局方》）　黄连（去芦、须）15克，用吴茱萸7克同炒令赤，去吴茱萸不用，木香（不见火）6克。上为细末，醋糊为丸，如梧桐子大。每服二十丸（6～9克），饭饮吞下。功用：清热燥湿，行气化滞。主治：湿热痢疾。下痢，赤白相兼，腹痛，里急后重。

第五节　清虚热

青蒿鳖甲汤

吴瑭《温病条辨》

青蒿鳖甲地知丹，热自阴来仔细辨，夜热早凉无汗出，养阴透热服之安。

【组成】　青蒿、知母各6克，鳖甲15克，细生地黄12克，牡丹皮9克。

【用法】　上药以水五杯，煮取二杯，日再服。

【功用】　养阴透热。

【主治】　温病后期，邪伏阴分证。夜热早凉，热退无汗，舌红苔少，脉细数。

【方义方解】

本方所治证候为温病后期，阴液已伤，而余邪深伏阴分。人体卫阳之气，日行于表，而夜入于里。阴分本有伏热，阳气入阴则助长邪热，两阳相加，阴不制阳，故入夜身热。早晨卫气行于表，阳出于阴，则热退身凉；温病后期，阴液已伤，加之邪热深伏阴分，则阴津益耗，无以作汗，故见热退无汗；舌红少苔，脉象细数皆为阴虚有热之候。此阴虚邪伏之证，若纯用滋阴，则滋腻恋邪；若单用苦寒，则又有化燥伤阴之弊，必须养阴与透邪并进。

方中鳖甲咸寒，直入阴分，滋阴退热，入络搜邪；青蒿苦辛而寒，其气芳香，清中有透散之力，清热透络，引邪外出。两药相配，滋阴清热，内清外透，使阴分伏热有外达之机，共为君药。即如吴瑭自释："此方有先入后出之妙，青蒿不能直入阴分，有鳖甲领之入也；鳖甲不能独出阳分，有青蒿领之出也。"生地黄甘寒，滋阴凉血；知母苦寒质润，滋阴降火，共助鳖甲以养阴退虚热，为臣药。牡丹皮辛苦性凉，泄血中伏火，以助青蒿清透阴分伏热，为佐药。诸药合用，共奏养阴透热之功。

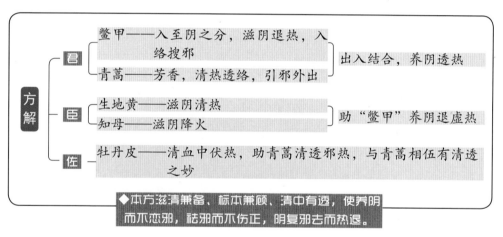

方解

君
鳖甲——入至阴之分，滋阴退热，入络搜邪
青蒿——芳香，清热透络，引邪外出
出入结合，养阴透热

臣
生地黄——滋阴清热
知母——滋阴降火
助"鳖甲"养阴退虚热

佐
牡丹皮——清血中伏热，助青蒿清透邪热，与青蒿相伍有清透之妙

◆本方滋清兼备、标本兼顾、清中有透，使养阴而不恋邪，祛邪而不伤正，阴复邪去而热退。

【运用】

1. **辨证要点**　本方适用于温热病后期，余热未尽而阴液不足之虚热证，临床应用以夜热早凉、热退无汗、舌红少苔、脉细数为辨证要点。

2. **加减变化**　若暮热早凉，汗解渴饮，可去生地黄，加天花粉以清热生津止渴；兼肺阴虚，加沙参、麦冬滋阴润肺；如用于小儿夏季热，加白薇、荷梗祛暑退热。

3. **现代运用**　本方可用于原因不明的发热、各种传染病恢复期低热、慢性肾盂肾炎、肾结核等属阴虚内热，低热不退者。

4. **使用注意**　青蒿不耐高温，宜后下，或用沸水浸泡即可。阴虚欲作动风者不宜使用。

清骨散

王肯堂《证治准绳》

清骨散用银柴胡，胡连秦艽鳖甲扶，
地骨青蒿知母草，骨蒸劳热保无虞。

【组成】 银柴胡5克，胡黄连、秦艽、鳖甲（醋炙）、地骨皮、青蒿、知母各3克，甘草2克。

【用法】 水二盅，煎八分，食远服。

【功用】 清虚热，退骨蒸。

【主治】 虚劳发热。骨蒸潮热，或低热日久不退，形体消瘦，唇红颧赤，困倦盗汗，或口渴心烦，舌红少苔，脉细数等。

【方义方解】

本方证由肝肾阴虚，虚火内扰所致。阴虚则生内热，虚热蕴蒸，发为骨蒸潮热、心烦口渴；虚火上炎，则唇红颧赤；虚火迫津外泄，故夜寐汗出；真阴亏损，不能充养肌肤，日久遂致形体消瘦；舌红少苔，脉象细数均为阴虚内热之候。因本方证重点是虚火为患，而虚火不降则阴愈亏，阴愈亏而火愈炽，故治以清虚热为主，佐以滋阴。

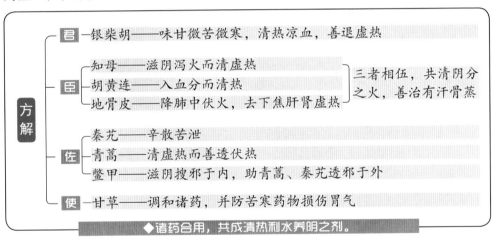

方解

君—银柴胡——味甘微苦微寒，清热凉血，善退虚热

臣—知母——滋阴泻火而清虚热
胡黄连——入血分而清热
地骨皮——降肺中伏火，去下焦肝肾虚热

三者相伍，共清阴分之火，善治有汗骨蒸

佐—秦艽——辛散苦泄
青蒿——清虚热而善透伏热
鳖甲——滋阴搜邪于内，助青蒿、秦艽透邪于外

使—甘草——调和诸药，并防苦寒药物损伤胃气

◆诸药合用，共成清热利水养阴之剂。

方中银柴胡味甘苦性微寒，直入阴分而清热凉血，善退虚劳骨蒸之热而无苦燥之弊，为君药。知母泻火滋阴以退虚热，胡黄连入血分而清虚热，地骨皮凉血而退有汗之骨蒸，三药俱入阴退虚火，以助银柴胡清骨蒸劳热，共为臣药。秦艽、青蒿皆辛散透热之品，清虚热并透伏热使从外解；鳖甲咸寒，既滋阴潜阳，又引药入阴分，为治虚热之常用药，同为佐药。使以甘草，调和诸药，并防苦寒药物损伤胃气。本方集大队退热除蒸之品于一方，重在清透伏热以治标，兼顾滋养阴

液以治本，共收退热除蒸之效。

【运用】

1. **辨证要点**　本方为治疗骨蒸劳热的常用方，临床应用以骨蒸潮热，形瘦盗汗，舌红少苔，脉细数为辨证要点。

2. **加减变化**　若血虚者，加当归、白芍、生地黄以益阴养血；嗽多者，加阿胶、麦冬、五味子以益阴润肺止咳。

3. **现代运用**　本方可用于结核病，或其他慢性消耗性疾病的发热骨蒸属阴虚内热者。

【附方】

柴胡清骨散（《医宗金鉴》）　即本方去银柴胡，加柴胡、薤白、猪脊髓、猪胆汁、童便组成。功用：养阴清热，退骨蒸。主治：劳瘵热甚人强，骨蒸久不痊。

第三章　祛暑剂

◆**概念：** 凡用祛暑清热药或祛暑化湿药组成，具有祛除暑邪的作用，治疗夏月暑病的方剂，统称祛暑剂。

◆**注意事项：** ①运用祛暑剂，当辨暑病的性质属阴属阳。②暑多夹湿，祛暑剂中每多配伍祛湿之品，是为常法，但须注意暑湿主次轻重。

清络饮

吴瑭《温病条辨》

清络饮用荷叶边，竹丝银扁翠衣添，
鲜用辛凉轻清剂，暑伤肺络用之煎。

【组成】 鲜荷叶边、鲜银花、西瓜翠衣、丝瓜皮、鲜竹叶心各6克，鲜扁豆花一只。

【用法】 用水400毫升，煮取200毫升，日2服。或煎汤代茶，预防暑病。

【功用】 祛暑清热。

【主治】 暑伤肺经气分轻证，身热口渴不甚，头目不清，昏眩微胀，舌淡红，苔薄白。

【方义方解】

本方主治暑伤肺经气分，暑热轻微，津伤未甚之证。因其邪浅病轻，故身热口渴不甚；暑热上扰清窍，乃致头目不清、昏眩微胀；舌淡红，苔薄白亦为邪浅病轻之象。微暑伤人，治则不必重剂，只宜辛凉芳香轻药祛暑清热，以免药过病所。方用鲜银花辛凉芳香，清解暑热；鲜扁豆花芳香清散，解暑化湿，共为君药。西瓜翠衣清热解暑，生津解渴；丝瓜络清肺透络，共为臣药。鲜荷叶用边者，取其祛暑清热之中而有舒散之意；暑气通心，故又用鲜竹叶心清心而利水，共为佐使药。诸药合用，药性清凉芳香，轻清走上，有清透肺中暑热之效。方中六药多用鲜者，取其气清芬芳，清解暑热之效更优。本方亦可用以代茶，预防暑病。

【运用】

1. 辨证要点 本方是治疗暑热伤肺轻证的常用方，临床应用以身热口渴不甚、头目不清、舌苔薄白为辨证要点。

2. **加减变化** 本方既可治暑伤肺络,也可煎汤代茶以预防暑病。若暑温伤肺、咳而无痰、咳声高者,可加杏仁、麦冬、沙参以利肺气,养肺阴;或加桔梗、甘草以开提肺气,清肺热。若身热较甚,可加石膏。

3. **现代应用** 用于夏月中暑、小儿夏季热等属于暑伤气分轻证者。

4. **使用注意** 本方的适应证是暑温中的轻浅之证,若暑温表寒较重,或热渴大汗,或汗多脉散大、喘咳欲脱者,均不宜使用本方。

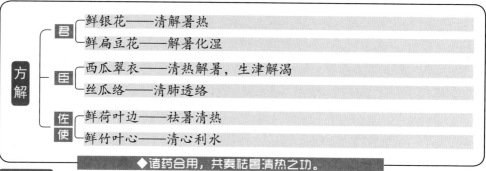

【附方】

1. **鸡苏散**(刘完素,《伤寒直格》) 即六一散(滑石180克,甘草30克)加薄荷叶。功用:疏风解暑。主治:暑湿证,兼微恶风寒,头痛头胀,咳嗽不爽者。

2. **碧玉散**(刘完素,《伤寒直格》) 即六一散(滑石180克,甘草30克)加青黛。功用:清解暑热。主治:暑湿证,兼见胆郁热者。

桂苓甘露饮

刘完素《黄帝素问宣明论方》

桂苓甘露猪苓膏,术泽寒水滑石草,
祛暑清热又利湿,发热烦渴吐泻消。

【组成】 茯苓、猪苓、泽泻各15克,甘草6克,白术(炙)12克,肉桂(去皮)3克,石膏、寒水石、滑石各30克。

【用法】 为末,每服9克,温汤调,新汲水亦得,生姜汤尤良。小儿每服3克,用如上法。

【功用】 清暑解热,化气利湿。

【主治】 暑湿证。发热头痛,烦渴引饮,小便不利,及霍乱吐下。

【方义方解】

方中滑石甘寒滑利,其清解暑热与利水渗湿两擅其功,故为君药。寒水石辛咸气寒,其大寒微咸之性,能清热降火;石膏辛甘气寒,解实热,祛暑气,散邪热,止渴除烦之要药,二药伍滑石,加强清热解暑之功,共为臣药。猪苓、茯苓、泽泻皆甘淡之品，以利水渗湿；白术健脾益气，燥湿利水；更用肉桂助下焦气化，使湿从小便而去，且可制约君、臣药之寒凉重坠，使其寒而不遏，以上五味共为佐药。甘草合苓、术以健脾，使清利而不伤正，调和诸药，作为使药。诸药合用，共奏清暑解热，化气利湿之功，使升降之机得以恢复，则暑去湿消，诸症自愈。

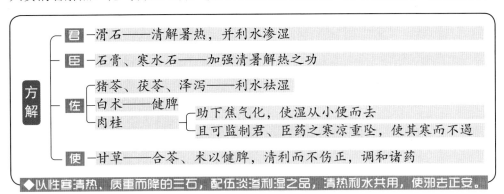

【运用】

1. **辨证要点**　本方清暑利湿之功较强，多用于既受暑热所伤，又有水湿内停，证情较重者。临床以发热，烦渴引饮，上吐下泻，小便不利为证治要点。

2. **加减变化**　若暑热亢盛，舌苔干燥者，肉桂当去；若湿盛者，加厚朴、白扁豆等苦温燥湿；若暑热伤气者，酌加人参，重用白术以补气。

3. **现代运用**　本方常用于治疗夏季急性胃肠炎、霍乱、中暑等属暑湿为患者。

4. **注意事项**　本方对暑热挟湿，暑湿俱盛，或热重湿轻，病情较重者尤宜；若湿重而暑热较轻，暑为湿遏者，则本方又当慎用。

六一散

刘完素《黄帝素问宣明论方》

六一散用滑石草，清暑利湿有功效，
益元碧玉与鸡苏，砂黛薄荷加之好。

【组成】　滑石18克，甘草3克。

【用法】　上药均研细末。每服9克，温开水或加蜜少许调服。或用布袋包煎，用量9～12克。也可改用饮片水煎服，各药用量按原方比例酌减。

【功用】　清暑利湿。

【主治】　暑湿证。身热烦渴，小便不利，或泄泻。

【方义方解】

本方证由暑邪夹湿所致。暑为阳邪，暑气通于心，故伤于暑者，多见身热、心烦；暑热伤津，则见口渴；暑病每多夹湿，湿阻于里，膀胱气化不利，故见小便不利；湿走肠间，则为泄泻。治宜清暑利湿。方中滑石甘淡性寒，体滑质重，既可清解暑热，以治暑热烦渴，又可通利水道，使三焦湿热从小便而泄，以除暑湿所致的小便不利及泄泻，故用以为君。生甘草甘平偏凉，能清热泻火，益气和中，与滑石相伍，一可甘寒生津，使利小便而津液不伤；二可防滑石之寒滑重坠以伐胃，为臣药。二药合用，清暑利湿，能使三焦暑湿之邪从下焦渗泄，则热、渴、淋、泻诸症可愈。

本方原名益元散，一名天水散，后人通称为六一散。既取"天一生水，地六成之"之义，又说明方药用量比例，以示区别加辰砂之益元散。

方解 ┌ 君—滑石——清心解暑热，渗湿利小便 ┐ 两药相合，清暑利湿
　　 └ 臣—生甘草——益气和中泻火 ┘

◆本方的配伍特点是药性平和，清热而不留湿，利水而不伤阴，是清暑利湿的著名方剂。

【运用】

1. **辨证要点**　本方为治疗暑湿及湿热壅滞所致小便不利的基础方，临床应用以身热烦渴、小便不利为辨证要点。

2. **加减变化**　若暑热较重，可酌加淡竹叶、西瓜翠衣之类以祛暑；伤津而口渴舌红者，可加麦冬、沙参、石斛等养阴生津止渴；心火较旺而舌红心烦者，可加竹叶、灯心草、黄连等泻火除烦；气津两伤可加西洋参、五味子等益气养阴，小便涩痛或有砂石诸淋者，可选加白茅根、小蓟、车前草及海金沙、金钱草、鸡内金等利尿通淋。

3. **现代运用**　本方可用于膀胱炎、尿道炎等属湿热者。

4. **使用注意**　若阴虚，内无湿热，或小便清长者忌用。

【附方】

1. **益元散（刘完素，《宣明论方》）**　即六一散加辰砂，灯心草汤调服。功用：清心祛暑，兼能安神。主治：暑湿证，兼见心悸怔忡，失眠多梦者。

2. **辰砂益元散（《医宗金鉴》）**　滑石18克，甘草3克，辰砂少许。上为细末，每服9克，白汤送下。功用：镇惊安神，清热利湿，催生下乳。主治：中暑，伤寒热不退，烦躁引饮，小便涩痛而黄，心神恍惚，谵语，惊悸，积聚水蓄，里急后重，暴注下迫等证。

第四章 祛湿剂

◆**概念**：凡以祛湿药物为主配伍组成，具有化湿行水、通淋泄浊作用，治疗水湿为病方剂的统称。

◆**分类及适应证**
- 燥湿化浊——用于湿法阻滞、脾胃失和所致的脘腹痞满、嗳气吞酸、呕吐泄泻、食少体倦等证
- 清热利湿——湿热诸证
- 利水化湿——水湿停留水肿等证
- 温化寒湿——痰饮、水肿等
- 宣散湿邪——风湿在表证、痹证

◆**注意事项**：①肌表与脏腑，表里相关。表湿甚者可以内传脏腑，内湿重者亦可外溢肌肤，病情又有寒化、热化、属虚、属实、挟风、挟暑等复杂变化。故治湿之法，当结合部位、虚实寒热、兼夹等因素。②湿邪最易阻滞气机，故多配伍理气之品；祛湿剂多由芳香苦燥之品组成，易耗伤阴津，故素体阴虚津亏，病后体虚，以及孕妇应慎用。

第一节 燥湿化浊

平胃散

周应《简要济众方》

平胃散用苍术朴，陈皮甘草四般施。
除湿散满驱瘴岚，调胃诸方以此扩。

【组成】苍术(去黑皮，捣为粗末，炒黄色)120克，厚朴(去粗皮，涂生姜汁，炙令香熟)90克，陈橘皮(洗令净，焙干)60克，甘草(炙黄)30克。

【用法】上为散。每服4～6克，姜枣煎汤送下；或做汤剂，水煎服，用量按原

方比例酌减。

【功效】 燥湿健脾，行气和胃。

【主治】 湿滞脾胃证。脘腹胀满，不思饮食，口淡无味，恶心呕吐，嗳气吞酸，肢体沉重，倦怠嗜卧，大便溏薄，常多自利，苔白厚腻，脉缓。

【方义方解】

本方为治疗湿滞脾胃的基础方。脾为太阴湿土，居中州而主运化，其性喜燥恶湿，湿邪滞于中焦，则脾运不健，且气机受阻，故见脘腹胀满、食少无味；胃失和降，上逆而为呕吐恶心、嗳气吞酸；湿为阴邪，其性重着黏腻，故为肢体沉重、怠惰嗜卧。湿邪中阻，下注肠道，则为泄泻。治当燥湿运脾为主，兼以行气和胃，使气行则湿化。方中以苍术为君药，以其辛香苦温，入中焦能燥湿健脾，使湿去则脾运有权，脾健则湿邪得化。湿邪阻碍气机，且气行则湿化，故方中臣以厚朴，本品芳化苦燥，长于行气除满，且可化湿。与苍术相伍，行气以除湿，燥湿以运脾，使滞气得行，湿浊得去。陈皮为佐，理气和胃，燥湿醒脾，以助苍术、厚朴之力。使以甘草，调和诸药，且能益气健脾和中。煎加姜、枣，以生姜温散水湿且能和胃降逆，大枣补脾益气以襄助甘草培土制水之功，姜、枣相合尚能调和脾胃。

方解	君	苍术——既可燥湿健脾，还有辛散作用故可行气，其味香，不同于白术，燥湿之力强
	臣	厚朴——苦辛温，温辛燥性化湿，行气除满
	佐	陈皮——理气和胃，芳香醒脾，以助苍术、厚朴之力
	使	甘草、姜枣——甘缓和中，调和诸药

◆综观全方，燥湿与行气并用，而以燥湿为主。燥湿以健脾，行气以祛湿，使湿去脾健，气机调畅，脾胃自和。

【运用】

1. **辨证要点** 本方为燥湿运脾的常用方，临床以脘腹胀满、苔白厚腻为辨证要点。

2. **加减变化** 属寒湿者，宜加肉桂、干姜以温化寒湿；湿郁化热者，宜加黄连、黄芩以清热燥湿；兼食滞者，宜加神曲、山楂以消食化滞；气滞甚者，宜加木香、砂仁以行气宽中；兼表证者，宜加藿香或苏叶以芳香解表。

3. **现代运用** 本方常用于治疗慢性胃炎、胃及十二指肠溃疡、胃肠神经官能症、消化不良等属于湿滞脾胃者。

4. **使用注意**　本方苦辛温燥，易耗伤阴血，故脾虚无湿或阴虚之人及孕妇，均应忌用。

【附方】

1. **金不换正气散**（《太平惠民和剂局方》）　苍术、厚朴、陈皮、藿香、半夏、甘草各等分。共为粗末，每次服6克，加生姜3片，大枣2枚，水煎去渣热服。功用：行气化湿，和胃止呕。主治：瘴疫时气，呕吐、泄泻、腹胀等。

2. **柴平汤**（《景岳全书》）　柴胡、黄芩、人参、半夏、甘草、陈皮、苍术、厚朴各等分，加姜枣煎服。功用：和解少阳，祛湿和胃。主治：湿疟。一身尽疼，手足沉重，寒多热少，脉濡。

3. **调气平胃散**（《古今医统大全》）　藿香1.2克，白豆蔻、丁香、檀香、木香各6克，砂仁12克，厚朴、陈皮各15克，甘草18克，苍术24克。上为末。每服6克，加生姜、大枣，煎汤，入盐少许调服。方用木香、蔻仁、砂仁和中理气，丁香、檀香芳香化浊辟秽，藿香健胃行气，陈皮得气，苍术健脾，厚朴散气除湿，甘草和中。主治：卒暴尸厥，触犯邪气，昏晕倒无所知；胃气不和胀满腹痛。

4. **加味平胃散**（《医宗金鉴》）　厚朴（姜汁炒）、苍术（米泔浸炒）、陈皮、甘草（炙）、人参各3克。上为末，每服9克，加姜煎服。功用：健脾燥湿，行气止痛。主治：脾虚伤食、积滞不化所致胞阻。

藿香正气散

太平惠民和剂局《太平惠民和剂局方》
藿香正气大腹苏，甘桔陈苓术朴俱，
夏曲白芷加姜枣，感伤岚瘴并能驱。

【组成】　藿香90克，炙甘草75克，半夏曲、白术、陈皮、厚朴、桔梗各60克，白芷、紫苏、茯苓、大腹皮各30克。

【用法】　以上药共为细末，每次服6克，生姜、大枣煎汤热服，或做汤剂水煎服。

【功效】　解表化湿，理气和中。

【主治】　外感风寒，内伤湿滞证。霍乱吐泻，发热恶寒，头痛，胸膈满闷，脘腹疼痛，恶心呕吐，肠鸣泄泻，舌苔白腻，以及山岚瘴疟等。

【方义方解】

本方主治之外感风寒，内伤湿滞证，为夏月常见病证。风寒外束，卫阳郁遏，故见恶寒发热等表证；内伤湿滞，湿浊中阻，脾胃不和，升降失常，则为上吐下泻；湿阻气滞，则胸膈满闷、脘腹疼痛。治宜外散风寒，内化湿浊，兼以理气和中之法。方中藿香为君，既以其辛温之性而解在表之风寒，又取其芳香之气而化在里之湿浊，且可辟秽和中而止呕，为治霍乱吐泻之要药。半夏曲、陈皮理气燥湿，和胃降逆以止呕；白术、茯苓健脾运湿以止泻，共助藿香内化湿浊而止吐泻，俱为臣药。湿浊中阻，气机不畅，故佐以大腹皮、厚朴行气化湿，畅中行滞，且寓气行则湿化之义；紫苏、白芷辛温发散，助藿香外散风寒，紫苏尚可醒脾宽中，行气止呕，白芷兼能燥湿化浊；桔梗宣肺利膈，既益解表，又助化湿；煎用生姜、大枣，内调脾胃，外和营卫。使以甘草调和药性，并协姜、枣以和中。

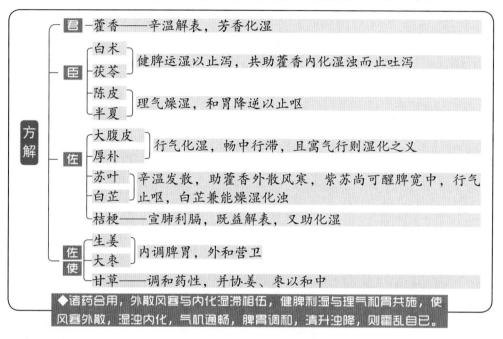

方解

君 - 藿香——辛温解表，芳香化湿

臣
白术
茯苓 — 健脾运湿以止泻，共助藿香内化湿浊而止吐泻
陈皮
半夏 — 理气燥湿，和胃降逆以止呕

佐
大腹皮
厚朴 — 行气化湿，畅中行滞，且寓气行则湿化之义
苏叶
白芷 — 辛温发散，助藿香外散风寒，紫苏尚可醒脾宽中，行气止呕，白芷兼能燥湿化浊
桔梗——宣肺利膈，既益解表，又助化湿

佐使
生姜
大枣 — 内调脾胃，外和营卫
甘草——调和药性，并协姜、枣以和中

◆诸药合用，外散风寒与内化湿滞相伍，健脾利湿与理气和胃共施，使风寒外散，湿浊内化，气机通畅，脾胃调和，清升浊降，则霍乱自已。

【运用】

1. **辨证要点** 本方为治外感风寒、内伤湿滞的常用方，以恶寒发热、呕吐泄泻、脘闷腹痛、舌苔白腻为辨证要点。

2. **加减变化** 兼食积、脘闷腹胀，可加莱菔子、神曲以消食导滞；腹泻甚者，可加薏苡仁、白扁豆以祛湿止泻；表邪偏重、恶寒无汗，可加香薷以助其解表；小便短少者，可加车前子、泽泻以利水除湿。

3. **现代运用** 本方常用于治疗流行性感冒、夏秋季节性感冒、急性胃肠炎、胃肠型感冒、消化不良等属于外感风寒、内伤湿滞者。

4. **使用注意** 本方重在化湿和胃，解表散寒之力较弱，故服后宜温覆以助解表。湿热霍乱之吐泻，则非本方所宜。

【附方】

1. **六和汤**（《太平惠民和剂局方》） 缩砂仁、半夏（汤泡7次）、杏仁（去皮尖）、人参、甘草（炙）各30克，赤茯苓（去皮）、藿香叶（拂去尘）、白扁豆（姜汁略炒）、木瓜各60克，香薷、厚朴（姜汁制）各120克。上剉，每服12克，水1盏半，生姜3片，枣子1枚，煎至八分，去滓，不拘时服。现代用法：亦可作汤剂，水煎服，用量按原方比例酌定。功用：祛暑化湿，健脾和胃。主治：湿伤脾胃，暑湿外袭证。霍乱吐泻，倦怠嗜卧，胸膈痞满，舌苔白滑等。

六和汤与藿香正气散均主治外感兼内湿之霍乱吐泻证。不同之处在于：前者为伤于暑湿，故重用香薷，配以厚朴、白扁豆，湿邪伤脾致倦怠嗜卧，故用人参益气健脾以助脾运；后者兼伤于寒，故重用藿香，伍以紫苏、白芷，湿阻气机致脘腹疼痛，故以陈皮、大腹皮理气和中。

2. **清胃理脾汤**（《医宗金鉴》） 苍术、陈皮、厚朴、甘草、黄芩、黄连、大黄。水煎服。方中苍术、陈皮、厚朴理气燥湿健脾，黄芩、黄连清热燥湿，大黄有清热泻下的作用，甘草调和诸药。主治：醇酒厚味，湿热为病，痞胀哕呕，不食，吞酸，恶心，噫气，更兼大便黏臭，小便赤涩，饮食爱冷，口舌生疮。

第二节 清热利湿

茵陈蒿汤

张仲景《伤寒论》

茵陈蒿汤治阳黄，栀子大黄组成方，附子干姜加甘草，茵陈四逆治阴黄。

【组成】 茵陈18克，栀子9克，大黄6克。

【用法】 上3味，以水1.2升，先煮茵陈减600毫升，纳2味，煮取300毫升，去滓，分3服。小便当利，尿如皂荚汁状，色正赤，一宿复减，黄从小便去。

【功用】 清热、利湿、退黄。

【主治】 湿热黄疸，一身面目俱黄，黄色鲜明，则头汗出，小便短赤，腹微满，口渴，苔黄腻，脉沉数。

【方义方解】

本方为治疗湿热黄疸之常用方，《伤寒论》用其治疗瘀热发黄，《金匮要略》以其治疗黄疸。病因皆缘于邪热入里，与脾湿相合，湿热壅滞中焦所致。湿热壅结，气机受阻，故腹微满、恶心呕吐、大便不爽甚或秘结；无汗而热不得外越，小便不利则湿不得下泄，以致湿热熏蒸肝胆，胆汁外溢，浸渍肌肤，则一身面目俱黄、黄色鲜明；湿热内郁，津液不化，则口中渴。舌苔黄腻，脉沉数为湿热内蕴之证。治宜清热，利湿，退黄。

方中重用茵陈为君药，本品苦泄下降，善能清热利湿，为治黄疸要药。臣以栀子清热降火，通利三焦，助茵陈引湿热从小便而去。佐以大黄泻热逐瘀，通利大便，导瘀热从大便而下。

方解	君—茵陈——清热利湿，利胆退黄，疏肝
	臣—栀子——清热泻火，利胆退黄
	佐—大黄——泄下热结，活血化瘀，清热解毒，利胆退黄

◆三药相配，使湿热之邪从二便排泄，湿去热除，则发黄自退。

【运用】

1. **辨证要点**　本方为治疗阳黄的常用方，临床以一身俱黄、色黄鲜明、小便不利、苔黄腻、脉滑数为辨证要点。

2. **加减变化**　胁痛、脘腹胀痛者，可加枳实、郁金以疏肝理气止痛；兼见寒热往来、头痛口苦者，可加黄芩、柴胡以和解退热；湿邪较重者，可加泽泻、茯苓以利水渗湿；恶心呕吐、食少纳呆者，可加神曲、竹茹等消食止呕；热邪较盛者，可加龙胆草、黄柏以清热祛湿。

3. **现代运用**　本方广泛用于治疗急性黄疸型肝炎、胆石症、胆囊炎、钩端螺旋体病，以及疟疾、伤寒、败血症等所引起的黄疸，属于湿热内蕴者。

4. **使用注意**　黄疸有阳黄与阴黄之分，本方所治之证属于阳黄，如属阴黄，则非本方所宜。

【附方】

1. **栀子柏皮汤**（《伤寒论》）　栀子10克，黄柏6克，炙甘草3克。上3味，以水4升，煮取1升半，去滓，分温再服。功用：清热利湿。主治：黄疸，热重于湿证。身热，发黄，心烦懊憹，口渴，苔黄。

2. **茵陈四逆汤**（张璐《张氏医通》）　茵陈蒿、炮姜各9克，附子、甘草各6克。水煎服。功用：温里助阳，利湿退黄。主治：阴黄。一身俱黄，黄色晦暗，神倦食少，肢体厥冷，脉沉细无力。

三仁汤

吴瑭《温病条辨》

三仁杏蔻薏苡仁，朴夏白通滑竹伦，
水用甘澜扬百遍，湿温初起法堪遵。

【组成】 杏仁、半夏各15克，飞滑石、生薏苡仁各18克，白通草、白蔻仁、竹叶、厚朴各6克。

【用法】 甘澜水八碗，煮取三碗，每服一碗，日三服（现代用法：水煎服）。

【功用】 宣畅气机，清利湿热。

【主治】 湿温初起及暑温夹湿。头痛恶痛，身重疼痛，面色淡黄，胸闷不饥，午后身热，苔白不渴，脉弦细而濡。

【方义方解】

　　本方是治疗湿温初起，邪在气分，湿重于热的常用方剂。究其病因，一为外感时令湿热之邪，一为湿饮内停，再感外邪，内外合邪，酿成湿温。诚如薛生白所言："太阴内伤，湿饮停聚，客邪再至，内外相引，故病湿热。"（《温热经纬》）卫阳为湿邪遏阻，则见头痛恶寒；湿性重浊，故身重疼痛、肢体倦怠；湿热蕴于脾胃，运化失司，气机不畅，则见胸闷不饥；湿为阴邪，旺于申酉，邪正交争，故午后身热。其证颇多疑似，每易误治，故吴瑭于《温病条辨》中明示"三戒"：一者，不可见其头痛恶寒，以为伤寒而汗之，汗伤心阳，则神昏耳聋，甚则目瞑不欲言；二者，不可见其中满不饥，以为停滞而下之，下伤脾胃，湿邪乘势下注，则为洞泄；三者，不可见其午后身热，以为阴虚而用柔药润之，湿为胶滞阴邪，再加柔润阴药，两阴相合，则有锢结不解之势。故治疗之法，唯宜宣畅气机、清热利湿。

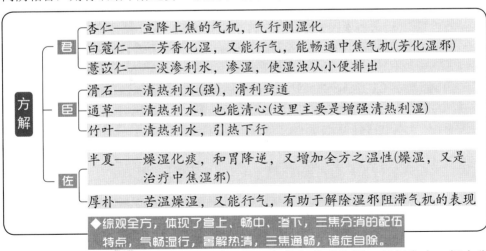

方解	**君**	杏仁——宣降上焦的气机，气行则湿化
		白蔻仁——芳香化湿，又能行气，能畅通中焦气机(芳化湿邪)
		薏苡仁——淡渗利水，渗湿，使湿浊从小便排出
	臣	滑石——清热利水(强)，滑利窍道
		通草——清热利水，也能清心(这里主要是增强清热利湿)
		竹叶——清热利水，引热下行
	佐	半夏——燥湿化痰，和胃降逆，又增加全方之温性(燥湿，又是治疗中焦湿邪)
		厚朴——苦温燥湿，又能行气，有助于解除湿邪阻滞气机的表现

◆综观全方，体现了宣上、畅中、渗下，三焦分消的配伍特点，气畅湿行，暑解热清，三焦通畅，诸症自除。

　　方中杏仁宣利上焦肺气，气行则湿化；白蔻仁芳香化湿，行气宽中，畅中焦之脾气；薏苡仁甘淡性寒，渗湿利水而健脾，使湿热从下焦而去。三仁合用，三焦分消，是为君药。滑石、通草、竹叶甘寒淡渗，加强君药利湿清热之功，是为臣药。半夏、厚朴行气化湿，散结除满，是为佐药。

【运用】

1. **辨证要点**　本方主治属湿温初起，湿重于热之证，临床应用以头痛恶寒、身重疼痛、午后身热、苔白不渴为辨证要点。

2. **加减变化**　若湿温初起，卫分症状较明显者，可加藿香、香薷以解表化湿；若寒热往来者，可加青蒿、草果以和解化湿。

3. **现代运用**　用于胃肠型感冒，急性胃肠炎，伤寒，急性传染性肝炎，乙型脑炎，细菌性痢疾，胆囊炎，蛔虫病，神经性尿崩症，高山反应，斑疹伤寒，流行性出血热，系统性红斑狼疮，湿疹，急性泌尿系感染，宫颈炎等。

4. **使用注意**　舌苔黄腻，热重于湿者则不宜使用。

【附方】

1. **藿朴夏苓汤**（石寿棠《医原》）　藿香6克，半夏、泽泻各4.5克，通草、厚朴各3克，猪苓、赤茯苓、杏仁、淡豆豉各9克，生薏苡仁12克，白豆蔻3克。水煎服。功用：解表化湿。主治：湿温初起。身热恶寒，肢体倦怠，胸闷口腻，舌苔薄白，脉濡缓。

2. **甘露消毒丹**（《续名医类案》）　飞滑石450克，绵茵陈330克，淡黄芩300克，石菖蒲180克，木通、川贝母各150克，射干、连翘、薄荷、白蔻仁、藿香各120克。共研细面，瓶装，每次服9克，白开水送服，每日2次；现用汤剂，水煎服。功用：利湿化浊，清热解毒。主治：湿温时疫初起，邪在气分，症见身热倦怠、胸闷腹胀、无汗或有汗而身热不退、便秘尿黄；或腹泻而不畅，粪有热臭气；以及黄疸，呕吐下利，舌苔淡白，或垢腻，或干黄者。

3. **黄芩滑石汤**（《温病条辨》）　黄芩、滑石、茯苓皮、猪苓各9克，大腹皮6克，白蔻仁、通草各3克。水煎服。功用：清热利湿。主治：湿温邪在中焦，发热身痛，汗出热解，继而复热，渴不多饮，或竟不渴，舌苔淡黄而滑，脉缓。

连朴饮

王士雄《霍乱论》

连朴饮用香豆豉，菖蒲半夏焦山栀，
芦根厚朴黄连入，湿热霍乱此方施。

【组成】　黄连（姜汁炒）、石菖蒲、制半夏各3克，制厚朴6克，香豉（炒）、焦栀各9克，芦根60克。

【用法】　水煎温服。

【主治】　湿热霍乱。上吐下泻，胸脘痞闷，心烦躁扰，小便短赤，舌苔黄腻，脉滑等。

【功用】　清热化湿，理气和中。

【方义方解】

本方为主治湿热霍乱以呕吐为主之常用方。其证因于湿热蕴伏，清浊相干，属湿热并重之证。湿热中阻，脾胃升降失职，浊气不降则吐，清气不升则泻、气机不畅则胸脘烦闷，湿热下注则小便短赤，舌苔黄腻、脉滑乃湿热内蕴之佐证。治疗当清热化湿，理气和中。方中黄连清热燥湿，厚朴行气化湿，共为君药。石菖蒲芳香化湿而悦脾，半夏燥湿降逆而和胃，增强君药化湿和胃止呕之力，是为臣药。山栀、豆豉清宣胸脘之郁热；芦根性甘寒质轻，清热和胃，除烦止呕，生津行水，皆为佐药。

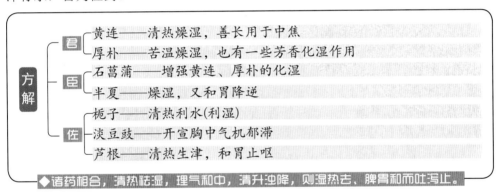

方解
君
黄连——清热燥湿，善长用于中焦
厚朴——苦温燥湿，也有一些芳香化湿作用
臣
石菖蒲——增强黄连、厚朴的化湿
半夏——燥湿，又和胃降逆
佐
栀子——清热利水(利湿)
淡豆豉——开宣胸中气机郁滞
芦根——清热生津，和胃止呕

◆诸药相合，清热祛湿，理气和中，清升浊降，则湿热去、脾胃和而吐泻止。

本方与藿香正气散均为治疗霍乱吐泻之常用方。藿香正气散解表化湿，理气和中，宜于外感风寒，内伤湿滞之霍乱吐泻，多伴有恶寒发热等表证；本方则以清热祛湿，理气和中为功，用于湿热蕴伏，清浊相干所致之霍乱吐泻，以吐为主，伴见胸脘烦闷、小便短赤、舌苔黄腻、脉滑数等症。

【运用】

1. **辨证要点**　本方为治疗湿热并重之霍乱的常用方，临床应用以吐泻烦闷、小便短赤、舌苔黄腻、脉滑数为辨证要点。

2. **加减变化**　本方主治湿热霍乱以吐为主者，若腹泻重者，可加白扁豆、薏苡仁以渗湿止泻。

3. **现代运用**　本方常用于急性胃肠炎、肠伤寒、副伤寒等证属湿热并重者。

【附方】

1. **蚕矢汤**（《霍乱论》）　晚蚕沙15克，生薏苡仁、大豆黄卷各12克，陈木瓜、黄连（姜汁炒）各9克，焦栀5克，制半夏、黄芩（酒炒）、通草各3克，陈吴萸（泡渍）1克。地浆或阴阳水煎，稍凉徐服。功用：清热利湿，升清降浊。主治：湿热霍乱。吐泻，腹痛转筋，口渴烦躁，舌苔黄厚，脉滑数。

2. **香连和胃汤**（《医宗金鉴》） 黄芩、芍药、木香、黄连、甘草、陈皮、白术、缩砂仁、当归。功用：清湿热，养血调血，健脾和中。主治：痢疾攻后病势大减者。

3. **香连平胃散**（《医宗金鉴》） 黄连、木香、陈皮、苍术、厚朴。功用：清热化湿止痢，健脾燥湿除胀。主治：痢疾。

第三节　利水化湿

五苓散

张仲景《伤寒论》

五苓散治太阳腑，泽泻白术与二苓，
温阳化气添桂枝，利便解表治水停。

【组成】 猪苓（去皮）、白术、茯苓各9克，泽泻15克，桂枝（去皮）6克。

【用法】 捣为散，以白饮和服方寸匕（6克），日3服，多饮暖水，汗出愈，如法将息。现代用法：散剂，每服6～10克；汤剂，水煎服，多饮热水，取微汗，用量按原方比例酌定。

【功用】 利水渗湿，温阳化气。

【主治】 膀胱气化不利之蓄水证。小便不利，头痛微热，烦渴欲饮，甚则水入即吐；或脐下动悸，吐涎沫而头目眩晕；或短气而咳；或水肿、泄泻。舌苔白，脉浮或浮数。

【方义方解】

本方主治病症虽多，但其病机均为水湿内盛，膀胱气化不利所致。在《伤寒论》中原治蓄水证，乃由太阳表邪不解，循经传腑，导致膀胱气化不利，而成太阳经腑同病。太阳表邪未解，故头痛微热；膀胱气化失司，故小便不利；水蓄不化，郁遏阳气，气不化津，津液不得上承于口，故渴欲饮水；其人本有水蓄下焦，饮入之水不得输布而上逆，致水入即吐，故此又称"水逆证"；水湿内盛，泛溢肌肤，则为水肿；水湿之邪，下注大肠，则为泄泻；水湿稽留肠胃，升降失常，清浊相干，则为霍乱吐泻；水饮停于下焦，水气内动，则脐下动悸；水饮上犯，阻遏清阳，则吐涎沫而头眩；水饮凌肺，肺气不利，则短气而咳。治宜利水渗湿为主，兼以温阳化气之法。

方中重用泽泻为君，以其甘淡，直达肾与膀胱，利水渗湿。臣以茯苓、猪苓之淡渗，增强其利水渗湿之力。佐以白术、茯苓健脾以运化水湿。《素问·灵兰秘典论》谓"膀胱者，州都之官，津液藏焉，气化则能出矣"，膀胱的气化有赖于阳气的蒸腾，故方中又佐以桂枝温阳化气以助利水，解表散邪以祛表邪，《伤寒论》示人服后当饮暖水，以助发汗，使表邪从汗而解。

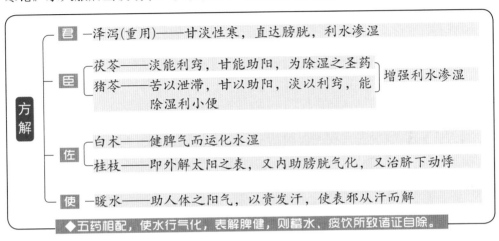

方解

君 —泽泻（重用）——甘淡性寒，直达膀胱，利水渗湿

臣
茯苓——淡能利窍，甘能助阳，为除湿之圣药
猪苓——苦以泄滞，甘以助阳，淡以利窍，能除湿利小便
}增强利水渗湿

佐
白术——健脾气而运化水湿
桂枝——即外解太阳之表，又内助膀胱气化，又治脐下动悸

使 —暖水——助人体之阳气，以资发汗，使表邪从汗而解

◆五药相配，使水行气化，表解脾健，则蓄水、痰饮所致诸证自除。

【运用】

1. **辨证要点**　本方为利水之剂，所治诸证以小便不利、舌苔白、脉浮或缓为证治要点。

2. **加减变化**　若水肿兼有表证者，可与越婢汤合用；水湿壅盛者，可与五皮散合用；泄泻偏于热者，须去桂枝，可加车前子、木通以利水清热。

3. **现代运用**　常用于治疗急慢性肾炎、水肿、肝硬化腹水、心源性水肿、急性肠炎、尿潴留、脑积水等属水湿内停者。

4. **使用注意**　湿热者忌用，且本方不宜常服。

【附方】

1. **四苓散**（《丹溪心法》）　白术、茯苓、猪苓各一两半（45克），泽泻二两半（75克）。四味共为末，每次12克，水煎服。功用：健脾渗湿。主治：脾胃虚弱，水湿内停证。小便赤少，大便溏泄。

2. **春泽汤**（《世医得效方》）　人参、白术、茯苓、泽泻、猪苓各10克（原著本方无用量）。水煎服。功用：益气健脾，利水渗湿。主治：脾虚失运，水湿内停证。水肿，泄泻，神疲乏力口渴，小便不利。

3. **附子五苓散**（《朱氏集验方》）　桂枝、茯苓、猪苓、泽泻、白术、附子。上为细末，用姜汤送下。方用茯苓、猪苓淡味渗水；泽泻利水；白术健脾祛湿；桂枝通阳，化膀胱之气而行水；附子温运下焦阳气，使入里之邪从小便而解。主治：阳气不足，水饮内停，反胃吐食。

4. **苍术五苓散**（《医宗金鉴》） 桂枝、茯苓、猪苓、泽泻、白术、苍术。功用：通阳行水，健脾利湿。主治：风寒湿侵入大小肠之肠痹。

五皮散

华佗《华氏中藏经》

五皮散用五般皮，陈茯姜桑大腹奇，
或以五加易桑白，脾虚肤胀此方施。

【组成】 生姜皮、桑白皮、陈橘皮、大腹皮、茯苓皮各等分（各9克）。

【用法】 上为粗末，每服三钱，水一盏半，煎至八分，去滓，不拘时候温服，忌生冷油腻硬物。

【主治】 皮水。一身悉肿，肢体沉重，心腹胀满，上气喘急，小便不利，苔白腻，脉沉缓；以及妊娠水肿等。

【功用】 利水消肿，理气健脾。

【方义方解】

本方所治之皮水证，系由脾湿壅盛，泛溢肌肤而致。水湿泛溢，故一身悉肿；湿性重浊，则肢体沉重；湿邪最易阻碍气机，气机壅滞则心腹胀满；肺气不降，则上气喘急。治宜利水消肿，理气健脾。

方中以茯苓皮为君，本品甘淡性平，功专行皮肤水湿，奏利水消肿之功。臣以大腹皮，行气消胀，利水消肿；橘皮理气和胃，醒脾化湿。佐以生姜皮，和脾散水消肿；桑白皮清降肺气，通调水道以利水消肿。五药皆用皮，取其善行皮间水气之功，利水消肿与利肺健脾同用，使气行则水行，则皮水自已。

方解

君	茯苓皮——利水渗湿，兼以健脾以助运化
臣	大腹皮、陈皮——理气兼以除湿
佐	生姜皮——和脾降肺，行水消肿而除胀满
	桑白皮——肃降肺气，通调水道而利水消肿

【运用】

1. **辨证要点** 本方药性平和，为治疗皮水之常用方。临床应用以一身悉肿，心腹胀满，小便不利为辨证要点。

2. **加减变化** 偏寒者，可加附子、干姜等温阳利水；偏热者，可加滑石、木通等清利湿热；妊娠水肿，可加白术等健脾利湿而安胎。

3. **现代运用** 本方常用于肾炎水肿、心源性水肿、妊娠水肿等属脾湿壅盛者。

【附方】

五皮饮（《麻疹活人全书》）　由本方去桑白皮，加五加皮组成。功用：利水消肿，通络止痛。主治：水肿而身痛。

第四节　温化寒湿

苓桂术甘汤

张仲景《金匮要略》

苓桂术甘化饮剂，温阳化饮又健脾，饮邪上逆胸胁满，水饮下行悸眩去。

【组成】　茯苓12克，桂枝（去皮）9克，白术、甘草（炙）各6克。

【用法】　上药4味，以水600毫升，煮取300毫升，去滓，分3次温服。

【功用】　温阳化饮，健脾利湿。

【主治】　痰饮。头目眩晕，短气而咳，心悸，胸胁胀满，舌苔白滑且较厚，脉沉弦，或沉滑，沉紧。

【方义方解】

本方所治痰饮乃中阳素虚，脾失健运，气化不利，水湿内停所致。盖脾主中州，职司气化，为气机升降之枢纽，若脾阳不足，健运失职，则湿滞而为痰为饮。而痰饮随气升降，无处不到，停于胸胁，则见胸胁支满；阻滞中焦，清阳不升，则见头晕目眩；上凌心肺，则致心悸、短气而咳；舌苔白滑，脉沉滑或沉紧皆为痰饮内停之征。仲景云："病痰饮者，当以温药和之。"（《金匮要略》）故治当温阳化饮，健脾利水。

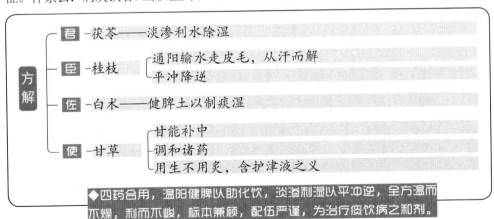

方解
- 君-茯苓——淡渗利水除湿
- 臣-桂枝——通阳输水走皮毛，从汗而解／平冲降逆
- 佐-白术——健脾土以制痰湿
- 使-甘草——甘能补中／调和诸药／用生不用炙，含护津液之义

◆四药合用，温阳健脾以助化饮，淡渗利湿以平冲逆，全方温而不燥，利而不峻，标本兼顾，配伍严谨，为治疗痰饮病之和剂。

本方重用甘淡之茯苓为君，健脾利水，渗湿化饮，既能消除已聚之痰饮，又善平饮邪之上逆。桂枝为臣，功能温阳化气，平冲降逆。苓、桂相合为温阳化气，利水平冲之常用组合。白术为佐，功能健脾燥湿，苓、术相须，为健脾祛湿的常用组合，在此体现了治生痰之源以治本之意；桂、术同用，也是温阳健脾的常用组合。炙甘草用于本方，其用有三：一可合桂枝以辛甘化阳，以襄助温补中阳之力；二可合白术益气健脾，崇土以利制水；三可调和诸药，功兼佐使之用。

【运用】

1. **辨证要点**　本方为治疗痰饮的常用方剂，临床以胸胁支满、目眩心悸、舌苔白滑为辨证要点。

2. **加减变化**　脾气虚甚者，可加黄芪、党参以益气补脾；痰涎较多者，可加陈皮、半夏以理气化痰。

3. **现代运用**　本方常用于治疗支气管哮喘、慢性支气管炎、心力衰竭、心律失常、心包积液等属于脾虚痰饮者。

4. **使用注意**　本方药性偏温，痰饮兼夹内热者不宜使用。

【附方】

木瓜丸（《太平圣惠方》）　木瓜、人参、陈皮各30克，桂心、丁香各15克，槟榔60克。功用：温化寒湿，健脾益气。主治：湿脚气，上攻心胸，痰逆壅闷。

真武汤

张仲景《伤寒论》

真武汤壮肾中阳，茯苓术芍附生姜，
少阴腹痛有水气，悸眩瞤惕保安康。

【组成】　茯苓、白芍、生姜、附子(炮去皮，破8片)各9克，白术6克。

【用法】　上5味，以水800毫升，煮取300毫升，去滓，每次温服100毫升，日3服。

【功用】　温阳利水。

【主治】

1. 脾肾阳虚，水饮内停证。小便不利，四肢沉重疼痛，腹痛下利，或肢体水肿，舌淡胖嫩，有齿痕，苔白，脉沉。

2. 太阳病发汗太过，阳虚水泛。汗出不解，其人仍发热，心下悸，头眩，身瞤动，振振欲擗地。

【方义方解】

本方为治疗脾肾阳虚，水湿泛溢的基础方。盖水之制在脾，水之主在肾，脾阳虚则湿难运化，肾阳虚则水不化气而致水湿内停。肾中阳气虚衰，寒水内停，则小便不利；水湿泛溢于四肢，则沉重疼痛，或肢体浮肿；水湿流于肠间，则腹痛下利；上逆肺胃，则或咳或呕；水气凌心，则心悸；水湿中阻，清阳不升，则头眩。若由太阳病发汗太过，耗阴伤阳，阳失温煦，加之水渍筋肉，则身体筋肉瞤动、站立不稳。其证因于阳虚水泛，故治疗当以温阳利水为基本治法。

本方以附子为君药，本品辛甘性热，用之温肾助阳，以化气行水，兼暖脾土，以温运水湿。臣以茯苓利水渗湿，使水邪从小便去；白术健脾燥湿。佐以生姜之温散，既助附子温阳散寒，又合苓、术宣散水湿。白芍亦为佐药，其义有四：一者利小便以行水气，《本经》言其能"利小便"，《名医别录》亦谓之"去水气，利膀胱"，二者柔肝缓急以止腹痛，三者敛阴舒筋以解筋肉瞤动，四者可防止附子燥热伤阴，以利于久服缓治。

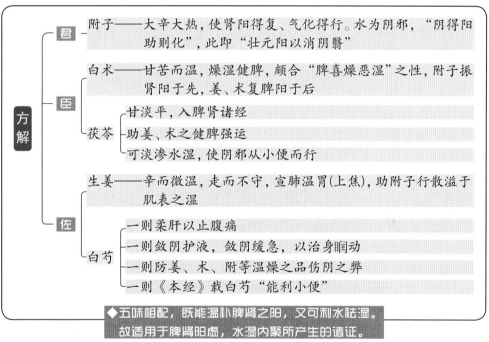

【运用】

1. **辨证要点**　本方为温阳利水的著名方剂，临床以小便不利、四肢沉重或水肿、苔白脉沉为辨证要点。

2. **加减变化**　呕者，去附子，加倍生姜、半夏以温胃止呕；咳者，可加细辛、干姜、五味子以温肺化饮；下利者，可去白芍，加干姜以温脾助运。

3. **现代运用**　本方常用于治疗心源性水肿、慢性肾小球肾炎、甲状腺功能低下、慢性肠炎、慢性支气管炎、耳源性眩晕等属脾肾阳虚水泛者。

4. **使用注意**　湿热内停所致之小便不利、水肿者忌用。

【附方】

渗湿汤（《重订严氏济生方》）　白术60克，人参、炮干姜、白芍药、炮附子、白茯苓、桂枝、炙甘草各15克。研粗末，每服12克，加生姜5片，大枣1枚，水煎服；现用汤剂，水煎服。功用：温补脾肾，通阳除湿。主治：坐卧湿地，或为雨露所袭，身重脚弱，关节痛，发热恶寒；或多汗恶风，或腿膝水肿，或小便不利，大便溏泻，可用于风湿性关节炎及慢性胃肠炎，寒湿较盛者。

第五节　宣散湿邪

羌活胜湿汤

李东垣《脾胃论》

羌活胜湿羌独芎，甘蔓藁本及防风，湿气在表头腰重，发汗升阳有异功。

【组成】 羌活、独活各6克，藁本、防风、炙甘草各3克，蔓荆子2克，川芎1.5克。

【功用】 祛风，胜湿，止痛。

【主治】 风湿在表之痹证。肩背痛不可回顾，头痛身重，或腰脊疼痛，难以转侧，苔白，脉浮。

【方义方解】

本方主治为风湿在表，其证多由汗出当风，或久居湿地，风湿之邪侵袭肌表所致。风湿之邪客于太阳经脉，经气不畅，致头痛身重、腰脊疼痛、难以转侧。风湿在表，宜从汗解，故以祛风胜湿为法。方中羌活、独活共为君药，二者皆为辛苦温燥之品，其辛散祛风，味苦燥湿，性温散寒，故皆可祛风除湿、通利关节。其中羌活善祛上部风湿，独活善祛下部风湿，两药相合，能散一身上下之风湿，通利关节而止痹痛。臣以防风、藁本，入太阳经，祛风胜湿，且善止头痛。佐以川芎活血行气，祛风止痛；蔓荆子祛风止痛。使以甘草调和诸药。

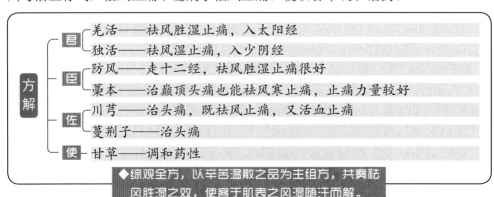

君	羌活	祛风胜湿止痛，入太阳经
	独活	祛风湿止痛，入少阴经
臣	防风	走十二经，祛风胜湿止痛很好
	藁本	治巅顶头痛也能祛风寒止痛，止痛力量较好
佐	川芎	治头痛，既祛风止痛，又活血止痛
	蔓荆子	治头痛
使	甘草	调和药性

◆综观全方，以辛苦温散之品为主组方，共奏祛风胜湿之效，使客于肌表之风湿随汗而解。

本方与九味羌活汤均可祛风胜湿，止头身痛。但九味羌活汤解表之力较本方为著，且辛散温燥之中佐以寒凉清热之品，故主治外感风寒湿邪兼有里热之证，以恶寒发热为主，兼口苦微渴；本方善祛一身上下之风湿，而解表之力较弱，故主治风湿客表之证，以头身重痛为主，表证不著。

【运用】

1. **辨证要点**　本方长于祛风胜湿止痛，主治风湿在表之头身重痛而表证不明显者。临床应用以头身重痛或腰脊疼痛，苔白脉浮为辨证要点。

2. **加减变化**　若湿邪较重，肢体酸楚甚者，可加苍术、细辛以助祛湿通络；郁久化热者，宜加黄芩、黄柏、知母等清里热。

3. **现代运用**　本方适用于风湿性关节炎、类风湿性关节炎、骨质增生症、强直性脊柱炎等属风湿在表者。

【附方】

1. **五痹汤**（《太平惠民和剂局方》）　片子姜黄、羌活、白术、防己各 30 克，甘草 15 克。研粗末，每次服 15 克，加姜 10 片，水煎服。功用：祛风湿，止痹痛。主治：风寒湿邪，客留肌体，手足缓弱，麻痹不仁；或气血失顺，痹滞不仁。

2. **增味五痹汤**（《医宗金鉴》）　麻黄、桂枝、红花、白芷、葛根、附子、虎骨、羚羊角、黄芪、甘草、防风、防己、羌活。功用：祛风散寒利湿，活血补气益肾，健筋骨，养肝解肌。主治：气血实之人所患痹实证。

独活寄生汤

孙思邈《备急千金要方》

独活寄生艽防辛，芎归地芍桂苓均，杜仲牛膝人参草，冷风顽痹屈能伸。

【组成】　独活9克，桑寄生、杜仲、牛膝、细辛、秦艽、茯苓、肉桂心、防风、川芎、人参、甘草、当归、芍药、干地黄各6克。

【用法】　以水1升，煮取300毫升，分2次服。

【主治】　痹证日久，肝肾两虚，气血不足证。腰膝疼痛，肢节屈伸不利，或麻木不仁，畏寒喜温，心悸气短，舌淡苔白，脉细弱。

【方义方解】

本方证为风寒湿时久不愈，以致损伤肝肾，耗伤气血所致。肾主骨，腰为肾之府。肝主筋，膝为筋之会。肝肾不足，气血亏虚，筋骨失养，故肢节屈伸不利。风寒湿邪客于腰膝筋骨，故腰膝疼痛，或麻木不仁。《素问·痹论》说："痹在于骨则重，在于脉则血凝而不流，在于筋则屈不伸，在于肉则不仁。"《素问·逆调论》又说："营气虚则不仁，卫气虚则不用，营卫俱虚则不仁且不用。"治宜祛风湿，止痹痛，益肝肾，补气血，祛邪与扶正兼顾。

方中独活辛苦微温，长于祛下焦风寒湿邪，蠲痹止痛，为君药。防风、秦艽祛风胜湿；肉桂温里祛寒，通利血脉；细辛辛温发散，祛寒止痛，均为臣药。佐以桑寄生、牛膝、杜仲补益肝肾，强壮筋骨；当归、芍药、干地黄、川芎养血活血；人参、茯苓、甘草补气健脾，扶助正气，均为佐药。甘草调和诸药，又为使药。本方配伍特点是以祛风寒湿药为主，辅以补肝肾、养气血之品，邪正兼顾，有祛邪不伤正，扶正不得碍邪之义。

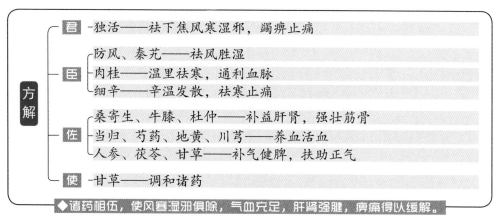

方解

君 -独活——祛下焦风寒湿邪，蠲痹止痛

臣
防风、秦艽——祛风胜湿
肉桂——温里祛寒，通利血脉
细辛——辛温发散，祛寒止痛

佐
桑寄生、牛膝、杜仲——补益肝肾，强壮筋骨
当归、芍药、地黄、川芎——养血活血
人参、茯苓、甘草——补气健脾，扶助正气

使 -甘草——调和诸药

◆诸药相伍，使风寒湿邪俱除，气血充足，肝肾强健，痹痛得以缓解。

【运用】

1. **辨证要点** 本方为治疗久痹而致肝肾两虚，气血不足证之常用方，临床应用以腰膝冷痛、肢节屈伸不利、心悸气短、脉细弱为辨证要点。

2. **加减变化** 痹证疼痛较剧者，可酌加制川乌、制草乌、白花蛇等以助搜风通络，活血止痛；寒邪偏盛者，酌加附子、干姜以温阳散寒；湿邪偏盛者，去地黄，酌加防己、薏苡仁、苍术以祛湿消肿；正虚不甚者，可减地黄、人参。

3. **现代运用** 本方常用于慢性关节炎、类风湿性关节炎、风湿性坐骨神经痛、腰肌劳损、骨质增生症、小儿麻痹等属风寒湿痹日久，正气不足者。

4. **使用注意** 痹证之属湿热实证者忌用。

【附方】

三痹汤（《校注妇人良方》） 川续断、杜仲（去皮，切，姜汁炒）、防风、桂心、细辛、人参、白茯苓、当归、白芍药、甘草、黄芪、川牛膝各30克，秦艽、生地黄、川芎、川独活各15克。上为末，每服15克，水2盏，加姜3片，大枣1枚，煎至1盏，去滓热服，不拘时候，但腹稍空服之。功用：益气活血，祛风除湿。主治：痹证日久耗伤气血证。手足拘挛，或肢节屈伸不利，或麻木不仁，舌淡苔白，脉细或脉涩。

第五章 祛痰剂

◆ **概念**：凡以祛痰药为主配伍组成，具有消除痰饮的作用，治疗痰证方剂的统称。

◆ **分类及适应证**
- 燥湿化痰——用于痰湿证
- 清热化痰——用于热痰证
- 润燥化痰——用于燥痰证
- 温化寒痰——用于寒痰证
- 化痰息风——用于风痰证

◆ **注意事项**：①应辨别痰病的性质，分清寒热燥湿的不同，同时应注意病情，辨清标本缓急。②有咯血倾向者，不宜使用燥热之剂，以免引起大量出血；表邪未解或痰多者，慎用滋润之品，以防壅滞留邪，病久不愈。

第一节 燥湿化痰

香附旋覆花汤

吴瑭《温病条辨》

香附旋覆花煎汤，苡仁夏苓苏杏霜；
橘皮功可行气滞，伏暑湿温并外攘。

【组成】 生香附、旋覆花(绢包)、苏子霜、茯苓块各9克，广皮6克，半夏、薏苡仁各15克。

【用法】 用水800毫升，煮取300毫升。分2次温服。

【功用】 降气化痰，理气利水。

【主治】 伏暑、湿温积留支饮，悬于胁下，时令之邪与里水相搏，症见胁痛，咳嗽，潮热，或寒热如疟状。

【方义方解】
　　胁痛是本方主证，湿滞肝络为本证病机。湿热入于肝络，水湿凝聚，停于胁下，遂致胁痛。其潮热或寒热如疟，则为邪在肝络之依据。治宜运脾除湿，疏肝通络。方中生香附疏肝理气，调畅气机，旋覆花善通肝络而逐胁下之饮，苏子下气祛痰，广皮、半夏燥湿醒脾，茯苓、薏苡仁淡渗利湿，使脾运湿去，肝络得通而胁痛之证自可渐愈。

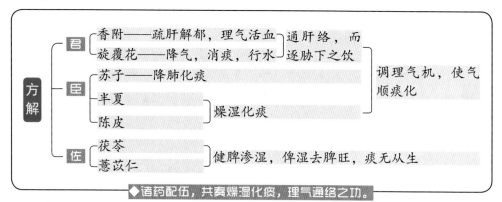

【运用】

1. **辨证要点** 临床以胁痛、咳嗽、潮热，或寒热如疟状为辨证要点。
2. **加减变化** 腹满者加厚朴，痛甚者加降香末。
3. **现代运用** 加入活血行气药治外伤性气血胸。

【附方】

1. **旋覆花汤**（《医宗金鉴》） 旋覆花、赤芍药、荆芥穗、半夏曲、前胡、甘草（炙）、茯苓、五味子、杏仁（去皮尖，麸炒）、麻黄各等分。每服四钱，水一盏半，生姜三片，枣一枚，煎至七分去滓，食前温服。有汗不宜用。功用：祛风散寒，化痰止咳。主治：感冒风寒、咳嗽痰多患者。

2. **六安煎**（《景岳全书》） 半夏6～9克，茯苓6克，陈皮4.5克，甘草、杏仁（去皮、尖，切）各3克，白芥子1.5～2.1克（老年气弱者不用）。用水220毫升，加生姜3～7片，煎至200毫升，空腹时服。功用：化痰止咳。主治：外感咳嗽，痰多不易出，气滞胸闷等症。

二陈汤

太平惠民和剂局《太平惠民和剂局方》

二陈汤用半夏陈，益以茯苓甘草成，
理气和中兼燥湿，一切痰饮此方珍。

【组成】 半夏、橘红各15克，白茯苓9克，炙甘草5克。

【用法】　加生姜3克，乌梅1个，水煎服。

【功效】　燥湿化痰，理气和中。

【主治】　湿痰证。咳嗽痰多，色白易咳出，胸膈痞闷，恶心呕吐，肢体困倦，不欲饮食，或头眩心悸，舌苔白润，脉滑。

【方义方解】

　　本方所治之证乃痰湿阻滞，气机不利所致。痰湿蕴肺，肺气上逆，则咳嗽，痰多色白，易于咯出；痰湿壅遏胸中气机，则胸膈痞闷；痰湿阻遏胃气，浊气上逆，则恶心呕吐；痰湿阻滞经气，则肢体倦怠；痰湿上蒙清阳，则头眩；痰湿凌心，则心悸；舌淡，苔白腻，脉滑，皆为痰湿内蕴之征。治宜燥湿化痰，理气和中。方中半夏辛温性燥，善能燥湿化痰，且又和胃降逆，为君药。橘红为臣，既可理气行滞，又能燥湿化痰。君臣相配，寓意有二：一为等量合用，不仅相辅相成，增强燥湿化痰之力，而且体现治痰先理气，气顺则痰消之意；二为半夏、橘红皆以陈久者良，而无过燥之弊，故方名"二陈"，此为本方燥湿化痰的基本结构。佐以茯苓健脾渗湿，渗湿以助化痰之力，健脾以绝生痰之源。鉴于橘红、茯苓是针对痰因气滞和生痰之源而设，故二药为祛痰剂中理气化痰、健脾渗湿的常用组合。煎加生姜，既能制半夏之毒，又能协助半夏化痰降逆、和胃止呕；复用少许乌梅，收敛肺气，与半夏、橘红相伍，散中兼收，防其燥散伤正之虞，均为佐药。以甘草为佐使，健脾和中，调和诸药。

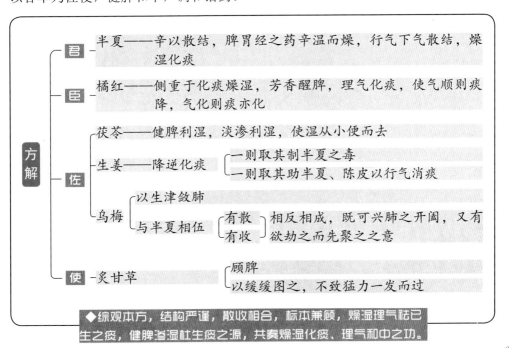

【运用】

1. **辨证要点** 本方为治疗湿痰的主方,临床以痰多色白易咳出、胸膈痞闷、苔白腻或白润、脉缓滑为辨证要点。

2. **加减变化** 肺热而痰黄黏稠者,可加瓜蒌、胆南星;咳嗽痰多而兼有恶风发热者,可加前胡、苏叶、荆芥;气滞而胸满较甚者,可加枳壳、桔梗;肺寒而痰白清稀者,可加细辛、干姜、五味子;风痰上扰而头晕目眩者,可加僵蚕、天麻以息风化痰;脾虚食少便溏者,可加泽泻、白术。

3. **现代运用** 慢性支气管炎、慢性胃炎、肺气肿、神经性呕吐、妊娠呕吐、耳源性眩晕等属湿痰为患者,可用本方化裁治疗。

4. **使用注意** 本方性偏温燥,如系燥痰或纯属阴虚燥咳,则非本方所宜。

【附方】

1. **导痰汤**(《传信适用方》引皇甫坦方) 半夏(汤洗7次)120克,天南星(细切,姜汁浸)、枳实(去瓤)、橘红、赤茯苓各30克。原方为粗末,每服9克,水2盏,姜10片,煎至1盏,去滓,温服,食前。功用:祛风导痰,下气开郁。主治:痰厥,头昏晕。

痰厥之证,多见于形盛气弱之人,平素多湿多痰,复因恼怒气逆,痰随气升,上闭清窍,则忽然眩仆昏厥。痰浊蒙蔽清阳,故头昏晕。

2. **涤痰汤**(《奇效良方》) 天南星(姜制)、半夏(汤洗7次)各7.5克,枳实(麸炒)、茯苓(去皮)6克,橘红4.5克,石菖蒲、人参各3克,竹茹2克,甘草1.5克。上作一服。水2盅,生姜5片,煎至一盅,食后服。现代用法:加生姜3片,水煎服。功用:涤痰开窍。主治:中风痰迷心窍证。舌强不能言,喉中痰鸣,辘辘有声,舌苔白腻,脉沉滑或沉缓。

3. **理中化痰丸**(王纶《明医杂著》) 白术、茯苓、半夏各9克,人参6克,干姜、炙甘草各3克。以上诸药共研细末,水泛为丸,如梧桐子大,每次服6～9克,温开水送下,每日2～3次;亦可作汤剂,用量酌定。功用:益气健脾,温中化痰。主治:脾胃虚寒,痰饮内停,呕吐少食,或大便不实,饮食难化,咳唾痰涎,舌苔白滑,脉沉弦。

4. **金水六君煎**(《景岳全书》) 熟地黄9～15克,当归、半夏、茯苓各6克,陈皮4.5克,炙甘草3克。水二盅,生姜3～7片,煎七八分,食远温服。功用:滋养肺肾,祛湿化痰。主治:肺肾阴虚,湿痰内盛证。咳嗽呕恶,喘急痰多,痰带咸味,或咽干口燥,自觉口咸,舌质红,苔白滑或薄腻。

第二节　清热化痰

清气化痰丸

吴昆《医方考》

清气化痰星夏芩，橘杏枳苓瓜蒌仁，
姜汁为丸治痰热，顺气化痰治法缜。

【组成】胆南星、半夏各9克，瓜蒌仁、黄芩、陈皮、枳实、茯苓、苦杏仁各6克。

【用法】姜汁为小丸，每次服6克，温开水送服。

【功效】清热化痰，理气止咳。

【主治】痰热咳嗽。咳嗽痰黄，咳之不爽，胸膈痞满，甚则气急呕恶，舌质红，苔黄腻，脉滑数。

【方义方解】

本方证为痰热壅肺，清肃失常，气机不利所致。由于痰热内蕴，肺失清肃，故见咳嗽痰黄，黏稠难咯，胸闷气急。舌苔黄腻，脉滑数，均为痰热蕴肺之象。治宜清热化痰，理气止咳。方中黄芩清泻肺中实火，为君药。陈皮、枳实理气降逆，调畅气机，为臣药。佐以瓜蒌仁霜清热化痰，半夏、茯苓、胆南星燥湿化痰，苦杏仁化痰止咳。诸药合用，共奏清热化痰、降气止咳之功。

方解

君 - 胆南星——取其味苦性凉，清热化痰，治实痰实火之壅闭

臣 - 瓜蒌仁、黄芩 ┌ 清热化痰，以助胆南星之功
　　　　　　　　　└ 降肺火化痰热

佐 ┬ 枳实 ┌ 下气化痰(治痰当须理气)
　 ├ 陈皮 └ 善治痰者不治痰而治气，气顺则一身之津液随之而顺矣
　 ├ 茯苓——健脾渗湿(脾为生痰之源)
　 ├ 杏仁——宣肺下气(肺为贮痰之器)
　 └ 半夏——燥湿化痰

【运用】

1. **辨证要点**　本方为治疗热痰的常用方剂，临床以咳嗽咳痰、痰黄稠、咳之不爽、苔黄腻、脉滑数为辨证要点。

2. **加减变化**　热伤津液见大便干燥、秘结者，宜重用瓜蒌仁或加大黄泻热通便；津伤肺燥见咽喉干燥、痰黏难咳者，可加沙参、天花粉以养阴化痰；肺热

炽盛见呼吸息粗者，可加知母、石膏、桑白皮以清泻肺热。

3. 现代运用 肺炎、慢性支气管炎急性发作、急性支气管炎、肺脓肿、肺结核等属于痰热内结者，可用本方加减治疗。

【附方】

1. **清金降火汤**（《古今医鉴》） 陈皮、杏仁（去皮尖）4.5克，半夏（泡）、茯苓、桔梗、枳壳（麸炒）、贝母（去心）、前胡、黄芩（炒）、石膏、瓜蒌仁各3克，甘草（炙）1克。上剉一剂，加生姜三片，水煎，食远，临卧服。功用：清金降火，化痰止嗽。主治：热痰咳嗽。

2. **清金化痰汤**（《杂病广要》） 桔梗10克，黄芩、山栀各8克，麦冬（去心）、桑白皮、贝母、知母、瓜蒌仁、炒橘红、茯苓各5克，甘草3克。用水二盅，煎八分，食后服。功用：清金化痰。主治：咳嗽，因火者。咽喉干痛，面赤，鼻出热气，其痰嗽而难出，色黄且浓，或带血丝，或出腥臭。

3. **清热化痰汤**（《症因脉治》） 人参、白术、茯苓、甘草、橘红、半夏、麦冬、枳实、石菖蒲、木香、竹茹、黄芩、黄连、天南星。上药清水煎，加竹沥、姜汁冲服。主治：中风痰热，神志不清，舌强难言，及痰火内发，神志恍惚，言语失常，头眩脚软。

4. **泻肺丸**（《医宗金鉴》） 瓜蒌仁、半夏、郁金、浙贝母、苦葶苈子、黄芩、杏仁、川黄连、大黄。研末为丸。功用：泻火清热解毒。主治：肺部的实热积滞病证。

5. **保肺汤**（《医宗金鉴》） 白及、薏苡仁、贝母、金银花、陈皮、苦桔梗、苦葶苈、甘草节。水煎服。方中白及收敛止血；苦桔梗、陈皮、苦葶苈、贝母止咳化痰；薏苡仁、金银花清热解毒；甘草为使药。主治：肺痈，咳吐脓血。

小陷胸汤

张仲景《伤寒论》

小陷胸汤连夏蒌，宽胸开结涤痰优，
膈上热痰痞满痛，苔黄脉滑此方求。

【组成】 黄连6克，半夏（洗）12克，瓜蒌实20克。

【用法】 上三味，以水1.2升，先煮瓜蒌取600毫升，去滓，再入诸药，煮取500毫升，去滓，分三次温服。

【功用】 清热化痰，宽胸散结。

【主治】 痰热互结证。胸脘痞闷，按之则痛，咳痰黄稠，舌苔黄腻，脉浮滑或滑数。

【方义方解】

本方原治伤寒表证误下，邪热内陷，与痰浊结于心下的小结胸病。痰热互结心下或胸膈，气郁不通，故胃脘或心胸痞闷，按之则痛。治宜清热涤痰，宽胸散结。

方中全瓜蒌甘寒，清热涤痰，宽胸散结，用时先煮，意在"以缓治上"；黄连清热泻火，半夏化痰开结，二药合用，辛开苦降，善治痰热内阻。

```
       君—瓜蒌——清热化痰，宽胸散结
方
解     臣—黄连——苦寒清热，配伍半夏，辛开苦降
       佐—半夏——辛温化痰，增加瓜蒌清热化痰作用
◆三药共奏清热化痰，宽胸散结之功。
```

【运用】

1. **辨证要点**　本方为治疗痰热结胸的常用方。临床应用以胸脘痞闷、按之则痛、舌红苔黄腻、脉滑数为辨证要点。

2. **加减变化**　方中加入破气除痞的枳实，可提高疗效。咳痰黄稠难咯者，可减半夏用量，加杏仁、胆南星、贝母等以清润化痰；心胸闷痛者，加桔梗、柴胡、赤芍、郁金等以行气活血止痛。

3. **现代运用**　本方常用于急性胃炎、肝炎、胆囊炎、冠心病、急性支气管炎、肺心病、胸膜炎、胸膜黏连等属痰热互结心下或胸膈者。

4. **使用注意**　阳明腑实之胃肠热结症与中气虚兼扶湿热症也可见痞病，舌苔黄，但非本方治症之胸脘有痰热实邪之象，故不宜用，另脾胃虚寒，大便溏者均不宜用。

【附方】

1. **调气汤（《施今墨对药》）**　桔梗、枳壳、薤白、杏仁各6～10克。水煎服。功用：行气消胀，散结止痛。主治：气机不调，胸膈胀闷，脘胀不适，甚则疼痛，食欲缺乏，大便不利等症。

2. **小陷胸加枳实汤（《温病条辨》）**　黄连、枳实各6克，瓜蒌9克，半夏15克。上药用急流水1升，煮取400毫升，分两次服。功用：清热化痰，降气开结。主治：阳明暑湿，水结在胸，面赤身热头晕，不恶寒，但恶热，渴欲凉饮，饮不解渴，得水则呕，按之胸下痛，小便短，大便闭，苔黄滑，脉洪滑。

3. **柴胡陷胸汤（《重订通俗伤寒论》）**　柴胡、苦桔梗各3克，小川连2.5克，黄芩、小枳实各4.5克，姜半夏9克，瓜蒌仁（杵）15克。生姜汁四滴，分冲水煎服。功用：和解清热，涤痰宽胸。主治：邪陷少阳，痰热结胸证。寒热往来，胸胁痞

满，按之疼痛，呕恶不食，口苦且黏，目眩，或咳嗽痰稠，苔黄腻，脉弦滑数。

第三节　润燥化痰

贝母瓜蒌散

程国彭《医学心悟》

贝母瓜蒌花粉研，橘红桔梗茯苓添，呛咳咽干痰难出，润燥化痰病自安。

【组成】贝母4.5克，瓜蒌3克，天花粉、茯苓、橘红、桔梗各2.5克。

【用法】水煎服。

【主治】燥痰咳嗽。咯痰不爽，涩而难出，咽喉干燥，苔白而干。

【功用】润肺清热，理气化痰。

【方义方解】

本方所治之证乃肺燥伤津，津灼为痰所致。《成方便读》曰："燥痰者，由于火灼肺金，津液被灼为痰。"燥痰阻塞肺气，肺气壅滞不利，则咳嗽，痰少而黏，咯痰不爽，涩而难出；燥伤阴津，则咽喉干燥；苔黄而干，脉浮，皆为燥痰内蕴之证。治当润肺清热，理气化痰。

方中瓜蒌清肺润燥，理肺化痰，为君药。贝母润肺清热，化痰止咳，助瓜蒌清肺润燥；天花粉润燥生津，清热化痰，助瓜蒌润肺化痰，共为臣药。橘红理气化痰，使气顺痰消；茯苓渗湿健脾，以杜痰生之源；桔梗宣利肺气，使肺气宣降有权，共为佐药。诸药配伍，以使肺燥得润，肺热得清，痰邪得化，肺气得平，病证得除。

方解

君　—瓜蒌——瓜蒌实能通胸膈之痹塞，而子善涤痰垢黏腻，一举两得

臣　贝母——甘苦凉，入手太阴肺经，润肺散结，止嗽化痰
　　天花粉——甘苦酸凉，生津，止渴，降火，润燥

佐使　茯苓——健脾渗湿
　　橘红——辛能横行散结，苦能直行下降
　　桔梗——开宣肺气，载药上行

◆合而成方，清润与宣利并用，以润肺为主，且润而不碍化痰，化痰而不伤津，使肺得清润而燥痰自化，宣降有权而咳逆自平。

本方与清燥救肺汤、麦冬汤同治燥咳，但主治病机不尽相同，因而立法、用药亦随之而异。本方证为燥热伤肺，灼津为痰所致，故方中以贝母、瓜蒌为主，旨在润燥化痰，主治燥痰咳嗽、痰稠难咯；清燥救肺汤证为新感温燥，耗气伤阴，故方中以桑叶宣肺，配伍石膏清热、麦冬润燥、人参益气，旨在清宣燥热，主治温燥伤肺、身热头痛、干咳少痰、口渴等；麦冬汤证为肺胃阴虚，气火上逆，故方中以大量麦冬配伍半夏、人参，旨在滋阴润肺，降逆下气，主治虚热肺痿、咳唾涎沫等。

【运用】

1. **辨证要点**　本方为治疗燥痰证的常用方。临床应用以咳嗽呛急，咯痰难出，咽喉干燥，苔白而干为辨证要点。

2. **加减变化**　如兼感风邪，咽痒而咳，微恶风者，可加桑叶、杏仁、蝉蜕、牛蒡子等宣肺散邪；燥热较甚，咽喉干涩哽痛明显者，可加麦冬、玄参、生石膏等清燥润肺；声音嘶哑、痰中带血者，可去橘红，加南沙参、阿胶、白及等养阴清肺，化痰止血。

3. **现代运用**　本方可用于肺结核、肺炎等属燥痰证者。

4. **使用注意**　对于肺肾阴虚，虚火上炎之咳嗽，则非所宜。

【附方】

1. **止嗽化痰丸**（《中药制剂手册》）　紫菀、米壳、贝母各 1.5 千克，知母、杏仁、玄参、百合、麦冬各 3 千克，款冬花 4.5 千克。依法制为蜜丸，每丸重 4.5 克，每次服 2 丸，每日 2 次。功用：润肺化痰，止嗽定喘。主治：肺气不足引起的咳嗽痰黏、气喘，夜卧不安。方中之米壳即罂粟壳，有毒，不宜多服久服。

2. **润肺饮**（《医宗必读》）　贝母（糯米拌炒）、天花粉各 9 克，生地黄 7.5 克，麦冬（去心）、橘红（去白）、茯苓（去皮）各 4.5 克，桔梗 3 克，知母（酒炒）2.1 克，甘草 1.5 克。用水 400 毫升，加生姜三片，煎至 210 毫升，食后服。功用：润肺化痰。主治：肺燥痰涩难出。

第四节　温化寒痰

苓甘五味姜辛汤

张仲景《金匮要略》

苓甘五味姜辛汤，温阳化饮常用方，半夏杏仁均可入，寒痰冷饮保安康。

【组成】 茯苓12克，甘草、干姜各9克，细辛、五味子各5克。

【用法】 上药五味，以水800毫升，煮取300毫升，去滓，分3次温服。

【功用】 温肺化饮。

【主治】 寒饮咳嗽。咳痰量多，清稀色白，胸膈不快，舌苔白滑，脉弦滑等。

【方义方解】

　　本方为寒饮内停之证。《金匮要略·痰饮咳嗽病脉证并治》云："病痰饮者，当以温药和之"，故立温肺化饮之法。方中干姜为君，味辛性热，入肺经，守而不走，温肺化饮。《神农本草经》卷三云其："主胸满咳逆上气"，且可温运脾阳以化湿。臣以细辛，味辛性温，入肺经，亦能温肺化饮。正如《本草求真》卷三所云："味辛而厚，气温而烈"能治"水停心下"，仲景恒以此二味温肺化饮以止咳。盖二者皆属辛温之品，均具温肺化饮之功。干姜以温热为主，温阳化饮之力较强；细辛以辛散为主，开郁散饮之力为优。二者相伍，温肺化饮，两擅其长。饮之所成，多缘脾之不运，水湿内停。故臣以茯苓，性味淡，入脾经，健脾渗湿。其与干姜相配，共杜生痰之源。然咳久必伤肺，一派温散，更恐重伤其肺气。遂佐入五味子，味酸性敛，敛肺以止咳。《素问·脏气法时论》曰："肺欲收，急食酸以收之。"其与干姜、细辛配伍，有散有收，防止辛散太过而耗伤肺气，使散不伤正，收不留邪，且可使肺金开阖有度，宣降有权，则饮邪无伏匿之处。使以甘草，润肺和中，调和诸药。综合全方，共奏温肺化饮之效。

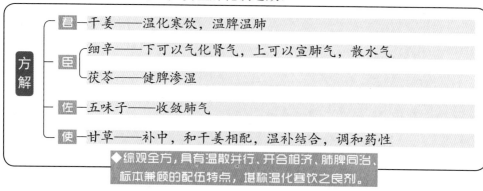

方解
君—干姜——温化寒饮，温脾温肺
臣—细辛——下可以气化肾气，上可以宣肺气，散水气
　—茯苓——健脾渗湿
佐—五味子——收敛肺气
使—甘草——补中，和干姜相配，温补结合，调和药性

◆综观全方，具有温散并行、开合相济、肺脾同治、标本兼顾的配伍特点，堪称温化寒饮之良剂。

【运用】

1. **辨证要点** 本方为治疗寒痰的常用方剂，临床以咳嗽咳痰、痰多色白清稀、舌苔白滑、脉象弦滑或沉迟为辨证要点。

2. **加减变化** 肺中痰阻见咳嗽较重者，可加紫苏子、紫菀、杏仁以止咳；脾虚食少者，可加白术、人参、陈皮以益气健脾；咳嗽痰多、胃气上逆而欲呕者，可加半夏、陈皮以降逆止呕；咳甚喘急者，可加厚朴、杏仁以降气止咳。

3. **现代运用** 慢性支气管炎、肺气肿证属寒痰水饮的患者，用本方加减治疗。

4. **使用注意** 痰热津伤者本方忌用。

【附方】

麻杏二三汤（《焦树德临床经验辑要》） 茯苓12克，化橘红9～12克，炒紫苏子、杏仁、半夏、炒莱菔子各9克，炙麻黄5～9克，炒白芥子6克，炙甘草1.5克。水煎服。功用：宣肺化痰止咳。主治：肺失肃降，气喘咳嗽，痰白而多者。

第五节 息风化痰

半夏白术天麻汤

程钟龄《医学心悟》

半夏白术天麻汤，苓草橘红大枣姜，眩晕头痛风痰证，热盛阴亏切莫尝。

【组成】半夏5克，天麻、茯苓、橘红各3克，白术9克，甘草1.5克，生姜1片，大枣6克。

【用法】水煎服。

【功用】燥湿化痰，平肝息风。

【主治】风痰上扰证。眩晕头痛，胸闷呕恶，舌苔白腻，脉弦滑等。

【方义方解】

本方所治之证乃脾湿生痰，肝阳化风所致。脾湿生痰，上蒙清阳，肝阳化风，风扰清阳，风痰相结，蒙阻清窍，则头晕目眩；痰蒙清阳，阻塞不通，则头痛；痰阻胸中，则胸闷；痰遏胃气，则呕恶；舌苔白腻，脉弦或滑，皆为风痰上扰之征。治当燥湿化痰，平肝息风。方中半夏燥湿化痰，降逆止呕；天麻平肝息风，而止头眩，两者合用，为治风痰眩晕头痛之要药。李东垣在《脾胃论》中说："足太阴痰厥头痛，非半夏不能疗；眼黑头眩，风虚内作，非天麻不能除。"故以两味为君药。以白术、茯苓为臣，健脾祛湿，能治生痰之源。佐以橘红理气化痰，脾气顺则痰消。使以甘草和中调药；煎加姜、枣调和脾胃，生姜兼制半夏之毒。

本方亦系二陈汤加味而成，在原燥湿化痰的基础上，加入健脾燥湿之白术、平肝息风之天麻，而组成化痰息风之剂。

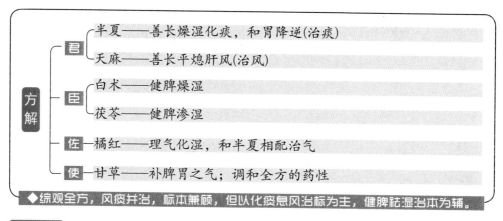

方解

君
半夏——善长燥湿化痰，和胃降逆(治痰)
天麻——善长平熄肝风(治风)

臣
白术——健脾燥湿
茯苓——健脾渗湿

佐——橘红——理气化湿，和半夏相配治气

使——甘草——补脾胃之气；调和全方的药性

◆综观全方，风痰并治，标本兼顾，但以化痰息风治标为主，健脾祛湿治本为辅。

【运用】

1. **辨证要点** 本方为治风痰眩晕、头痛的常用方，临床应用以眩晕头痛，舌苔白腻，脉弦滑为辨证要点。

2. **加减变化** 若眩晕较甚者，可加僵蚕、胆南星等以加强化痰息风之力；头痛甚者，加蔓荆子、白蒺藜等以祛风止痛；呕吐甚者，可加代赭石、旋覆花以镇逆止呕；兼气虚者，可加党参、生黄芪以益气；湿痰偏盛，舌苔白滑者，可加泽泻、桂枝以渗湿化饮。

3. **现代运用** 本方常用于耳源性眩晕、高血压病、神经性眩晕、癫痫、面神经瘫痪等属风痰上扰者。

4. **使用注意** 阴虚阳亢，气血不足所致之眩晕，不宜使用。

定痫丸

程国彭《医学心悟》

定痫二茯贝天麻，丹麦陈远菖蒲夏，
胆星蝎蚕草竹沥，姜汁琥珀与朱砂。

【组成】 丹参(酒蒸)、麦冬(去心)各60克，明天麻、川贝母、半夏(姜汁炒)、茯苓(蒸)、茯神(去木，蒸)各30克，陈皮(洗，去白)、远志(去心，甘草水泡)各21克，胆南星(九制者)、石菖蒲(杵碎，取粉)、全蝎(去尾，甘草水洗)、僵蚕(甘草水洗，去咀，炒）、真琥珀(腐煮，灯心草研)各15克，辰砂(细研，水飞)9克。

【用法】 用竹沥1小碗，姜汁1杯，再用甘草四两煮膏，和药为丸，如弹子大，辰砂为衣，每服1丸。现代用法：共为细末，用甘草120克煮膏，加竹沥汁100毫升与生姜汁50毫升为丸，每次9克；亦可作汤剂，加甘草水煎，去渣，入竹沥、姜汁、琥珀、朱砂冲服，用量按原方比例酌定。

【功用】 豁痰开窍，息风镇惊。

【主治】 痰热痫证。忽然发作，眩仆倒地，不省人事，甚则抽搐，目斜口歪，痰涎直流，叫喊作声；亦可用于癫狂。

【方义方解】

　　本方证由风痰蕴热，上蒙脑窍所致。每因惊恐恚怒，气机逆乱，阳亢化风，触动积痰，痰随风动，上蒙脑窍而卒然眩仆倒地；肝风内动，故见目睛上视，甚或手足抽搐；痰涎壅盛则口吐白沫，喉中痰鸣；舌脉为风痰蕴热之象。急当涤痰息风，开窍安神为治。

　　方中竹沥涤痰。生姜醒脾化痰。胆南星、半夏、陈皮、贝母清热化痰，行气降逆。全蝎、僵蚕、天麻平肝息风，缓急止痉。辰砂、琥珀、远志、石菖蒲重镇安神，开窍化痰。茯苓、茯神益气健脾，宁心安神。丹参活血化瘀。麦冬清心益阴，避免化痰伤阴。甘草益气祛痰。诸药相配，寒热兼进，润燥得宜，共奏涤痰息风，开窍安神之功。

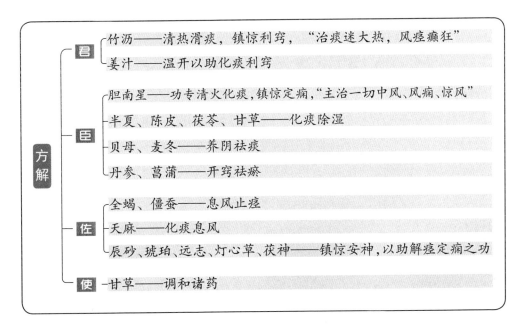

方解	君	竹沥——清热滑痰，镇惊利窍，"治痰迷大热，风痉癫狂"
		姜汁——温开以助化痰利窍
	臣	胆南星——功专清火化痰，镇惊定痫，"主治一切中风、风痫、惊风"
		半夏、陈皮、茯苓、甘草——化痰除湿
		贝母、麦冬——养阴祛痰
		丹参、菖蒲——开窍祛瘀
	佐	全蝎、僵蚕——息风止痉
		天麻——化痰息风
		辰砂、琥珀、远志、灯心草、茯神——镇惊安神，以助解痉定痫之功
	使	甘草——调和诸药

【运用】

1. **辨证要点**　本方为治风痰蕴热痫病发作的常用方，临床应用以舌苔白腻微黄，脉弦滑略数为辨证要点。

2. **加减变化**　对久病频发者，须调补正气，于"方内加人参三钱尤佳"。原书在定痫丸之后，附有河车丸一方，并曰："既愈之后，则用河车丸以断其根。"

3. **现代运用**　本方常用于癫痫病发作期属风痰蕴热者。

4. **使用注意**　因本方着重涤痰息风先治其标，一俟痫病缓解，则须化痰息风与培本扶正兼顾，并应注意饮食，调摄精神，以收全功。

【附方】

定痫丹（《医宗金鉴》）　茯神、酸枣仁（炒）、白术（土炒）各15克,天竺黄、钩藤各12克，人参、当归、白芍（炒）、远志（去心）、琥珀、橘红、半夏（姜制）、天麻各9克，甘草（炙）6克。上为细末，炼蜜为丸，如榛子大。每服1丸，淡姜汤化下。功用：化痰息风，镇惊安神，益气养血。主治：小儿阴痫。

第六章 解表剂

◆ **概念**：凡以解表药为主组成，具有发汗、解肌、透疹等作用，用以治疗表证的方剂，统称解表剂。

◆ **分类及适应证** ── 辛温解表剂──表寒证
　　　　　　　　　　└ 辛凉解表剂──表热证

◆ **注意事项**：①不宜久煎；②温覆；③微汗为佳；④表里同病者，或先表后里，或表里双解；⑤若表邪入里，麻疹已透，疮疡已溃，虚证水肿，或吐泻失水者，禁用。

第一节　辛温解表

麻黄汤

张仲景《伤寒论》

麻黄汤中用桂枝，杏仁甘草四般施，
发热恶寒头项痛，喘而无汗服之宜。

【组成】麻黄(去节)9克，桂枝6克，甘草(炙)3克，杏仁(去皮尖)6克。

【用法】水煎服，温覆取微汗。

【功用】发汗解表，宣肺平喘。

【主治】外感风寒表实证。恶寒发热，头疼身痛，无汗而喘，舌苔薄白，脉浮紧。

【方义方解】

本方证为外感风寒，肺气失宣所致。风寒之邪外袭肌表，使卫阳被遏，腠理闭塞，营阴郁滞，经脉不通，故见恶寒、发热、无汗、头身痛；肺主气属卫，外合皮毛，寒邪外束于表，影响肺气的宣肃下行，则上逆为喘；舌苔薄白，脉浮紧皆是风寒袭表的反映。治当发汗解表，宣肺平喘。

方中麻黄苦辛性温，归肺与膀胱经，善开腠发汗，祛在表之风寒；宣肺平喘，开闭郁之肺气，故本方用以为君药。由于本方证属卫郁营滞，单用麻黄发汗，只能解卫气之闭郁，所以又用透营达卫的桂枝为臣药，解肌发表，温通经脉，既助麻黄解表，使发汗之力倍增；又畅行营阴，使疼痛之症得解。二药相须为用，是辛温发汗的常用组合。杏仁降利肺气，与麻黄相伍，一宣一降，以恢复肺气之宣降，加强宣肺平喘之功，是为宣降肺气的常用组合，为佐药。炙甘草既能调和麻、杏之宣降，又能缓和麻、桂相合之峻烈，使汗出不致过猛而耗伤正气，是使药而兼佐药之用。

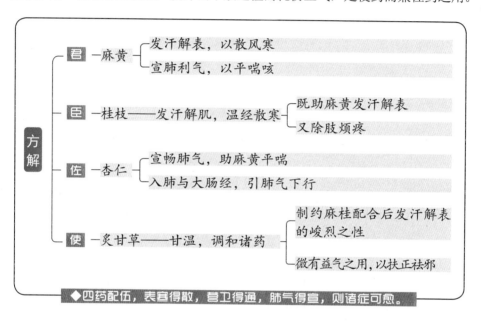

方解

- **君**——麻黄——发汗解表，以散风寒 / 宣肺利气，以平喘咳
- **臣**——桂枝——发汗解肌，温经散寒——既助麻黄发汗解表 / 又除肢烦疼
- **佐**——杏仁——宣畅肺气，助麻黄平喘 / 入肺与大肠经，引肺气下行
- **使**——炙甘草——甘温，调和诸药——制约麻桂配合后发汗解表的峻烈之性 / 微有益气之用，以扶正祛邪

◆四药配伍，表寒得散，营卫得通，肺气得宣，则诸症可愈。

【运用】

1. **辨证要点** 本方是治疗外感风寒表实证的基础方。临床应用以恶寒发热、无汗而喘、脉浮紧为辨证要点。

2. **加减变化** 鼻塞流涕重者，加辛夷、苍耳子以宣通鼻窍；喘急胸闷、咳嗽痰多、表证不甚者，去桂枝，加苏子、半夏以化痰止咳平喘；兼里热之烦躁、口干，酌加石膏、黄芩以清泻郁热；夹湿邪而兼见骨节酸痛，加薏苡仁、苍术以祛风除湿。

3. **现代运用** 本方常用于感冒、流行性感冒、急性支气管炎、支气管哮喘等属风寒表实证者。

4. **使用注意** 本方为辛温发汗之峻剂，故《伤寒论》对"疮家""淋家""衄家""亡血家"，以及外感表虚自汗、血虚而脉兼"尺中迟"、误下而见"身重心悸"等，虽有表寒证，亦皆禁用。麻黄汤药味虽少，但发汗力强，不可过服，否则，汗出过多必伤人正气。

正如柯琴指出："此乃纯阳之剂，过于发散，如单刀直入之将，投之恰当，一战成功。不当则不戢而招祸。故用之发表，可一而不可再。"（《伤寒来苏集•伤寒附翼》卷上）。

【附方】

1. **麻黄加术汤（东汉，张仲景，《金匮要略》）** 麻黄汤原方加白术12克，水煎服。功用：发汗解表，散寒祛湿。主治：风寒湿痹，身体烦痛，无汗等。

2. **麻黄杏仁薏苡甘草汤（《金匮要略》）** 麻黄（去节，汤泡）6克，杏仁（去皮尖，炒）6克，薏苡仁12克，甘草（炙）3克。上剉麻豆大，每服12克。水盏半，煮八分，去滓，温服。有微汗，避风。功用：发汗解表，祛风除湿。主治：风湿在表，湿郁化热证。一身尽疼，发热，日晡所剧者。

3. **麻黄羌活汤（《医宗金鉴》）** 麻黄、羌活、防风、甘草各15克（原方未著用量）。上为粗末，每服15克，用水230毫升，煎至160毫升，温服。功用：辛温解表散寒，补中益气。主治：处暑前疟病，头痛颈强，脉浮，恶风有汗。

桂枝汤

张仲景《伤寒论》

桂枝汤治太阳风，白芍甘草姜枣同，
解肌发表调营卫，表虚有汗此为功。

【组成】 桂枝、白芍、生姜(切)各9克，甘草(炙)6克，大枣(擘)3枚。

【用法】 水煎服，服后饮少量热粥，以助药力，覆被取微汗。若一服汗出病解，则停服余药，以免过剂伤正。若一服无汗，可依上法服第二次药，仍不汗，则缩短间隔时间再服第三次，半日许令三服尽。若病重者，可昼夜给药，连服二三剂，务期汗出病解。治疗期间还应禁忌生冷、油腻、不易消化或对胃有刺激的食物。

【功用】 解肌发表，调和营卫。

【主治】 外感风寒表虚证。头痛发热，汗出恶风，鼻鸣干呕，苔白不渴，脉浮缓或浮弱。

【方义方解】

本方证为外感风寒，营卫不和所致。外感风邪，风性开泄，卫气因之失其固护之性，"阳强而不能密"，不能固护营阴，致令营阴不能内守而外泄，故恶风发热、汗出头痛、脉浮缓等；邪气瘀滞，肺胃失和，则鼻鸣干呕；风寒在表，应辛温发散以解表，但本方证属表虚，腠理不固，故当解肌发表，调和营卫，即祛邪调正兼顾为治。

方中桂枝为君，助卫阳，通经络，解肌发表而祛在表之风邪。白芍为臣，益阴敛营，敛固外泄之营阴。桂芍等量合用，寓意有三：一为针对卫强营弱，体现营卫同治，邪正兼顾；二为相辅相成，桂枝得白芍，使汗而有源，白芍得桂枝，则滋而能化；三为相制相成，散中有收，汗中寓补。此为本方外可解肌发表，内调营卫、阴阳的基本结构。生姜辛温，既助桂枝辛散表邪，又兼和胃止呕；大枣甘平，既能益气补中，且可滋脾生津。姜枣相配，是为补脾和胃、调和营卫的常用组合，共为佐药。炙甘草调和药性，合桂枝辛甘化阳以实卫，合白芍酸甘化阴以和营，功兼佐使之用。综观本方，药虽五味，但结构严谨，发中有补，散中有收，邪正兼顾，阴阳并调。柯琴在《伤寒来苏集·伤寒附翼》卷上中赞桂枝汤"为仲景群方之冠，乃滋阴和阳，调和营卫，解肌发汗之总方也"。

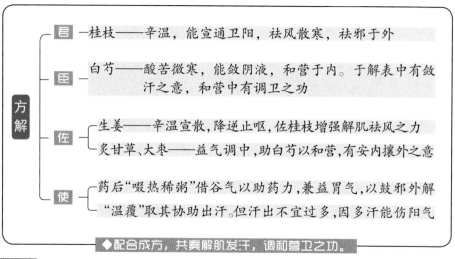

方解

君——桂枝——辛温，能宣通卫阳，祛风散寒，祛邪于外

臣——白芍——酸苦微寒，能敛阴液，和营于内。于解表中有敛汗之意，和营中有调卫之功

佐——生姜——辛温宣散，降逆止呕，佐桂枝增强解肌祛风之力
炙甘草、大枣——益气调中，助白芍以和营，有安内攘外之意

使——药后"啜热稀粥"借谷气以助药力，兼益胃气，以鼓邪外解
"温覆"取其协助出汗。但汗出不宜过多，因多汗能伤阳气

◆配合成方，共奏解肌发汗，调和营卫之功。

【运用】

1. **辨证要点**　本方为治疗外感风寒表虚证的常用方剂。以发热、恶风、汗出、脉浮缓为辨证要点。

2. **加减变化**　冻疮、冬季皮炎，加丹参、当归、细辛、鸡血藤；风寒湿痹痛，可加重桂枝用量或再加细辛、姜黄、威灵仙。

3. **现代运用**　本方常用于加减治疗感冒、流行性感冒、原因不明的低热或多型红斑、荨麻疹、湿疹、皮肤瘙痒等见上述症状者。

4. **使用注意**　本方适用于外感风寒表虚证。凡表实无汗或发热不恶寒、汗多而烦渴或内有湿热者，皆不宜使用。

【附方】

　　桂枝加葛根汤（《伤寒论》）　桂枝（去皮）、芍药、甘草（炙）各6克，生姜（切）9克，葛根12克，大枣（擘）3克。上六味，以水一斗，先煮麻黄、葛根，减二升，去上沫；内诸药，煮取三升，去滓，温服一升。覆取微似汗，不须啜粥，余如桂枝法将息及禁忌。功用：解肌发表，升津舒经。主治：风寒客于太阳经输，营卫不和证。桂枝汤证兼项背强而不舒者。

小青龙汤

张仲景《伤寒论》

小青龙汤最有功，风寒束表饮停胸，
辛夏甘草和五味，姜桂麻黄白芍同。

【组成】　麻黄（去节）、白芍、半夏（洗）各9克，细辛、干姜、五味子各3克，甘草（炙）、桂枝（去皮）各6克。

【用法】　上药八味，以水一升，先煮麻黄去上沫，再入诸药，煮取300毫升，去滓，分两次温服。

【功用】　解表散寒，温肺化饮。

【主治】　外寒内饮证。恶寒发热，无汗，胸痞喘咳，痰多而稀，或痰饮喘咳，不得平卧，或身体疼重，头面四肢浮肿，舌苔白滑，脉浮者。

【方义方解】

　　本证由风寒束表，卫阳被遏，表寒引动内饮所致。治疗以解表散寒，温肺化饮为主。水寒相搏，内外相引，饮动不居，水寒射肺，肺失宣降，故咳喘痰多而稀；水停心下，阻滞气机，故胸痞；饮动则胃气上逆，故干呕；水饮溢于肌肤，故浮肿身重；舌苔白滑，脉浮为外寒里饮之佐证。对此外寒内饮之证，若不疏表而徒治其饮，则表邪难解；不化饮而专散表邪，则水饮不除。故治宜解表与化饮配合，一举而表里双解。

　　方中麻黄、桂枝相须为君，发汗散寒以解表邪，且麻黄又能宣发肺气而平喘咳，桂枝化气行水以利里饮之化。干姜、细辛为臣，温肺化饮，兼助麻、桂解表祛邪。然而素有痰饮，脾肺本虚，若纯用辛温发散，恐耗伤肺气，故佐以五味子敛肺止咳、白芍和养营血；半夏燥湿化痰，和胃降逆，亦为佐药。炙甘草兼为佐使之药，既可益气和中，又能调和辛散酸收之品。

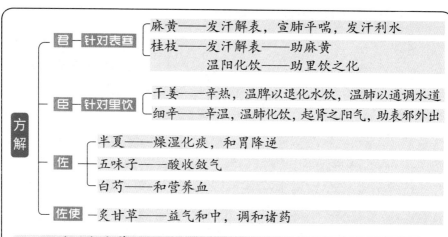

君—针对表寒
麻黄——发汗解表，宣肺平喘，发汗利水
桂枝——发汗解表——助麻黄
温阳化饮——助里饮之化

臣—针对里饮
干姜——辛热，温脾以退化水饮，温肺以通调水道
细辛——辛温，温肺化饮，起肾之阳气，助表邪外出

方解

佐
半夏——燥湿化痰，和胃降逆
五味子——酸收敛气
白芍——和营养血

佐使—炙甘草——益气和中，调和诸药

　　五味子与白芍配伍，一散一收，既可增强止咳平喘之功，又可制约诸药辛散温燥太过之弊；散中有收，开中有合，使风寒解，水饮去，宣降复，则诸症自平。

【运用】

1. **辨证要点**　本方是治疗外感风寒、寒饮内停喘咳的常用方，临床应用以恶寒发热、无汗、喘咳、痰多而稀、舌苔白滑、脉浮为辨证要点。因本方辛散温化之力较强，应以确属水寒相搏于肺者，方宜使用，且视病人体质强弱酌定剂量。

2. **加减变化**　兼有热象而出现烦躁者，加黄芩、生石膏以清郁热；外寒证轻者，可去桂枝，麻黄改用炙麻黄；鼻塞、清涕多者，加苍耳子、辛夷以宣通鼻窍；兼喉中痰鸣，加射干、杏仁、款冬花以化痰降气平喘；兼水肿者，加猪苓、茯苓以利水消肿。

3. **现代运用**　本方常用于支气管炎、支气管哮喘、百日咳、肺炎、肺心病、卡他性眼炎、过敏性鼻炎、卡他性中耳炎等属于外寒里饮证者。

4. **使用注意**　因本方多温燥之品，故阴虚干咳无痰或痰热证者，不宜使用。

九味羌活汤

王好古《此事难知》引张元素方
九味羌活用防风，细辛苍芷与川芎，
黄芩生地同甘草，分经论治宜变通。

【组成】　羌活、防风、苍术各9克，细辛3克，川芎、香白芷、生地黄、黄芩、甘草各6克。

【用法】　水煎温服。

【功用】　发汗祛湿，兼清里热。

【主治】　外感风寒湿邪，内有蕴热证。恶寒发热，无汗，头痛项强，肢体酸楚疼痛，口苦微渴，舌苔白或微黄，脉浮。

【方义方解】

　　本方证由外感风寒湿邪，兼内有蕴热所致。风寒湿邪侵犯肌表，郁遏卫阳，闭塞腠理，阻滞经络，气血运行不畅，故恶寒发热、肌表无汗、头痛项强、肢体酸楚疼痛；里有蕴热，故口苦微渴；苔白或微黄，脉浮是表证兼里热之佐证。治当发散风寒湿邪为主，兼清里热为辅。方中羌活辛苦性温，散表寒，祛风湿，利关节，止痹痛，为治太阳风寒湿邪在表之要药，故为君药。防风辛甘性温，为风药中之润剂，祛风除湿，散寒止痛；苍术辛苦而温，功可发汗祛湿，为祛太阴寒湿的主要药物。两药相合，协助羌活祛风散寒，除湿止痛，是为臣药。细辛、白芷、川芎祛风散寒，宣痹止痛，其中细辛善止少阴头痛、白芷善解阳明头痛、川芎长于止少阳厥阴头痛，此三味与羌活、苍术合用，为本方"分经论治"的基本结构。生地、黄芩清泄里热，并防诸辛温燥烈之品伤津，以上五药俱为佐药。甘草调和诸药为使。九味配伍，既能统治风寒湿邪，又能兼顾协调表里，共成发汗祛湿，兼清里热之剂。

　　临床应用本方，尚须根据病情轻重，辅以羹粥。若寒邪较甚，表证较重，宜热服本方，药后应啜粥以助药力，以便酿汗祛邪；若寒邪不甚，表证较轻，则不必啜粥，温服本方即可微发其汗。

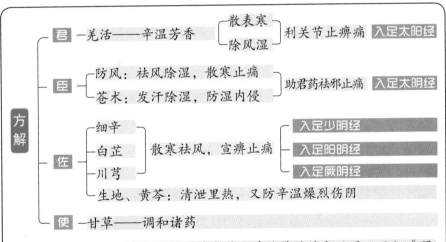

　　本方配伍特点有二：一是升散药和清热药的结合运用。正如《顾松园医镜》所说："以升散诸药而臣以寒凉，则升者不峻；以寒凉之药而君以升散，则寒者不滞。"二是体现了"分经论治"的思想。原书服法中强调"视其经络前后左右之不同，从其多少大小轻重之不一，增损用之"，明示本方药备六经，通治四时，运用当灵活权变，不可执一，对后世颇有启迪。

【运用】

1. **辨证要点**　本方是主治外感风寒湿邪而兼有里热证的常用方，亦是体现"分经论治"思想的代表方，临床应用以恶寒发热，头痛无汗，肢体酸楚疼痛，口苦微渴为辨证要点。

2. **加减变化**　若湿邪较轻，肢体酸楚不甚者，可去苍术、细辛以减温燥之性；如肢体关节痛剧者，加独活、威灵仙、姜黄等以加强宣痹止痛之力；湿重胸满者，可去滋腻之生地黄，加枳壳、厚朴行气化湿宽胸；无口苦微渴者，生地、黄芩又当酌情裁减；里热甚而烦渴者，可配加石膏、知母清热除烦止渴。

3. **现代运用**　本方常用于感冒、风湿性关节炎、偏头痛、腰肌劳损等属外感风寒湿邪，兼有里热者。

4. **使用注意**　本方为辛温燥烈之剂，故风热表证及阴虚内热者不宜使用。

【附方】

大羌活汤（《此事难知》卷上）　防风、羌活、独活、防己、黄芩、黄连、苍术、炙甘草、白术、细辛各9克，知母、川芎、地黄各30克。上药细切，每服15克，水二盏，煎至一盏半，去滓，得清药一大盏，热饮之；不解，再服三四盏解之亦可，病愈则止。若有余证，并依仲景随经法治之。功用：发散风寒，祛湿清热。主治：外感风寒湿邪兼有里热证。头痛身重，发热恶寒，口干烦满而渴，舌苔白腻，脉浮数。

大羌活汤系李东垣所制，比九味羌活汤少白芷，多黄连、知母、防己、独活、白术，故其清热祛湿之功较强，宜于外感风寒湿邪而里热较重者。主治：外感风寒湿邪兼有里热证。头痛身重，发热恶寒，口干烦满而渴，舌苔白腻，脉浮数。

第二节　辛凉解表

桑菊饮

吴瑭《温病条辨》

桑菊饮中桔杏翘，芦根甘草薄荷饶，
清疏肺卫轻宣剂，风温咳嗽服之消。

【组成】　杏仁、桔梗、苇根各6克，连翘4.5克，薄荷、甘草各2.4克，桑叶7.5克，菊花3克。

【用法】　用水400毫升，煮取200毫升，日2服。

【主治】　风温初起。但咳，身热不甚，口微渴，脉浮数。

【功用】　疏风清热，宣肺止咳。

【方义方解】

本方证为温热病邪从口鼻而入，邪犯肺络，肺失清肃，故以咳嗽为主症；受邪轻浅，可见身不甚热，口渴亦微。治当疏风清热，宣肺止咳。方中桑叶甘苦性凉，疏散上焦风热，且善走肺络，能清宣肺热而止咳嗽；菊花辛甘性寒，疏散风热，清利头目而肃肺，二药轻清灵动，直走上焦，协同为用，以疏散肺中风热见长，共为君药。薄荷辛凉，疏散风热，以助君药解表之力；杏仁苦降，肃降肺气；桔梗辛散，开宣肺气，与杏仁相合，一宣一降，以复肺脏宣降而能止咳，是宣降肺气的常用组合，三者共为臣药。连翘透邪解毒，芦根清热生津，为佐药。甘草调和诸药为使。

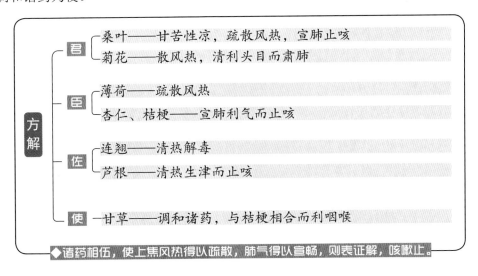

【运用】

1. **辨证要点**　本方是主治风热犯肺之咳嗽证的常用方剂，临床应用以咳嗽、发热不甚、微渴、脉浮数为辨证要点。

2. **加减变化**　若二三日后，气粗似喘，是气分热势渐盛，加石膏、知母以清解气分之热；若咳嗽较频，是肺热甚，可加黄芩清肺热；若咳痰黄稠，咯吐不爽，加瓜蒌、黄芩、桑白皮、贝母以清热化痰；咳嗽咯血者，可加白茅根、茜草根、牡丹皮凉血止血；若口渴甚者，加天花粉生津止渴；兼咽喉红肿疼痛，加玄参、板蓝根清热利咽。

3. **现代运用**　本方常用于感冒、急性支气管炎、上呼吸道感染、肺炎、急性结膜炎、角膜炎等属风热犯肺或肝经风热者。

4. **使用注意** 本方为"辛凉轻剂",故肺热甚者,当予加味后运用,否则病重药轻,药不胜病;若系风寒咳嗽,不宜使用。由于方中药物均系轻清之品,故不宜久煎。

【附方】

竹叶柳蒡汤(《先醒斋医学广笔记》) 西河柳15克,荆芥穗、蝉蜕、薄荷叶、知母(蜜炙)、甘草各3克,干葛、鼠粘子(炒,研)各4.5克,玄参6克,麦冬(去心)9克,竹叶3克。水煎服。功用:透疹解表,清热生津。主治:痧疹初起,透发不出。喘嗽,鼻塞流涕,恶寒轻,发热重,烦闷躁乱,咽喉肿痛,唇干口渴,苔薄黄而干,脉浮数。

银翘散

吴瑭《温病条辨》

银翘散主上焦病,竹叶荆牛豉薄荷,
甘桔芦根凉解法,清疏风热煮无过。

【组成】 连翘、银花各15克,苦桔梗、薄荷、牛蒡子各6克,竹叶、荆芥穗各4克,生甘草、淡豆豉各5克。

【用法】 共杵为散,每服18克,鲜苇根汤煎,香气大出,即取服,勿过煮。肺药取轻清,过煮则味厚而入中焦也。病重者约二时一服,日三服,夜一服;轻者三时一服,日二服,夜一服;病不解者,作再服。

【功用】 辛凉透表,清热解毒。

【主治】 温病初起。发热无汗,或有汗不畅,微恶风寒,头痛口渴,咳嗽咽痛,舌尖红,苔薄白或微黄,脉浮数。

【方义方解】

方中金银花、连翘辛凉轻宣,透泄散邪,清热解毒为君;薄荷、牛蒡子辛凉散风清热,荆芥穗、淡豆豉辛散透表,解肌散风为臣;桔梗、甘草以清热解毒而利咽喉为佐;竹叶、芦根清热除烦,生津止渴为使。诸药相合,共成辛凉解肌、宣散风热、除烦利咽之功。

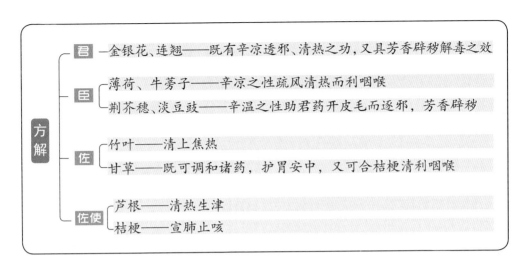

本方配伍特点有二：一是辛凉之中配伍少量辛温之品，既有利于透邪，又不悖辛凉之旨。二是疏散风邪与清热解毒相配，具有外散风热、内清热毒之功，构成疏清兼顾，以疏为主之剂。

【运用】

1. **辨证要点**　《温病条辨》称本方为"辛凉平剂"，是治疗外感风热表证的常用方，临床应用以发热，微恶寒，咽痛，口渴，脉浮数为辨证要点。

2. **加减变化**　渴甚者，为伤津较甚，加天花粉生津止渴；项肿咽痛者，系热毒较甚，加马勃、玄参清热解毒，利咽消肿；衄者，由热伤血络，去荆芥穗、淡豆豉之辛温，加白茅根、侧柏炭、栀子炭凉血止血；咳者，是肺气不利，加杏仁苦降肃肺以加强止咳之功；胸膈闷者，乃夹湿邪秽浊之气，加藿香、郁金芳香化湿，辟秽祛浊。

3. **现代运用**　本方广泛用于急性发热性疾病的初起阶段，如感冒、流行性感冒、急性扁桃体炎、上呼吸道感染、肺炎、麻疹、流行性脑膜炎、乙型脑炎、腮腺炎等辨证属温病初起，邪郁肺卫者。皮肤病如风疹、荨麻疹、疮痈疖肿，亦多用之。

4. **使用注意**　凡外感风寒及湿热病初起者禁用，因方中药物多为芳香轻宣之品，不宜久煎。

【附方】

银翘汤（《温病条辨》）　金银花 15 克，连翘 9 克，竹叶 5 克，生甘草 3 克，麦冬、细生地黄各 12 克，水煎服。功用：滋阴透表。主治：阳明温病，下后无汗，脉浮者。

麻黄杏仁甘草石膏汤

张仲景《伤寒论》

伤寒麻杏甘石汤，汗出而喘法度良，
辛凉宣泄能清肺，定喘除热效力彰。

【组成】 麻黄(去节)、杏仁(去皮尖)各9克，甘草(炙)6克，石膏(碎、绵裹)18克。

【用法】 上4味，用水1.4升，煮麻黄，去上沫，内诸药，煮取400毫升，去滓，温服200毫升。

【功用】 辛凉宣肺，清热平喘。

【主治】 表邪未解，肺热咳喘证。身热不解，咳逆气急鼻煽，口渴，有汗或无汗，舌苔薄白或黄，脉浮而数者。

【方义方解】

　　本方主治证是由风热袭肺，或风寒郁而化热，壅遏于肺所致。肺中热盛，气逆伤津，所以有汗而身热不解，喘逆气急，甚则鼻翼翕动，口渴喜饮，脉滑而数。此时急当清泄肺热，自然热清气平而喘渴亦愈。所以方用麻黄为君，取其能宣肺而泄邪热，是"火郁发之"之义。但其性温，故配伍辛甘大寒之石膏为臣药，而且用量倍于麻黄，使宣肺而不助热，清肺而不留邪，肺气肃降有权，喘急可平，是相制为用。杏仁降肺气，用为佐药，助麻黄、石膏清肺平喘。炙甘草既能益气和中，又与石膏合而生津止渴，更能调和于寒温宣降之间，所以是佐使药。综观药虽4味，配伍严谨，用量亦经斟酌，尤其治肺热而用麻黄配石膏，是深得配伍变通灵活之妙，所以清泄肺热，疗效可靠。

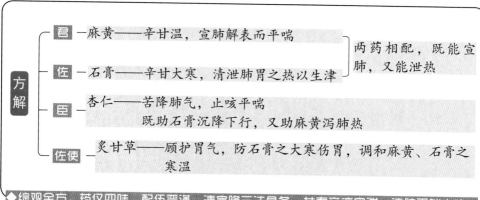

```
        君 —麻黄——辛甘温，宣肺解表而平喘
                                              两药相配，既能宣
方                                            肺，又能泄热
        佐 —石膏——辛甘大寒，清泄肺胃之热以生津
解
        臣 杏仁——苦降肺气，止咳平喘
              既助石膏沉降下行，又助麻黄泻肺热

        佐使 炙甘草——顾护胃气，防石膏之大寒伤胃，调和麻黄、石膏之
                    寒温
```

◆综观全方，药仅四味，配伍严谨，清宣降三法具备，共奏辛凉宣泄、清肺平喘之功。

【运用】

1. **辨证要点** 本方清宣肺热，为治疗肺热咳喘的主要方剂，以身热喘急、口渴脉数为辨证要点。

2. **加减变化** 后世用于风寒化热，或风热所伤，但见肺中热盛，身热喘急，口渴脉数，无论有汗，无汗，便以本方加减治疗，服后辄效。因肺中热甚，蒸迫津液，固然有汗，若津液大伤，则汗少或无汗。此时当加重石膏用量，或加炙桑皮、芦根、知母之属。若无汗而见恶寒，是虽邪已入里化热，但在表之风寒未尽，或是风温而挟风寒所致，当酌加解表之品，如荆芥、薄荷、淡豆豉、牛蒡子之类，在用清泄肺热为主的同时，开其皮毛，使肺热得泄而愈。所以临证用本方，不必拘于"汗出而喘"，但当细审无汗之故，或加清热生津之品，或加辛散解表之属，自然药证相当，应手而效。

3. **现代运用** 本方常用于加减治疗急性支气管炎、肺炎、支气管哮喘等属外感风邪、肺热壅闭者。

4. **使用注意** 本方与麻黄汤同治身热而喘，但麻黄汤治风寒实喘，本方治风热实喘，寒温不同，不可混淆。

【附方】

加味麻杏石甘汤（《重订通俗伤寒论》） 麻黄（蜜炙）、生石膏、瓜蒌仁各12克，光杏仁6克，生甘草1.2克，竹沥半夏4.5克，广皮红、小枳实各3克。水煎服。功用：宣肺清热，化痰止咳。主治：外感寒邪，郁而化火，咳嗽气喘，热盛痰壅。

第三节　扶正解表

败毒散

太平惠民和剂局《太平惠民和剂局方》

人参败毒草苓芎，羌独柴前枳桔同；
生姜薄荷煎汤服，祛寒除湿功效宏。

【组成】 柴胡（去苗）、前胡（去苗，洗）、川芎、枳壳（去瓤，麸炒）、羌活（去苗）、独活（去苗）、茯苓（去皮）、桔梗、人参（去芦）、甘草各900克。

【用法】 上为粗末。每服6克，水一盏，加生姜、薄荷各少许，同煎七分，去滓，不拘时服，寒多则热服，热多则温服（现代用法：作汤剂煎服，用量按原方比例酌减）。

【功效】 散寒祛湿，益气解表。

【主治】 气虚,外感风寒湿表证。憎寒壮热,头项强痛,肢体酸痛,无汗,鼻塞声重,咳嗽有痰,胸膈痞满,舌淡苔白,脉浮而按之无力。

【方义方解】

本方主治外感风寒湿邪表证。胸膈痞满,咳嗽有痰,脉重取无力为兼痰邪和气虚之象。头项强痛,鼻塞声重为次要症状。体质偏虚之人,外感风寒湿邪,邪正交争于肌表,正虚无力祛邪,卫阳被郁,故憎寒壮热,无汗,头项强痛,肢体酸痛;风寒犯肺,肺气不宣,故鼻塞声重;痰阻气机,故胸膈痞闷,咳嗽,舌苔白腻;正虚不足,故脉重取无力。

本方是益气解表的常用方。方中羌活、独活散风解表,祛湿止痛,能通达周身,为主药。柴胡、薄荷辛散解肌,川芎活血祛风,共为辅药。桔梗、枳壳升降并用,宽胸利气;前胡宣肺祛痰;茯苓、生姜健脾化痰;配以少量人参,培其正气,以鼓邪外出,使风寒湿邪随汗出而解。以上合为佐药。甘草调和诸药为使,兼益气和中。

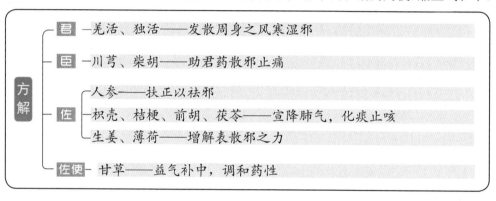

方解

君 —羌活、独活——发散周身之风寒湿邪

臣 —川芎、柴胡——助君药散邪止痛

佐 人参——扶正以祛邪
枳壳、桔梗、前胡、茯苓——宣降肺气,化痰止咳
生姜、薄荷——增解表散邪之力

佐使 甘草——益气补中,调和药性

【运用】

1. **辨证要点** 本方是一首益气解表的常用方,临床应用以恶寒发热、肢体酸痛、无汗、脉浮按之无力为辨证要点。

2. **加减变化** 气虚明显者,可重用人参或加黄芪以益气补虚;正气未虚而表寒较甚者,去人参,加防风、荆芥以祛风散寒;咳嗽重者,加白前、杏仁止咳化痰;湿滞肌表经络、肢体酸楚疼痛甚者,可酌加桑枝、威灵仙、秦艽、防己等祛风除湿,通络止痛;痢疾之腹痛、便脓血、里急后重甚者,可加木香、白芍以行气活血止痛。

3. **现代运用** 本方常用于感冒、流行性感冒、风湿性关节炎、支气管炎、痢疾、过敏性皮炎、湿疹等属外感风寒湿邪兼气虚者。

4. **使用注意** 方中药物多为辛温香燥之品,外感风热及阴虚外感者,均忌用。若时疫、湿温、湿热蕴结肠中而成之痢疾,切不可用。

【附方】

　　1. 荆防败毒散（张时《摄生众妙方》）　羌活、独活、柴胡、前胡、枳壳、茯苓、防风、荆芥、桔梗、川芎各 4.5 克，甘草 15 克。上药用水 300 毫升，煎至 240 毫升，温服。功用：发汗解表，散风祛湿。主治：外感风寒湿邪，以及时疫疟疾、痢疾、疮疡而具风寒湿表证者。

　　2. 连翘败毒散（《医方集解》）　即败毒散去人参，加连翘、金银花。水煎服。功用：疏通肌表，清热解毒。主治：疮毒初起，红肿疼痛，并见恶寒发热，无汗等风寒湿表证者。

加减葳蕤汤

俞根初《重订通俗伤寒论》

加减葳蕤用白薇，豆豉生姜桔梗随，草枣薄荷八味共，滋阴发汗功可慰。

【组成】　玉竹、淡豆豉各9克，薄荷、桔梗各5克，生葱白6克，白薇3克，红枣2枚，炙甘草1.5克。

【用法】　水煎服。

【功效】　滋阴解表。

【主治】　阴虚外感风热证。头痛身热，微恶风寒，无汗或有汗不多，咳嗽心烦，口渴，咽干，舌红，脉数。

【方义方解】

　　本证是由素体阴虚，外感风热所致，治疗方法以滋阴解表为主。外感风热，故见头痛身热，微恶风寒，无汗或有汗不多，咳嗽，心烦，口渴等症；素体阴虚，感受外邪，易于化热，且阴虚生内热，故见咽干，舌红，脉数等症。玉竹为君，入肺胃经，味甘性寒，为滋阴润燥的主药，长于养阴，且滋而不腻，用以润肺养胃，清热生津。臣以葱白、淡豆豉、薄荷疏散外邪。白薇味苦性寒，其性降泄，善于清热而不伤阴，于阴虚有热者为宜。桔梗宣肺止咳以祛痰，大枣养血，甘草调和诸药。

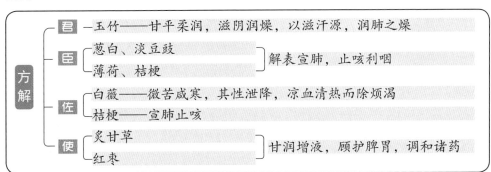

方解

君 —玉竹——甘平柔润，滋阴润燥，以滋汗源，润肺之燥

臣 〔葱白、淡豆豉 / 薄荷、桔梗〕解表宣肺，止咳利咽

佐 〔白薇——微苦咸寒，其性泄降，凉血清热而除烦渴 / 桔梗——宣肺止咳〕

使 〔炙甘草 / 红枣〕甘润增液，顾护脾胃，调和诸药

【运用】

1. **辨证要点**　本方专为素体阴虚、感受风热患者而设，以身热、微恶风寒、咳嗽咽干、舌苔薄白、脉数为辨证要点。

2. **加减变化**　咳嗽咳痰不爽，可加川贝母、杏仁、瓜蒌皮以止咳化痰；心烦口渴较甚，加芦根、竹叶、天花粉以清热生津；表证较重，酌加葛根、防风以祛风解表。

3. **现代运用**　本方常用于加减治疗老年人及妇女产后感冒、咽炎、急性扁桃体炎及肺结核等属阴虚外感者。

4. **使用注意**　若外感表证而无阴虚者，则不宜使用。

【附方】

乌头栀子汤《**杏苑**》　川乌头（炮）、栀子仁（炒）各9克。水二盏，煎一盏，空腹服（本书用水酒、盐煮药）。功用：清热泻火，凉血解毒。主治：素有湿热，外因寒邪，发作疝症，疼痛不已者。

第七章 治风剂

◆**概念**：凡以辛散祛风或息风止痉药为主配伍组成，具有疏散外风或平熄内风的作用，治疗风证方剂的统称。

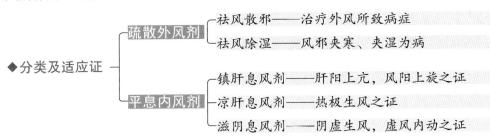

◆**注意事项**：①必须辨证准确，分清外风、内风，而分别选用疏散外风或平息内风法。②需辨明外风是否引内风，内风是否兼挟外风。③风邪不能独伤人，多挟寒热湿燥痰，故当灵活加减。④疏风药多温燥，易伤津动火。

第一节 疏散外风

防风通圣散

刘完素《宣明论方》

防风通圣大黄硝，荆芥麻黄栀芍翘，甘桔芎归膏滑石，薄荷芩术力偏饶，表里交攻阳热盛，外科疮毒总能消。

【组成】 防风、荆芥、连翘、麻黄、薄荷、川芎、当归、白芍、炒白术、黑山栀、大黄（酒蒸）、芒硝各15克，石膏、黄芩、桔梗各30克，甘草60克，滑石90克。

【用法】 上为末，每服6克，水一大盏，生姜3片，煎至六分，温服。（防风通圣丸，除滑石外，余药粉碎成细粉，过筛，混匀，用水泛丸；另将滑石粉碎成极细

粉包衣，打光、干燥)

【功用】 疏风解表，清热通便。

【主治】 风热壅盛，表里俱实证。憎寒壮热无汗，头目昏眩，目赤睛痛，口苦舌干，咽喉不利，涕唾稠黏，大便秘结，小便赤涩，舌苔黄腻，脉数有力，并治疮疡肿毒、肠风痔漏、鼻赤瘾疹等证。

【方义方解】

防风通圣散为表里双解之剂，方中防风、荆芥、麻黄、薄荷疏风解表，使邪从汗解；桔梗上浮清肺热，主升主出主开；大黄、芒硝泻热通便；山栀、滑石清热利湿，使热从便解；石膏、黄芩、连翘清肺胃之热；川芎、当归、白芍养血活血；白术健脾燥湿，主降主入主合；甘草和中缓急。从而达到疏风解表，泻热通便之效。主治外感风邪，内有蕴热，表里皆实之证。正如雷丰《时病论》曰："主治甚多，不能尽此，其药味表里气血皆备。"故有"防风通圣治百病"之说。

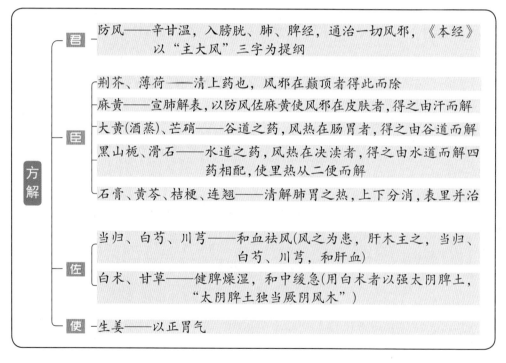

方解

君 — 防风——辛甘温，入膀胱、肺、脾经，通治一切风邪，《本经》以"主大风"三字为提纲

臣 —
荆芥、薄荷——清上药也，风邪在巅顶者得此而除
麻黄——宣肺解表，以防风佐麻黄使风邪在皮肤者，得之由汗而解
大黄(酒蒸)、芒硝——谷道之药，风热在肠胃者，得之由谷道而解
黑山栀、滑石——水道之药，风热在决渎者，得之由水道而解四药相配，使里热从二便而解
石膏、黄芩、桔梗、连翘——清解肺胃之热，上下分消，表里并治

佐 —
当归、白芍、川芎——和血祛风(风之为患，肝木主之，当归、白芍、川芎，和肝血)
白术、甘草——健脾燥湿，和中缓急(用白术者以强太阴脾土，"太阴脾土独当厥阴风木")

使 —生姜——以正胃气

【运用】

1. **辨证要点** 本方主治表里俱实证，以憎寒壮热无汗、口苦咽干、二便秘涩、舌苔黄腻、脉数为证治要点。

2. **加减变化** 若表证较轻，可酌减解表药之量，或去麻黄；内热不甚者，去石膏；无便秘者，可去芒硝。

3. **现代运用** 感冒、头面部疔肿、急性结膜炎、高血压、肥胖症、习惯性便秘、痔疮等，属风热壅盛、表里俱实者，均可治之。

4. **应用注意** 虚人及孕妇慎用。

【附方】

1. **黄连防风通圣散**（《医宗金鉴》） 防风、荆芥、连翘、麻黄、薄荷、川芎、当归、炒白芍、白术、山栀（炒黑）、大黄（酒蒸）、芒硝各15克，黄芩、石膏、桔梗、川连各30克，甘草60克，滑石90克。加生姜、葱白煎服。功用：清热散风。主治：鼻渊，久病热郁深者。

2. **菊花通圣散**（《医宗金鉴》） 防风、川芎、当归、芍药、人参、大黄、薄荷、麻黄、连翘、芒硝各15克，石膏、黄芩、桔梗各30克，生甘草、菊花各60克，荆芥穗、白术、栀子各75克，滑石90克。研末，每服6～9克，清水一大盏，加生姜3片，煎至六分，食前温服，白汤调下亦可。功用：疏风解表，泻热通便。主治：暴发火眼、外障。

3. **洗刀散**（《证治准绳·类方》） 黄芩120克，甘草90克，防风、羌活、连翘、独活、玄参、木贼、决明子、荆子、青葙子各30克，滑石、归尾、赤芍、荆芥、麻黄、白术、大黄、薄荷各15克，石膏、川芎、桔梗、芒硝、白菊、蝉蜕、栀子、白蒺藜各12克，细辛9克。研为细末，加清茶叶1.5克，清水煎，去滓，食后温服。功用：疏风散热，清肝明目。主治：风热弦烂，眼目赤肿，内外障翳，畏光流泪，倒睫出泪，两睑赤烂者。

大秦艽汤

刘完素《素问病机气宜保命集》

大秦艽汤羌独防，芎芷辛芩二地黄，石膏归芍苓甘术，风邪散见可通尝。

【组成】 秦艽90克，甘草、川独活、川芎、当归、白芍药、石膏各60克，川羌活、防风、黄芩、吴白芷、白术、生地黄、熟地黄、白茯苓各30克，细辛15克。

【用法】 上为粗末，每服30克，水煎，去滓温服，不拘时候。

【主治】 风邪初中经络证。口眼㖞斜，舌强不能言语，手足不能运动，或恶寒发热，苔白或黄，脉浮数或弦细。

【功用】 祛风清热，养血活血。

【方义方解】

中风有真中与类中之别，有中经络与中脏腑之异。本方所治乃风邪中于经络所致。多因正气不足，营血虚弱，脉络空虚，风邪乘虚入中，气血痹阻，经络不畅，加之"血弱不能养筋"，故口眼㖞斜、手足不能运动、舌强不能言语；风邪外袭，邪正相争，故或见恶寒发热、脉浮等。治以祛风散邪为主，兼以养血、活血、通络为法。

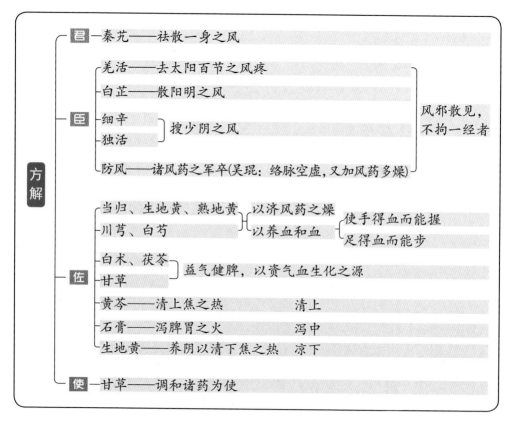

方中重用秦艽祛风通络，为君药。更以羌活、独活、防风、白芷、细辛等辛散之品，祛风散邪，加强君药祛风之力，并为臣药。语言与手足运动障碍，除经络痹阻外，与血虚不能养筋相关，且风药多燥，易伤阴血，故伍以熟地黄、当归、白芍、川芎养血活血，使血足而筋自荣，络通则风易散，寓有"治风先治血，血行风自灭"之意，并能制诸风药之温燥；脾为气血生化之源，故配白术、茯苓、甘草益气健脾，以化生气血；生地黄、石膏、黄芩清热，是为风邪郁而化热者设，以上共为方中佐药。甘草调和诸药，兼使药之用。本方用药，以祛风散邪为主，配伍补血、活血、益气、清热之品，疏养结合，邪正兼顾，共奏祛风清热，养血通络之效。

【运用】

1. **辨证要点**　本方是治风邪初中经络之常用方，临床应用以口眼㖞斜、舌强不能言语、手足不能运动（风邪阻滞经络、气血痹阻、局部失养）、微恶风发热（表邪的特点）、苔薄微黄、脉浮数（风邪瘀滞化热的表现）为辨证要点。

2. **加减变化**　若无内热，可去黄芩、石膏等清热之品，专以疏风养血通络为治。原方有"如遇天阴，加生姜煎七八片"，发散表邪；如心下痞，每30克加枳实（消痞）3克同煎的用法，可资参考。

3. **现代运用**　本方常用于颜面神经麻痹、缺血性脑卒中等属于风邪初中经络者，对风湿性关节炎属于风湿热痹者，亦可斟酌加减用之。

4. **使用注意**　本方辛温发散之品较多，若属内风所致者，不可使用（内风宜调和阴阳，恢复阴阳平衡，不能用这种温燥药）。

【附方】

1. **小续命汤**（《备急千金要方》）　麻黄、人参、黄芩、防己、芍药、甘草、川芎、杏仁、桂心各6克，生姜5克，防风4.5克，附子3克。以水1斗，先煮麻黄三沸，去沫，内诸药，煮取3升，分3服，甚良。不愈更合三四剂，必佳，取汗随人风轻重虚实也。诸风服之皆验，不令人虚。功用：温阳益气，祛风通络。主治：中风不省人事，半身不遂，筋脉拘挛，口眼㖞斜，语言謇涩，以及肢体麻痹，骨节烦痛等。

2. **乌药顺气汤**（《太平惠民和剂局方》）　乌药、陈皮、麻黄各60克，川芎、白芷、枳壳、桔梗、炒僵蚕、炙甘草各30克，炮干姜15克。研细末，每次用9克，加大枣一枚，水煎服。功用：发汗，调气，祛风。主治：男女一切风气，攻疰四肢、骨节疼痛、遍身顽麻、头目眩晕、语言謇涩、瘫痪、筋脉拘挛，以及脚气、步履艰难、脚膝软弱等。

3. **乌药顺气散**（《医宗金鉴》）　乌药、橘红各6克，麻黄去节、川芎、白芷、桔梗、枳壳各3克，僵蚕、干姜、甘草1.5克。上药研末，入姜3片、枣2枚，水煎服。功用：疏肝理气，调和阴阳。主治：大怒气逆，突然昏厥，不省人事，牙关紧闭，四肢脉厥或脉沉伏者。

4. **黄芪五物汤**（《金匮要略》）　黄芪、白芍、桂枝、生姜、大枣。以水6升，煮取3升，温服7合，日3服。功用：益气助阳，和血行痹。主治：体虚受风证，症见肌肤麻木，甚则瘫痪，脉微细或小紧，舌淡红或略紫。

第二节　平熄内风

镇肝息风汤

张锡纯《医学衷中参西录》

张氏镇肝息风汤，龙牡龟牛治亢阳，
代赭天冬元芍草，茵陈川楝麦芽襄。

【组成】 怀牛膝、生赭石(轧细)各30克，生龙骨(捣碎)、生牡蛎(捣碎)、生龟甲(捣碎)、生白芍、玄参、天冬各15克，川楝子(捣碎)、生麦芽、茵陈各6克，甘草4.5克。

【用法】 水煎，分2次温服，每日1剂。

【功用】 镇肝息风，滋阴潜阳。

【主治】 类中风。头目眩晕，目胀耳鸣，脑部热痛，面色如醉，心中烦热，或时常噫气，或肢体渐觉不利，口眼渐形㖞斜；甚或眩晕颠仆，昏不知人，移时始醒，或醒后不能复元，脉弦长有力。

【方义方解】

　　本方所治之类中风，张氏称之为内中风，其病机为肝肾阴虚，肝阳化风所致。肝为风木之脏，体阴而用阳，肝肾阴虚，肝阳偏亢，阳亢化风，风阳上扰，故见头目眩晕、目胀耳鸣、脑部热痛、面红如醉；肾水不能上济心火，心肝火盛，则心中烦热；肝阳偏亢，气血随之逆乱，遂致卒中。轻则风中经络，肢体渐觉不利，口眼渐形㖞斜；重则风中脏腑，眩晕颠仆，不知人事等，即《素问·调经论》所谓"血之与气，并走于上，则为大厥，厥则暴死。气复反则生，不反则死"。本证以肝肾阴虚为本，肝阳上亢，气血逆乱为标，但以标实为主。治以镇肝息风为主，佐以滋养肝肾。

　　方中怀牛膝归肝肾经，入血分，性善下行，故重用以引血下行，并有补益肝肾之效为君。代赭石之质重沉降，镇肝降逆，合牛膝以引气血下行，急治其标；龙骨、牡蛎、龟甲、白芍益阴潜阳，镇肝息风，共为臣药。玄参、天冬下走肾经，滋阴清热，合龟甲、白芍滋水以涵木，滋阴以柔肝；肝为刚脏，性喜条达而恶抑郁，过用重镇之品，势必影响其条达之性，故又以茵陈、川楝子、生麦芽清泄肝热，疏肝理气，以遂其性，以上俱为佐药。甘草调和诸药，合生麦芽能和胃安中，以防金石、介类药物碍胃为使。全方重用潜镇诸药，配伍滋阴、疏肝之品，共成标本兼治，而以治标为主的良方。

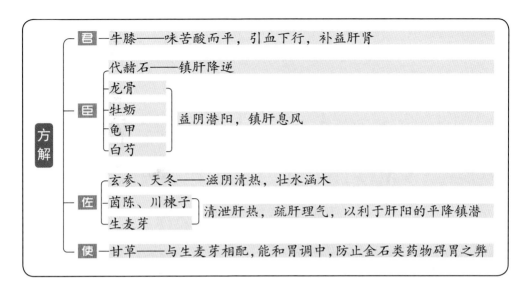

方解

君——牛膝——味苦酸而平，引血下行，补益肝肾

臣——代赭石——镇肝降逆
龙骨
牡蛎
龟甲
白芍　益阴潜阳，镇肝息风

佐——玄参、天冬——滋阴清热，壮水涵木
茵陈、川楝子
生麦芽　清泄肝热，疏肝理气，以利于肝阳的平降镇潜

使——甘草——与生麦芽相配，能和胃调中，防止金石类药物碍胃之弊

【运用】

1. **辨证要点**　本方是治疗类中风之常用方，无论是中风之前，还是中风之时，抑或中风之后，皆可运用。临床应用以头目眩晕、脑部热痛、面色如醉、脉弦长有力为辨证要点。

2. **加减变化**　心中烦热甚者，加石膏、栀子以清热除烦；痰多者，加胆南星、竹沥水以清热化痰；尺脉重按虚者，加熟地黄、山茱萸以补肝肾；中风后遗有半身不遂、口眼㖞斜等不能复原者，可加桃仁、红花、丹参、地龙等活血通络。

3. **现代运用**　本方常用于高血压、脑血栓形成、脑出血、血管神经性头痛等属于肝肾阴虚，肝风内动者。

4. **使用注意**　若属气虚血瘀之风，则不宜使用本方。要注意区别有很多虚证明显的，这个方在降气血上逆之势力量较强，所以脉弦长有力以强调标实为主，这要注意的。

【附方】

和血息风汤（《医学衷中参西录》）　当归30克，生黄芪18克，真阿胶（不炒）12克，防风、荆芥、川芎各9克，生杭芍6克，生桃仁（带皮尖捣）4.5克，红花3克。功用：补助气血，逐邪发表。主治：产后受风发搐。

大定风珠

吴瑭《温病条辨》

大定风珠鸡子黄，再合加减复脉汤，
三甲并同五味子，滋阴息风是妙方。

【组成】 生白芍、干地黄、麦冬(连心)各18克，阿胶9克，生龟甲、鳖甲(生用)、生牡蛎、炙甘草各12克，麻仁、五味子各6克，鸡子黄(生)2个。

【用法】 药用水1.6升，煮取600毫升，去滓，再入鸡子黄，搅令匀，分3次服。

【主治】 阴虚动风证。温病后期，神倦瘛疭，脉气虚弱，舌绛苔少，有时时欲脱之势者。

【功用】 滋阴息风。

【方义方解】

本方所治之证乃阴血不足，虚而生风所致。阴虚不能制阳，阳亢而为风，风因虚生而逆乱肌肉筋脉，则手足瘛疭，或手足挛急，或筋脉拘急，或肌肉蠕动；阴血虚弱，神明失养，则神疲；血虚不能上荣于面，则面色不荣；舌淡，苔薄，脉虚弱，皆为阴血虚弱之征。治当滋阴补血，息风止痉。方中鸡子黄、阿胶为血肉有情之品，滋阴养液以熄虚风，共为君药。又重用生白芍、干地黄、麦冬壮水涵木，滋阴柔肝，为臣药。阴虚则阳浮，故以龟甲、鳖甲、牡蛎介类潜镇之品，以滋阴潜阳，重镇息风；麻仁养阴润燥；五味子酸收，与滋阴药相伍，而能收敛真阴；与生白芍、甘草相配，又具酸甘化阴之功。以上诸药，协助君、臣药加强滋阴息风之效，均为佐药。炙甘草调和诸药，为使药。

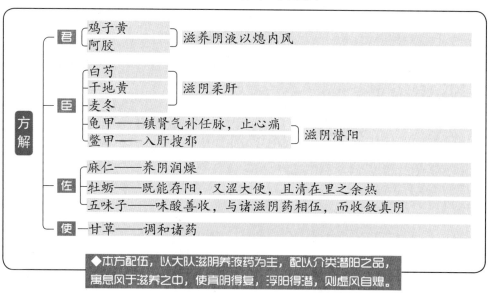

方解

君 — 鸡子黄 / 阿胶 —— 滋养阴液以熄内风

臣 — 白芍 / 干地黄 / 麦冬 —— 滋阴柔肝
— 龟甲—— 镇肾气补任脉，止心痛
— 鳖甲—— 入肝搜邪 ┐ 滋阴潜阳

佐 — 麻仁—— 养阴润燥
— 牡蛎—— 既能存阳，又涩大便，且清在里之余热
— 五味子—— 味酸善收，与诸滋阴药相伍，而收敛真阴

使 — 甘草—— 调和诸药

◆本方配伍，以大队滋阴养液药为主，配以介类潜阳之品，寓息风于滋养之中，使真阴得复，浮阳得潜，则虚风自熄。

本方由加减复脉汤（炙甘草、干地黄、生白芍、阿胶、麦冬、麻仁）加味变化而成。由于温病时久，邪热灼伤真阴，虚风内动，故加鸡子黄、五味子、龟甲、鳖甲、牡蛎等滋阴潜阳之品，从而由滋阴润燥之方衍化而成滋阴息风之剂。

【运用】

1. **辨证要点**　本方是治疗阴虚生风证的基础方，临床应用以手足瘛疭，或手足挛急，或筋脉拘急，面色不荣，舌淡，苔薄，脉虚弱为辨治要点。

2. **加减变化**　若兼气虚喘急，加人参补气定喘；气虚自汗，加人参、龙骨、小麦补气敛汗；气虚心悸，加人参、小麦、茯神补气宁神定悸；若低热不退，加地骨皮、白薇以退虚热。

3. **现代运用**　本方常用于乙脑后遗症、眩晕、放疗后舌萎缩、甲亢、甲亢术后手足搐搦症、神经性震颤等属于阴虚风动者。

4. **使用注意**　若阴液虽亏而邪热尤盛者，则非本方所宜，正如吴鞠通在《温病条辨》（卷3下焦篇）所说："壮火尚盛者，不得用定风珠、复脉。"

【附方】

小定风珠（《温病条辨》）　鸡子黄1枚，阿胶6克，淡菜9克，生龟甲18克，童便一杯（30毫升）。水5杯，先煮龟甲、淡菜得2杯，去滓，入阿胶，上火烊化，入鸡子黄，搅令相得，再冲童便，顿服之。功用：滋阴潜阳，息风降浊。主治：温邪久羁下焦，消烁肝阴，扰动冲脉，发为痉厥呃忒，脉细而劲者。

阿胶鸡子黄汤

俞根初《通俗伤寒论》

阿胶鸡黄是妙方，白芍钩藤石决襄，
生地炙草生牡蛎，再加茯神络石藤。

【组成】　石决明(杵)15克，生地黄、生牡蛎(杵)、茯神各12克，生白芍、络石藤各9克，陈阿胶(烊冲)、双钩藤各6克，清炙草2克，鸡子黄(先煎代水)2枚。

【用法】　水煎服。每日1剂，分2次服。

【主治】　邪热久留、灼伤阴血，症见筋脉拘急、舌绛苔少、脉细者。

【功效】　滋阴养血，柔肝息风。

【方义方解】

本方是用于滋阴息风之剂，适宜于肝风内动而属于阴虚血亏者。若阴血既亏，则筋脉失其荣养；因筋脉拘挛，伸缩不能自如。方用阿胶、鸡子黄、生地黄滋阴血，熄内风；白芍、甘草酸甘化阴，柔肝息风；佐以钩藤、石决明、生牡蛎平肝潜阳；茯神宁心安神；络石藤祛风通络。诸药合用，共奏滋阴养血，柔肝息风之功。

【运用】

1. **辨证要点** 主要用于治疗温热病后期热盛伤阴，血虚而致筋脉拘挛、肢体抽搐，临床应用以筋脉拘急、舌绛苔少、脉细数，为其辨证要点。

2. **加减变化** 如见筋脉拘急、肢体抽搐等动风证者，可加生龟甲、生鳖甲、生龙骨。

3. **现代运用** 可用于流行性乙型脑炎、流行性脑脊髓膜炎等病后期引起的肢体抽搐、手足活动不能自如等。

4. **注意事项** 凡阳热亢盛，热极动风引起的手足抽搐，不宜使用本方。

【附方】

三甲复脉汤（《温病条辨》） 生龟甲 30 克，生鳖甲 24 克，炙甘草、生地黄、生白芍各 18 克，麦冬（不去心）、生牡蛎各 15 克，阿胶、麻仁各 9 克。水 8 杯，煮取 3 杯，分 3 次服。功用：滋阴复脉，潜阳息风。主治：温病邪热久羁下焦，热深厥甚，心中憺憺大动，甚则心中痛，或手足蠕动，舌绛少苔，脉细促者。

第八章 泻下剂

◆**概念**：以泻下药为主组成，具有通导大便、荡涤实热、排除积滞、攻逐水饮等作用，可以泻下里实证的一类方剂。主要治疗胃肠积滞，实热内结，脘腹胀痛，或脏腑有寒凝积滞，或水饮内停引起的严重水肿，胸腹积水体质壮实者，或虚、实便秘。

◆**分类及适应证**
- 寒下剂——里热积滞实证
- 温下剂——里寒积滞实证
- 润下剂——肠燥津亏，大便秘结之证
- 逐水剂——水饮壅盛于里的实证

◆**注意事项**：①表证未解而里实已成者，当权衡表里轻重，或先表后里，或表里双解；②年老体弱及病后正虚而有里实之证，需根据虚实缓急，或先攻后补，或攻补兼施。③得效即止，并进食易消化食物。④峻下之剂，孕妇慎用。

第一节　寒下

大承气汤

张仲景《伤寒论》

大承气汤用硝黄，配伍枳朴泻力强，痞满燥实四症见，峻下热结宜此方；去硝名曰小承气，便鞭痞满泻热良，调胃承气硝黄草，便秘口渴急煎尝。

【组成】　大黄(酒洗)、枳实(炙)各12克，厚朴(去皮，炙)24克，芒硝9克。

【用法】　上4味，以水1斗，先煮2物，取5升，去滓，内大黄，更煮取2升，去滓，内芒硝，更上微火一二沸，分温再服。得下，余勿服(现代用法：水煎，先煎厚朴、枳实，后下大黄、芒硝溶服，先煮枳实、厚朴，后下大黄、芒硝溶服，是因硝、黄煎煮过久，会减缓泻下作用）。

【功用】 峻下热结。

【主治】

1. 阳明腑实证。大便不通，频转矢气，脘腹痞满，腹痛拒按，按之则硬，甚或潮热谵语，手足溅然汗出，舌苔黄燥起刺，或焦黑燥裂，脉沉实。

2. 热结旁流证。下利清水，色纯青，其气臭秽，脐腹疼痛，按之坚硬有块，口舌干燥，脉滑实。

3. 里热实证之热厥、痉病或发狂等。

【方义方解】

本证是由伤寒之邪内传阳明之腑，入里化热，或温病邪入胃肠，热盛灼津所致。治疗方法以峻下热结为主。实热内结，胃肠气滞，腑气不通，故大便不通，频转矢气，脘腹痞满，腹痛拒按；里热炽盛，上扰神明，故谵语；舌苔黄燥起刺，或焦黑燥裂，脉沉实是热盛伤津之证。"热结旁流"证，乃燥屎坚结于里，胃肠欲排除则不能，逼迫津液从燥屎之旁流下所致。热厥、痉病、发狂等，皆因实热内结，或气机阻滞，阳气被遏，不能外达于四肢；热盛伤筋，筋脉失养而挛急，或胃肠燥热上扰心神所致。方中大黄泻热通便，荡涤肠胃，为君药。芒硝助大黄泻热通便，并能软坚润燥，为臣药，二药相须为用，峻下热结之力甚强；积滞内阻，则腑气不通，故以厚朴、枳实行气散结，消痞除满，并助硝、黄推荡积滞以加速热结之排泄，共为佐使。

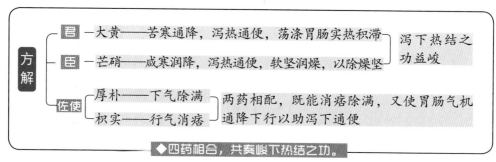

【运用】

1. **辨证要点** 本方为治疗阳明腑实证的基础方，又是寒下法的代表方，临床应用以痞、满、燥、实四症，及舌红苔黄、脉沉实为辨证要点。

2. **加减变化** 兼阴津不足者，宜加生地黄、玄参等以滋阴润燥；兼气虚者，宜加人参以补气，以防泻下气脱。

3. **现代运用** 本方常用于急性单纯性肠梗阻、蛔虫性肠梗阻、黏连性肠梗阻、急性胰腺炎、急性胆囊炎、幽门梗阻，以及某些热性病过程中出现高热、惊厥、神昏谵语、发狂而见大便不通、苔黄脉实者。

4. 使用注意　本方为泻下峻剂，凡气虚阴亏、燥结不甚者，以及年老、体弱等均应慎用；孕妇禁用；注意中病即止，以免耗损正气。

【附方】

小承气汤《伤寒论》　大黄（酒洗）四两（12克），厚朴（去皮，炙）二两（6克），枳实（炙）三枚大者（9克）。以水四升，煮取一升二合，去滓，分温二服。初服当更衣，不尔者，尽饮之。若更衣者，勿服之。功用：轻下热结。主治：阳明腑实轻证。谵语潮热，大便秘结，胸腹痞满，舌苔老黄，脉滑而疾；或痢疾初起，腹中胀痛，里急后重者。

大黄牡丹汤

张仲景《金匮要略》

金匮大黄牡丹汤，桃仁瓜子芒硝襄，肠痈初起腹按痛，苔黄脉数服之康。

【组成】大黄12克，牡丹皮3克，桃仁9克，冬瓜仁30克，芒硝9克。

【用法】以水6升，煮取1升，去滓，入芒硝，再煎沸，顿服之（现代用法：水煎服）。

【功用】泻热破瘀，散结消肿。

【主治】肠痈初起，湿热瘀滞证。右少腹疼痛拒按，按之其痛如淋，甚则局部肿痞，或右足屈而不伸，伸则痛剧，小便自调，或时时发热，自汗恶寒，舌苔薄腻而黄，脉滑数。

【方义方解】

本证多由湿热郁蒸，气血凝聚，热结不散所致。治疗以泻热破结、散结消肿为主。湿热邪毒内结肠腑，气血凝滞，则右下腹疼痛拒按；热盛肉腐，脓液内蓄，故局部肿痞；病在肠，与膀胱气化无干，故小便仍能自调；正邪相争，营卫失调，故时时发热、自汗恶寒。

方中大黄泻火逐瘀，通便解毒；牡丹皮凉血清热，活血散瘀，二者合用，共泻肠腑湿热瘀结，为方中君药。芒硝软坚散结，协大黄荡涤实热，促其速下；桃仁性善破血，助君药以通瘀滞，俱为臣药。冬瓜仁清肠利湿，导肠腑垢浊，排脓消痈，是为佐药。本方攻下泻热与逐瘀并用，使结瘀湿热速下，痛随利减，痈肿得消，诸症自愈。

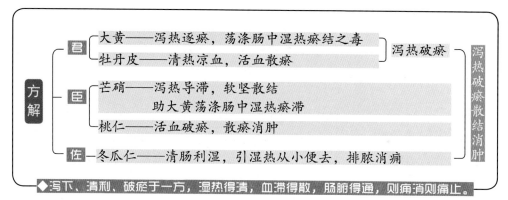

◆ 泻下、清利、破瘀于一方，湿热得清，血滞得散，肠腑得通，则痛消则痛止。

【运用】

1. **辨证要点** 本方是治疗肠痈初起的常用方剂，临床以右下腹疼痛拒按、右足屈而不伸、舌苔黄腻为辨证要点。

2. **加减变化** 血瘀较重者，可加没药、乳香、赤芍；热毒重者，可加败酱草、金银花、蒲公英；大便似利不爽，舌质红，脉细数，为阴伤之象，宜去芒硝以减缓泻下之力，并加生地黄、玄参等养阴清热。

3. **现代运用** 本方临床多用于急性阑尾炎属实热血瘀者，疗效较好，也可用于急性盆腔炎、输卵管结扎术后感染等属血分瘀热者。

4. **使用注意** 原书谓："脉洪数，脓已成，不可下也。"但方后又有"有脓当下，如无脓当下血"之说。临床实践证明，本方对肠痈早期脓未成者，确有消痈散结之功；脓已成者，亦可加减运用。但无论脓未成或脓已成未溃，均应以实证、热证为诊断依据。对于重型急性化脓性或坏疽性阑尾炎、阑尾炎合并腹膜炎、婴儿急性阑尾炎、妊娠阑尾炎合并弥漫性腹膜炎、阑尾寄生虫病，以及老人、孕妇、体质过于虚弱等，均应禁用或慎用。

【附方】

1. **薏苡附子败酱散（张仲景《金匮要略》）** 薏苡仁36克，附子8克，败酱草15克。水煎服。功用：排脓消肿。主治：肠痈内已成脓，身无热，肌肤甲错，腹皮急，如肿胀，按之濡软，脉数。

本方与大黄牡丹汤均治肠痈，但本方专于排脓消肿，宜用于肠痈脓已成者；而大黄牡丹汤长于泻热破瘀，以肠痈脓未成者更为相宜。

2. **清肠饮（《辨证录》）** 金银花90克，当归60克，地榆、麦冬、元参各30克，薏苡仁15克，生甘草10克，黄芩6克。水煎服。功用：活血解毒，滋阴泻火。主治：大肠痈。

第二节 温下

大黄附子汤

张仲景《金匮要略》

金匮大黄附子汤, 细辛散寒止痛良,
冷积内结成实证, 攻专温下妙非常。

【组成】 大黄、附子(炮)9克, 细辛3克。

【用法】 以水五升, 煮取二升, 分温三服。若强人煮取二升半, 分温三服。服后如人行四五里, 进一服。

【功用】 温阳散寒, 泻结行滞。

【主治】 寒积腹痛。便秘腹痛, 胁下偏痛, 发热, 手足不温, 舌苔白腻, 脉弦紧。

【方义方解】

本证因寒邪与积滞互结于肠道所致。治疗以温里散寒, 通便止痛为主。寒为阴邪, 其性收引, 寒入于内, 阳气失于温通, 气血被阻, 故见腹痛;寒邪阻于肠道, 传导失职, 故大便不通;寒邪凝聚于厥阴, 则胁下偏痛;积滞留阻, 气机被郁, 故发热;阳气不能布达四肢, 则手足厥逆;舌苔白腻, 脉弦紧为寒实之征。治当温散寒凝以开闭结, 通下大便以除积滞, 立温阳通便之法。本方意在温下, 故重用辛热之附子, 温里散寒, 止腹胁疼痛;以苦寒泻下之大黄, 泻下通便, 荡涤积滞, 共为君药。细辛辛温宣通, 散寒止痛, 助附子温里散寒, 是为臣药。大黄性味虽属苦寒, 但配伍附子、细辛之辛散大热之品, 则寒性被制而泻下之功犹存, 为去性取用之法。

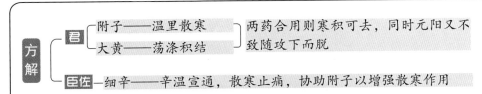

方解

君 ┌ 附子——温里散寒 ┐ 两药合用则寒积可去, 同时元阳又不
      └ 大黄——荡涤积结 ┘ 致随攻下而脱

臣佐 ─ 细辛——辛温宣通, 散寒止痛, 协助附子以增强散寒作用

◆三味协力, 共成温散寒凝, 苦辛通降之剂。寒实积滞所致的便秘, 在非温不能散其寒, 非下不能去其实的情况下, 使用本方最为恰当。

【运用】

1. **辨证要点** 本方为寒积里实而设, 以腹痛、大便不通、苔白腻、脉紧弦为辨证要点。

2. **加减变化** 腹部胀满、舌苔厚腻、积滞较重者, 可加木香、厚朴以加强行气导滞的作用；腹痛甚者，可加肉桂以温里止痛；体虚较甚，可加当归、党参以益气养血。

3. 现代运用 胆绞痛、慢性痢疾、胆囊术后综合征、尿毒症等属寒积里实者，可予本方加减治之。

4. 使用注意 使用时大黄用量一般不超过附子。

温脾汤

孙思邈《备急千金要方》

温脾参附与干姜，甘草当归硝大黄，
寒热并行治寒积，脐腹绞结痛非常。

【组成】 大黄15克，当归、干姜各9克，附子、人参、芒硝、甘草各6克。

【用法】 水煎服。

【功用】 攻下冷积，温补脾阳。

【主治】 阳虚寒积证。腹痛便秘，脐下绞结，绕脐不止，手足不温，苔白不渴，脉沉弦而迟。

【方义方解】

本方证因脾阳不足，阴寒内盛，寒积中阻所致。寒实冷积阻于肠间，腑气不通，故便秘腹痛、绕脐不止；脾阳不足，四末失于温煦，则手足不温；脉沉弦而迟，是阴盛里实之征。本方证虽属寒积便秘，但脾阳不足是为致病之本，若纯用攻下，必更伤中阳；单用温补，则寒积难去，唯攻遂寒积与温补脾阳并用，方为两全之策。方中附子配大黄为君，用附子之大辛大热温壮脾阳，解散寒凝，配大黄泻下已成之冷积。芒硝润肠软坚，助大黄泻下攻积；干姜温中助阳，助附子温中散寒，均为臣药。人参、当归益气养血，使下不伤正为佐。甘草既助人参益气，又可调和诸药为使。诸药协力，使寒邪去，积滞行，脾阳复。综观本方，由温补脾阳药配伍寒下攻积药组成，温通、泻下与补益三法兼备，寓温补于攻下之中，具有温阳以祛寒、攻下不伤正之特点。

本方与大黄附子汤同属温下剂，都能主治寒积便秘。本方是由脾阳不足，中气虚寒，而致冷积内停，证属虚中夹实，故方中配以干姜、人参、甘草以顾护中阳；大黄附子汤为寒积里实证，证实无虚，故配细辛辛温宣通，助附子散寒止痛。

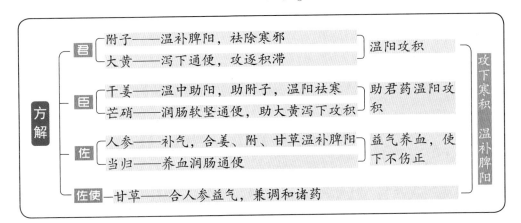

【运用】

1. **辨证要点** 本方为治疗脾阳不足，寒积中阻的常用方，临床应用以腹痛、便秘、手足不温、苔白、脉沉弦为辨证要点。

2. **加减变化** 若腹中胀痛者，加厚朴、木香以行气止痛；腹中冷痛，加肉桂、吴茱萸以增强温中祛寒之力。

3. **现代运用** 本方常用于急性单纯性肠梗阻或不全梗阻等属中阳虚寒，冷积内阻者。

【附方】

保赤散（《中国药典》） 炒六神曲、朱砂各250克，巴豆霜150克，制天南星400克。依法制为散剂，每瓶装0.09克，1～12个月小儿，每次服0.09克，2～4岁，每次服0.18克。功用：消食导滞，化痰镇惊。主治：小儿冷积，停乳停食，腹部胀满，大便秘结，痰多，惊悸不安。

第三节 润下

麻子仁丸

张仲景《伤寒论》

麻子仁丸治脾约，大黄枳朴杏仁芍，
胃热津枯便难解，润肠通便功效高。

【组成】 麻子仁、大黄(去皮)各500克，白芍、枳实(炙)、厚朴(炙，去皮)、杏仁(去皮、尖，熬，别作脂)各250克。

【用法】 上6味，蜜和丸，如梧桐子大，饮服10丸，日3服，渐加，以知为度(现代用法：上药为末，炼蜜为丸，每次9克，每日1～2次，温开水送服。亦可按原方用量比例酌减，改汤剂煎服）。

【功用】 润肠泄热，行气通便。

【主治】 胃肠燥热，脾约便秘证。大便干结，小便频数。

【方义方解】

本方证乃因胃肠燥热，脾津不足所致，《伤寒论》称之为"脾约"。成无己说："约者，约结之约，又约束也。经曰：脾主为胃行其津液者也，今胃强脾弱，约束津液不得四布，但输膀胱，致小便数而大便硬，故曰其脾为约。"（《伤寒·明理论》）根据"燥者润之""留者攻之"的原则，故当润肠泻实，宜润肠药与泻下药同用。

方中麻子仁性味甘平，质润多脂，功能润肠通便，是为君药。杏仁上肃肺气，下润大肠，白芍养血敛阴，缓急止痛为臣。大黄、枳实、厚朴即小承气汤，以轻下热结，除胃肠燥热为佐。蜂蜜甘缓，既助麻子仁润肠通便，又可缓和小承气汤攻下之力，以为佐使。综观本方，虽用小承气以泻下泄热通便，而大黄、厚朴用量俱从轻减，更取质润多脂之麻仁、杏仁、白芍、白蜜等，一则益阴增液以润肠通便，使腑气通，津液行，二则甘润减缓小承气攻下之力。

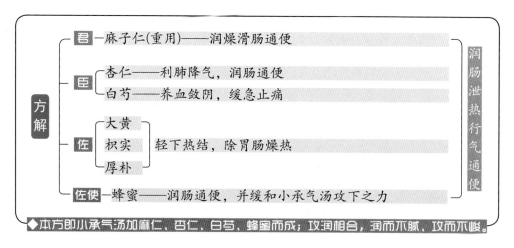

方解

君—麻子仁(重用)——润燥滑肠通便

臣
杏仁——利肺降气，润肠通便
白芍——养血敛阴，缓急止痛

佐
大黄
枳实
厚朴
轻下热结，除胃肠燥热

佐使—蜂蜜——润肠通便，并缓和小承气汤攻下之力

润肠泄热行气通便

◆本方即小承气汤加麻仁、杏仁、白芍、蜂蜜而成；攻润相合，润而不腻、攻而不峻。

【运用】

1. **辨证要点** 本方为治疗胃肠燥热，脾津不足之"脾约"证的常用方，又是润下法的代表方，临床应用以大便秘结、小便频数、舌苔微黄少津为辨证要点。

2. **加减变化** 痔疮便秘者，可加桃仁、当归以养血和血，润肠通便；痔疮出血属胃肠燥热者，可酌加槐花、地榆以凉血止血；燥热伤津较甚者，可加生地、玄参、石斛以增液通便。

3. 现代运用 本方常用于虚人及老人肠燥便秘、习惯性便秘、产后便秘、痔疮术后便秘等属胃肠燥热者。

4. 使用注意 本方虽为润肠缓下之剂，但含有攻下破滞之品，故年老体虚、津亏血少者，不宜常服，孕妇慎用。毕竟这方是润下结合，不是纯属润肠，润肠要结合泻下燥热，所以年纪太大、津亏血少、精血不足的，还是以纯润肠为主，孕妇应该慎用。

【附方】

1. **黄芪汤**（《太平惠民和剂局方》） 绵黄芪、陈皮（去白）各15克。上为细末，每服6克，用火麻仁5克烂研，以水投取浆一盏，滤去滓，于银石器内煎，候有乳起，即入白蜜一大匙，再煎令沸，调药末，空心，食前服。秘甚者不过两服愈。常服即无秘涩之患，此药不冷不燥。功用：润肠益气通便。主治：年高老人大便秘涩。

2. **加味麻仁丸**（《证治准绳》） 大黄30克，白芍、厚朴（姜汁炒）、当归、杏仁（去皮、尖）、麻仁、槟榔、南木香、枳壳各15克，麝香少许。上药为末，蜜丸，熟水送下。功用：润肠通便。主治：关格，大小便不通。

3. **麻仁滋脾丸**（《常用中成药》） 大黄（制）160克，火麻仁、当归各80克，厚朴（姜制）、苦杏仁（炒）、枳实（麸炒）、郁李仁各40克，白芍30克。以上8味，除火麻仁、郁李仁、苦杏仁外，其余大黄等5味粉碎成细粉，再与火麻仁等共同粉碎成细粉，混匀，过筛。每100克粉末加炼蜜80～100克制成大蜜丸，即得。口服，一次1丸，每日2次。功用：润肠通便。主治：肠胃燥结，大便不通，腹胀满，或产后、病后津枯肠燥之便秘。

济川煎

张景岳《景岳全书》

济川归膝肉苁蓉，泽泻升麻枳壳从，
肾虚津亏肠中燥，寓通于补法堪宗。

【组成】 当归9～15克，牛膝6克，肉苁蓉（酒洗去咸）6～9克，泽泻4.5克，升麻1.5～3克，枳壳3克。

【用法】 用水220毫升，煎至160～180毫升，空腹时温服。

【功用】 温肾益精，润肠通便。

【主治】 肾阳虚弱，精津不足证。大便秘结，小便清长，腰膝酸软，头目眩晕，舌淡苔白，脉沉迟。

【方义方解】

本方证因肾虚开合失司所致。肾主五液，司开合。肾阳不足，气化无力，津液不布，故小便清长；肠失濡润，传导不利，故大便不通；肾虚精亏，故腰膝酸软；清窍失养，则头目眩晕；肾阳亏损，故舌淡苔白、脉象沉迟。肾虚开合失司，浊气不降，肠道失润，治当温肾益精、润肠通便。

方中肉苁蓉味甘咸性温，功能温肾益精，暖腰润肠，为君药。当归补血润燥，润肠通便；牛膝补益肝肾，壮腰膝，性善下行，共为臣药。枳壳下气宽肠而助通便；泽泻渗利小便而泄肾浊；妙用升麻以升清阳，清阳升则浊阴自降，相反相成，以助通便之效，以上共为佐药。诸药合用，既可温肾益精治其本，又能润肠通便以治标。用药灵巧，补中有泻，降中有升，具有"寓通于补之中、寄降于升之内"的配伍特点。

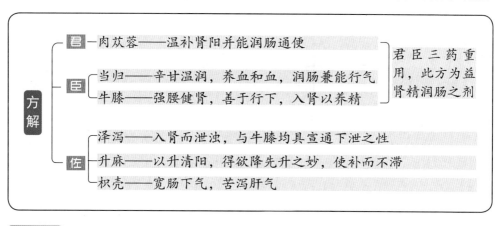

【运用】

1. **辨证要点**　本方为温润通便，治疗肾虚便秘的常用方，临床应用以大便秘结、小便清长、腰膝酸软、舌淡苔白、脉沉迟为辨证要点。

2. **加减变化**　《景岳全书》方后加减法提出"如气虚者，但加人参无碍；如有火加黄芩；若肾虚加熟地""虚甚者，枳壳不必用"，皆可供临床参考。

3. **现代运用**　本方常用于习惯性便秘、老年便秘、产后便秘等属于肾虚精亏肠燥者。

4. **使用注意**　凡热邪伤津及阴虚者忌用。

【附方】

1. **润肠丸**（《脾胃论》）　大黄（去皮）、当归（梢）、羌活各6克，桃仁（汤浸去皮尖）9克，麻子仁（去皮取仁）15克。除麻仁另研如泥外，捣，罗为细末，炼蜜为丸，如梧桐子大，每服50丸，空心用白汤送下。功用：润肠通便，活血祛风。主治：饮食劳倦，风结、血结；大便秘结，或干燥闭塞不通，全不思食。

2. **清宁丸（《中国药典》）**　大黄 600 克，绿豆、车前草、白术（炒）、黑豆、半夏（制）、香附（醋制）、桑叶、厚朴（姜制）、麦芽、陈皮、侧柏叶各 25 克，桃枝 5 克，牛乳 50 克，依法制为大蜜丸，每丸重 9 克，每次服 1 丸，水蜜丸每袋 6 克，每服 1 袋，每日 1～2 次。孕妇忌服。功用：清热消肿，泻火通便。主治：火毒内蕴的咽喉肿痛，口舌生疮，头晕耳鸣，目赤牙痛，腹中胀满，大便秘结，辨证属于肠胃有热所致者。尤宜于形体肥盛，面色红赤而便秘者。服之能清热，泻火通便。孕妇忌服。

第四节　逐水

十枣汤

张仲景《伤寒论》

十枣逐水效甚夸，大戟甘遂与芫花，
悬饮内停胸胁痛，大腹肿满用无差。

【组成】　芫花(熬)、甘遂、大戟各等分。

【用法】　3味等分，各别捣为散。强人每服1克，羸人0.5克。用水300毫升，先煮肥大枣10枚，取240毫升，去滓，内入药末，平旦温服；若下后病不除者，明日更服，加0.5克，得快下利后，可进米粥，护养胃气(现代用法：上3味等分为末，或装入胶囊，每服0.5～1克，每日1次，以大枣10枚煎汤送服，清晨空腹服。得快下利后，糜粥自养)。

【功用】　攻逐水饮。

【主治】

1. 悬饮。咳唾胸胁引痛，心下痞硬胀满，干呕短气，头痛目眩，或胸背掣痛不得息，舌苔滑，脉沉弦。

2. 水肿。一身悉肿，尤以身半以下为重，腹胀喘满，二便不利。

【方义方解】

水饮壅盛于里，停于胸胁，则咳唾胸胁引痛，甚或胸背掣痛不得息；水饮停于心下，则心下痞硬，干呕短气；上扰清阳，则头痛目眩；水饮泛溢肢体，则发水肿。此时，水气壅实，非一般化饮渗利之品所能胜任，当投峻剂攻逐，方可祛其水饮。

方中甘遂苦寒有毒，善行经隧络脉之水湿，主腹满，面目浮肿，留饮宿食，破癥坚积聚，利水谷道。大戟苦寒有毒，芫花辛温有毒，善消胸胁伏饮痰癖。三药峻烈，各有专攻，合而用之，攻遂水饮之功甚著。用大枣10枚煎汤送服，寓意有三：缓和诸药毒性；益气护胃，减少药后反应；培土制水，邪正兼顾。

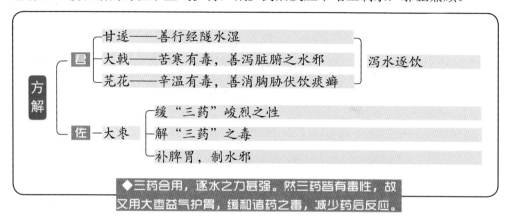

【运用】

1. **辨证要点**　本方为泻下逐水的代表方，又是治疗悬饮及阳水实证的常用方，临床应用以咳唾胸胁引痛或水肿腹胀、二便不利、脉沉弦为辨证要点。

2. **现代运用**　本方常用于肝硬化、渗出性胸膜炎、结核性胸膜炎、慢性肾炎所致的胸腔积液、腹水或全身水肿以及晚期血吸虫病所致的腹水等属于水饮内停里实证者。

3. **使用注意**　本方作用峻猛，只可暂用，不宜久服。若精神胃纳俱好，而水饮未尽去者，可再投本方；若泻后精神疲乏，食欲减退，则宜暂停攻逐；若患者体虚邪实，又非攻不可者，可用本方与健脾补益剂交替使用，或先攻后补，或先补后攻。使用本方应注意四点：一是三药为散，大枣煎汤送服；二是于清晨空腹服用，从小量开始，以免量大下多伤正，若服后下少，次日加量；三是服药得快利后，宜食糜粥以保养脾胃；四是年老体弱者慎用，孕妇忌服。

【附方】

1. **疏凿饮子**（《重订严氏济生方》）　羌活、秦艽、槟榔、大腹皮、商陆、茯苓皮、椒目、木通、泽泻、赤小豆、姜皮各等分。水煎服。功用：行气逐水。主治：遍身水肿，二便不利，喘促短气。

2. **己椒苈黄丸**（《金匮要略》）　防己、椒目、葶苈子、大黄各等分。共研细末，炼蜜为丸，每次服1丸。功用：逐水通便。主治：水走肠间，饮邪内结，腹满便秘，口舌干燥，可用于肺源性心脏病的水肿、慢性肾炎、肝硬化腹水等辨证属于实证者。

3. **深师朱雀汤**（《外台秘要》）　芫花、甘遂、大戟各等分，大枣12枚。芫花、甘遂、大戟研细末，或装入胶囊，每服0.5～1克，每日1次，清晨空腹时，以大枣煎汤送服。功用：攻逐水饮。主治：久病癖饮，停痰不消，在胸膈上液液，时头眩痛，苦挛，眼睛、身体、手足、十指甲尽黄，亦疗胁下支满饮，辄引胁下痛。

禹功散

张从正《儒门事亲》

《儒门事亲》禹功散，牵牛茴香一同研，
行气逐水又通便，姜汁调下阳水痊。

【组成】　牵牛子(头末)四两(12克)，茴香(炒)一两(3克)。

【用法】　上为细末。以生姜自然汁调一二钱，临卧服。现代用法：二药为散，每服3克，食后临卧，以生姜汁或温开水送服。

【功效】　逐水通便，行气消肿。

【主治】　阳水。遍身浮肿，腹胀喘满，大便秘结，小便不利，脉沉有力；水疝，阴囊肿胀，坠重而痛，囊湿汗出，小便短少。

【方义方解】

本证多由水湿邪盛，泛溢肌肤所致。治疗以行气消肿，逐水通便为主。水湿邪盛，津液不能正常疏布，水液停留于机体，则遍身水肿；内聚脏腑则大便秘结，小便不利；下注阴囊则肿胀，坠重而痛，发为水疝；停聚下焦，膀胱气化失常则小便不利。牵牛子苦寒，利大小便，逐水消痰，故为君药；茴香辛温，行气止痛，与牵牛相伍，增其逐水之功而无寒凝碍水之弊，二者故为臣药；姜汁调服利水和胃，故为佐药。

方解
- 君—牵牛子——泻下逐水，且利小便，使水湿之邪从二便排除
- 臣—茴香——辛温行气，与牵牛同用，可增其逐水通便之功，并使其无寒凝碍水之弊
- 佐—姜汁——以开痰水而和胃气

◆牵牛子辛烈，能达右肾命门，走精隧，行水泄湿；茴香辛热温散，能暖丹田，祛小肠冷气；二药相须，共奏逐水消肿之功。

【运用】

1. **辨证要点**　本方为逐水行气消肿之剂，以遍身浮肿，或阴囊肿胀、二便不利、脉沉有力为辨证要点。

2. **现代运用** 本方常用于肝硬化腹水、肾炎水肿、睾丸鞘膜积液，见有二便不利、脉沉有力等证属水气内聚者。

3. **使用注意** 孕妇及年老体弱者慎用。

【附方】

导水丸（《黄帝素问宣明方论》） 牵牛子（另取头末）、滑石各12克，大黄、黄芩各6克。上为细末，滴水为丸，如梧桐子大。每服50丸（6克），或加至百丸（12克），临卧温水送下。功用：泻热逐水。主治：水肿。遍身浮肿，二便不利，口渴，溲赤，脉数。或湿热腰痛，痰湿流注身痛。

导水丸与禹功散，均以牵牛子为君药，主治水湿壅盛之水肿，见有二便不利者。导水丸配伍滑石、大黄，其通利二便之力较强，且有清热之功，主治水肿湿热之证；禹功散配伍少量茴香，意在逐水之力专，且能行气止痛，主治水肿实证属水气内聚者。

第五节 攻补兼施

黄龙汤

陶华《伤寒六书》

黄龙汤枳朴硝黄，参归甘桔枣生姜，
阳明腑实气血弱，攻补兼施效力强。

【组成】 芒硝12克，大黄、当归各9克，枳实、人参各6克，厚朴、甘草各3克（原书未著用量）。

【用法】 上药加桔梗3克、生姜3片、大枣2枚水煎，芒硝溶服。

【功效】 攻下通便，补气养血。

【主治】 阳明腑实，气血不足证。自利清水，色纯青，或大便秘结，脘腹胀满，腹痛拒按，身热口渴，神疲少气，谵语，甚则循衣摸床，撮空理线，神昏肢厥，舌苔焦黄或焦黑，脉虚。

【方义方解】

本证多由邪热燥屎内结，腑气不通，气血不足所致。治疗以攻下通便、补气养血为主。邪热燥屎内结，腑气不通，故见大便秘结，脘腹胀满，腹痛拒按，身热口渴，舌苔焦黄或焦黑；素体不足，或耗伤气血，故见神疲少气，脉虚；邪热炽盛，内扰神明，故见谵语，甚则循衣摸床，撮空理线。方中大黄、芒硝、枳实、厚朴（大承气汤）攻下热结，荡涤肠热；当归、人参益气补血、扶正祛邪；桔梗开宣肺气，以助大黄通腑；姜、枣、草补益脾胃。

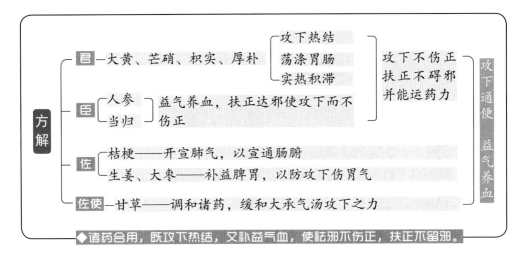

【运用】

1. **辨证要点**　本方为攻补兼施的代表方，又是治疗阳明腑实兼气血不足证的常用方，临床应用以大便秘结或自利清水、脘腹胀满、身热口渴、神倦少气、舌苔焦黄或黑、脉虚为辨证要点。

2. **加减变化**　原注云"老年气血虚者，去芒硝"，以减缓泻下之力，示人以保护正气之意，或适当增加参、归用量以加强补虚扶正之力。

3. **现代运用**　本方常用于伤寒、副伤寒、流行性脑脊髓膜炎、乙型脑炎、老年性肠梗阻等属于阳明腑实而兼气血不足者。

【附方】

1. **承气养营汤**（《瘟疫论补注》）　大黄、枳实、厚朴、白芍、知母、生地黄、当归（原书无用量）。水煎服。功用：养阴通下。主治：数下亡阴或高热阴耗，唇燥口裂、咽干多饮、发热、腹满痛拒按而便秘者。

2. **玉烛散**（《儒门事亲》）　当归、川芎、熟地黄、白芍药、大黄、芒硝、甘草各等分。上剉，每服24克，水煎去滓，空腹时服。功用：养血清热，泻积通便。主治：血虚里热，大便秘结；或妇人经候不通，腹胀作痛。

3. **新加黄龙汤**（《温病条辨》）　细生地黄、麦冬（连心）、玄参各15克，生大黄9克，生甘草6克，人参（另煎）、当归各4.5克，芒硝3克，海参（洗）2条，姜汁6匙。以水8杯，煮取3杯。先用一杯，冲参汁五分，姜汁二匙，顿服之。如腹中有响声，或转矢气者，为欲便也，候一二时不便，再如前法服一杯；候二十四刻不便，再服第三杯。如服一杯，即得便，止后服。酌服益胃汤一剂。

余参或可加入。功用：泄热通便，滋阴益气。主治：热结里实，气阴不足证。大便秘结，腹中胀满而硬，神倦少气，口干咽燥，唇裂舌焦，苔焦黄或焦黑燥裂。

4. **玉烛汤**（《**医学衷中参西录**》） 生地黄 18 克，生黄芪 15 克，玄参、知母各 12 克，当归、香附（醋炒）各 9 克，柴胡、甘草各 4.5 克。主治：妇女寒热往来，或先寒后热，汗出热解，或月事不调，经水短少。

第九章　和解剂

◆**概念**：凡具有和解少阳，调和肝脾，调和肠胃，截疟等作用，治疗少阳证、肝脾不和、肠胃不和、疟疾的方剂，统称和解剂。主要治疗邪在少阳、肝脾不和、寒热错杂、疟疾等。

◆**分类及适应证**

- 和解少阳剂——邪在少阳
- 调和肝脾剂——肝气郁结，肝脾失调
- 调和脾胃剂——肠胃气和失调

◆**注意事项**：①凡外感疾病，表邪未解，或邪已入里，阳明热甚者，不宜使用和解剂。②凡由劳倦内伤，饮食停滞，气血不足而见寒热者，不宜使用。③七情内伤，肝脾不和，治宜配合思想开导方法。

第一节　和解少阳

小柴胡汤

张仲景《伤寒论》
小柴胡汤和解供，半夏人参甘草从，更用黄芩加姜枣，少阳百病此为宗。

【组成】柴胡12克，黄芩、半夏(洗)、生姜(切)各9克，人参6克，甘草(炙)5克，大枣(擘)4枚。

【用法】上药7味，以水1.2升，煮取600毫升，去滓，再煎取300毫升，分2次温服。

【功用】和解少阳。

【主治】

1. 伤寒少阳证。往来寒热，胸胁苦满，默默不欲饮食，心烦喜呕，口苦，咽干，目眩，舌苔薄白，脉弦者。

2. 热入血室证。妇人伤寒，经水适断，寒热发作有时。

3. 黄疸、疟疾以及内伤杂病而见少阳证者。

【方义方解】

本方多由邪在少阳，经气不利，郁而化热所致，治疗以和解少阳为主。少阳经病证表现为三焦经以及胆经的病证。少阳病证，邪不在表，也不在里，汗、吐、下三法均不适宜，只有采用和解方法。

方中柴胡苦平，入肝胆经，透泄少阳之邪，并能疏泄气机之瘀滞，使少阳半表之邪得以疏散，为君药。黄芩苦寒，清泄少阳半里之热，为臣药。柴胡之升散，得黄芩之降泄，两者配伍，是和解少阳的基本结构。胆气犯胃，胃失和降，佐以半夏、生姜和胃降逆止呕；邪从太阳传入少阳，缘于正气本虚，故又佐以人参、大枣益气健脾，一者取其扶正以祛邪，一者取其益气以御邪内传，俾正气旺盛，则邪无内向之机。炙甘草助参、枣扶正，且能调和诸药，为使药。诸药合用，以和解少阳为主，兼补胃气，使邪气得解，枢机得利，胃气调和，则诸症自除。原方"去滓再煎"，使药性更为醇和，药汤之量更少，减少了汤液对胃的刺激，避免停饮致呕。

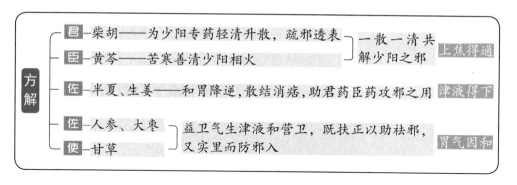

【运用】

1. **辨证要点**　本方为和解少阳之主方，临证以往来寒热、胸胁苦满、心烦喜呕、口苦、苔白、脉弦为辨证要点；亦用于妇人伤寒、热入血室以及疟疾、黄疸和内伤杂病而见少阳证者。

2. **加减变化**　口渴者，是热伤津液，去半夏，加天花粉以生津止渴；胸中烦而不呕，为热聚于胸，去人参、半夏，加瓜蒌以清热理气宽胸；不渴，外有微热，是表邪仍在，宜去人参，加桂枝以解表；咳者，是素有肺寒留饮，宜去大枣、人参、生姜，加五味子、干姜以温肺止咳；腹中痛，是肝气乘脾，宜去黄芩，加白芍以柔肝缓急止痛；心下悸，小便不利，是水气凌心，应去黄芩，加茯苓以淡渗利水。

3. **现代运用** 本方常用于治疗感冒、流感、慢性肝炎、肝硬化、疟疾、胸膜炎、胆囊炎、胆结石、急性胰腺炎、胸膜炎、睾丸炎、胆汁反流性胃炎、胃溃疡等病见有少阳证者。

4. **使用注意** 本方柴胡轻清升散，用量较重，半夏、生姜又偏温燥，故对肝火偏盛、阴虚血少、吐衄及上盛下虚、肝胆偏亢等，均不宜使用。

【附方】

1. **柴胡桂枝干姜汤（《伤寒论》）** 柴胡 24 克，瓜蒌根 12 克，桂枝（去皮）、黄芩各 9 克，干姜、牡蛎（熬）、甘草（炙）各 6 克。上 7 味，以水一斗二升，煮取六升，去滓，再煎取三升，温服一升，日 3 服。初服微烦，复服，汗出便愈。功用：和解少阳，温化水饮。主治：伤寒邪入少阳，兼有寒饮。胸胁满微结，小便不利，渴而不呕，但头汗出，往来寒热，心烦。亦治疟疾寒多微有热，或但寒不热者。

2. **柴胡加龙骨牡蛎汤（《伤寒论》）** 柴胡 12 克，半夏（洗）9 克，大黄 6 克，龙骨、牡蛎（熬）、生姜（切）、人参、桂枝（去皮）、茯苓各 4.5 克，黄芩 3 克，铅丹 1 克，大枣（擘）2 枚。上 12 味，以水 8 升，煮取 4 升，内大黄，切如棋子，更煮一两沸，去渣，温服一升。功用：和解少阳，通阳泻热，重镇安神。主治：少阳气郁津凝，热扰心神。胸满烦惊，小便不利，谵语，一身尽重，不可转侧。

3. **柴胡枳桔汤（《重订通俗伤寒论》）** 川柴胡、青子芩各 4 克，枳壳、姜半夏、新会皮各 4.5 克，鲜生姜、桔梗、雨前茶各 3 克。功用：和解表里。主治：往来寒热，两头角痛，耳聋目眩，胸胁满痛，舌苔白滑，脉右弦滑，左弦而浮大。

蒿芩清胆汤

俞根初 徐荣斋《重订通俗伤寒论》

蒿芩清胆碧玉服，陈夏茯苓枳竹茹；
热重寒轻痰挟湿，胸痞呕恶总能除。

【组成】 青蒿4.5～6克，淡竹茹、赤茯苓、碧玉散（滑石、甘草、青黛，包煎）各9克，黄芩4.5～9克，半夏、生枳壳、陈皮各4.5克。

【用法】 原方未著用法（水煎服）。

【功用】 清胆利湿，和胃化痰。

【主治】 少阳湿热证。寒热如疟，寒轻热重，口苦膈闷，吐酸苦水，或呕黄涎而黏，甚则干呕呃逆，胸胁胀疼，小便黄少，舌红苔白腻，间现杂色，脉数而右滑左弦者。

【方义方解】

本方为治少阳胆热偏重，兼有湿热痰浊内阻之证。湿遏热郁，阻于少阳胆与三焦；三焦之气机不畅，胆中之相火乃炽，以致少阳枢机不利。胆经郁热偏重，故寒热如疟、寒轻热重、口苦膈闷、胸胁胀痛；胆热犯胃，液郁为痰，胃气上逆，故吐酸苦水，或呕黄涎而黏，甚则干呕呃逆；湿阻三焦，水道不畅，以致小便短少，其色黄赤。治宜清胆利湿，和胃化痰。方中青蒿苦寒芳香，清透少阳邪热；黄芩苦寒，善清胆热，并能燥湿，两药相合，既可内清少阳湿热，又能透邪外出，共为君药。竹茹擅清胆胃之热，化痰止呕；枳壳下气宽中，除痰消痞；半夏燥湿化痰，和胃降逆；陈皮理气化痰，宽胸畅膈，四药相伍，使热清湿化痰除，共为臣药。赤茯苓、碧玉散清热利湿，导邪从小便而去，为佐使药。综合全方，可使胆热清，痰湿化，气机畅，胃气和，诸症均解。

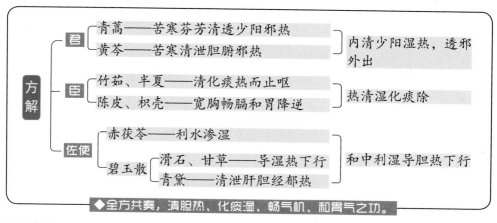

【运用】

1. **辨证要点**　本方为治疗少阳湿热证的代表方，临床应用以寒热如疟、寒轻热重、胸胁胀疼、吐酸苦水、舌红苔腻、脉弦滑数为辨证要点。

2. **加减变化**　若呕多，加黄连、苏叶清热止呕；湿重，加藿香、薏苡仁、白蔻仁以化湿浊；小便不利，加车前子、泽泻、通草以利小便。

3. **现代运用**　本方常用于肠伤寒、急性胆囊炎、急性黄疸型肝炎、胆汁返流性胃炎、肾盂肾炎、疟疾、盆腔炎、钩端螺旋体病属少阳湿热痰浊内阻者。

【类方鉴别】

本方与小柴胡汤均能和解少阳，用于邪在少阳、往来寒热、胸胁不适者。但小柴胡汤以柴胡、黄芩配人参、大枣、炙甘草，和解中兼有益气扶正之功，宜于邪踞少阳、胆胃不和者；蒿芩清胆汤以青蒿、黄芩配赤茯苓、碧玉散，于和解之中兼有清热利湿、理气化痰之效，宜于少阳胆热偏重，兼有湿热痰浊者。

【附方】

加味小柴胡汤（《医宗金鉴》）　柴胡、黄芩、人参、半夏、炙甘草、当归、生地黄、牡丹皮。加姜、枣水煎服。功用：和解透邪，清热散结。主治：妇人中风，邪热未尽，适值经来，邪热乘虚入于血室，经水断而续来寒热，发作有时，如疟状者。

第二节　调和肝脾

四逆散

张仲景《伤寒论》

四逆散里用柴胡，白芍枳实甘草须，
此是阳郁成厥逆，疏肝理脾奏效奇。

【组成】　甘草(炙)、枳实(破，水渍，炙干)、柴胡、白芍各6克。

【用法】　水煎服。

【功用】　透邪解郁，疏肝理脾。

【主治】

1. 阳郁厥逆证。手足不温，或腹痛，或泄利下重，脉弦。

2. 肝脾气郁证。胁肋胀闷，脘腹疼痛，脉弦。

【方义方解】

四逆者，乃手足不温也。其证缘于外邪传经入里，气机为之郁遏，不得疏泄导致阳气内郁，不能达于四末，而见手足不温。此种"四逆"与阳衰阴盛的四肢厥逆有本质区别，正如李中梓云："此证虽云四逆，必不甚冷，或指头微温，或脉不沉微，乃阴中涵阳之证，唯气不宣通，是为逆冷。"故治宜透邪解郁、调畅气机为法。

方中取柴胡入肝胆经升发阳气，疏肝解郁，透邪外出，为君药。白芍敛阴养血柔肝为臣，与柴胡合用，以补养肝血，条达肝气，可使柴胡升散而无耗伤阴血之弊。佐以枳实理气解郁，泄热破结，与柴胡为伍，一升一降，加强舒畅气机之功，并奏升清降浊之效；与白芍相配，又能理气和血，使气血调和。使以炙甘草，调和诸药，益脾和中。综合四药，共奏透邪解郁、疏肝理脾之效，使邪去郁解，气血调畅，清阳得伸，四逆自愈。原方用白饮（米汤）和服，亦取中气和则阴阳之气自相顺接之意。由于本方有疏肝理脾之功，所以后世常以本方加减治疗肝脾气郁所致胁肋脘腹疼痛诸症。

```
       ┌ 君 ─柴胡──入肝胆经，升发阳气，疏肝解          ┐ 二药一升一敛，使郁热
       │        郁，透邪外出                          │ 透，阳气升而阴亦复
  方 ┤ 臣 ─白芍──敛阴养血柔肝                        ┘
  解 │ 佐 ─枳实──理气解郁，泄热破结，与柴胡为伍，一升一降，加强疏畅气机之
       │        功，并奏升清降浊之效；与白芍相配，理气和血，使气血调和
       └ 使 ─炙甘草──缓急和中。与白芍同用，可缓急止痛，又能调和诸药
```

◆综合四药，共奏透邪解郁，疏肝理脾之效，使邪去郁解，气血调畅，清阳得伸，四逆自愈。

【运用】

1. **辨证要点** 本方原治阳郁厥逆证，后世多用作疏肝理脾的基础方，临床应用以手足不温或胁肋、脘腹疼痛、脉弦为辨证要点。

2. **加减变化** 悸者，加桂枝以温心阳；小便不利者，加茯苓以利小便；咳者，加干姜、五味子以温肺散寒止咳；有热者，加栀子以清内热；腹中痛者，加炮附子以散里寒；泄利下重者，加薤白以通阳散结；气郁甚者，加郁金、香附以理气解郁。

3. **现代运用** 本方常用于胆囊炎、慢性肝炎、胆石症、胆道蛔虫症、肋间神经痛、胃炎、胃溃疡、胃肠神经官能症、附件炎、输卵管阻塞、急性乳腺炎等属肝胆气郁、肝脾（或胆胃）不和者。

【附方】

丹柏四逆散（《中医治法与方剂》） 炙甘草、枳实、柴胡、芍药各等分，另加丹皮、黄柏。功用：清热疏肝，解痉行瘀。主治：急性阑尾炎。

痛泻要方

朱震亨《丹溪心法》

痛泻要方陈皮芍，防风白术煎丸酌；
补演并用理肝脾，若作食伤医更错。

【组成】白术(炒)9克，白芍药(炒)6克，陈皮(炒)4.5克，防风3克。

【用法】水煎服。

【功用】补脾柔肝，祛湿止泻。

【主治】痛泻证。肠鸣腹痛，大便泄泻，泻必腹痛，泻后痛减，反复发作，舌苔薄白，脉两关不调、弦而缓。

【方义方解】

痛泻之证由土虚木乘，肝脾不和，脾运失常所致。《医方考》说："泻责之脾，

痛责之肝；肝责之实，脾责之虚，脾虚肝实，故令痛泻。"其特点是泻必腹痛。治宜补脾抑肝，祛湿止泻。方中白术苦甘而温，补脾燥湿以治土虚，为君药。白芍酸寒，柔肝缓急止痛，与白术相配，于土中泻木，为臣药。陈皮辛苦而温，理气燥湿，醒脾和胃，为佐药。配伍少量防风，具升散之性，与术、芍相伍，辛能散肝郁，香能舒脾气，且有燥湿以助止泻之功，又为脾经引经之药，故兼具佐使之用。

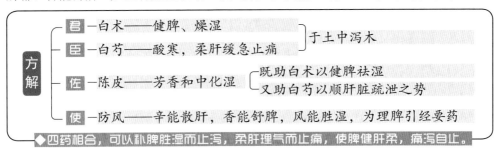

方解
- 君—白术——健脾、燥湿
- 臣—白芍——酸寒，柔肝缓急止痛　}于土中泻木
- 佐—陈皮——芳香和中化湿　{既助白术以健脾祛湿／又助白芍以顺肝脏疏泄之势
- 使—防风——辛能散肝，香能舒脾，风能胜湿，为理脾引经要药

◆四药相合，可以补脾胜湿而止泻，柔肝理气而止痛，使脾健肝柔，痛泻自止。

【运用】

1. **辨证要点**　本方系治疗痛泻的常用方剂，以腹痛泄泻、泻则痛减、反复发作、脉弦而缓为辨证要点。

2. **加减变化**　舌苔黄腻者，加黄连以清热；久泻者，加升麻，升清阳以止泻。

3. **现代运用**　本方常用于治疗过敏性结肠炎、急性肠炎、慢性结肠炎、神经性腹泻、小儿消化不良腹泻等病属于肝旺脾虚者。

【附方】

舒郁清肝饮（《中医妇科治疗学》）　当归、白术、柴胡、香附（醋炒）、郁金、黄芩、牡丹皮各6克，白芍（酒炒）12克，山栀仁9克，甘草3克。水煎，温服。功用：舒肝解郁，活血调经。主治：经前胁胀腹痛，性急易怒，头晕，口苦而干，月经色红量多或有块状，舌质红，苔黄，脉弦数。

第三节　调和肠胃

半夏泻心汤

张仲景《伤寒论》

半夏泻心黄连芩，干姜甘草与人参，
大枣合之治虚痞，法在降阳而和阴。

【组成】　半夏(洗)12克，黄芩、干姜、人参、甘草(炙)各9克，黄连3克，大枣(擘)4枚。

【用法】 水煎服。

【功用】 寒热平调，消痞散结。

【主治】 寒热错杂之痞证。心下痞，但满而不痛，或呕吐，肠鸣下利，舌苔腻而微黄。

【方义方解】

　　此方所治之痞，是小柴胡汤误下，损伤中阳，少阳邪热乘虚内陷所致，治疗以寒热平调、消痞散结为主。心下即是胃脘，属脾胃病变。脾胃居中焦，为阴阳升降之枢纽，中气虚弱，寒热错杂，故为痞证。脾气主升，肝气主降，升降失常，故见呕吐，肠鸣下利。方中以辛温之半夏为君，散结除痞，又善降逆止呕。臣以干姜之辛热以温中散寒，黄芩、黄连之苦寒以泄热开痞。以上四味相伍，具有寒热平调、辛开苦降之用。然寒热错杂，又缘于中虚失运，故方中又以人参、大枣甘温益气，以补脾虚，为佐药。使以甘草补脾和中而调诸药。

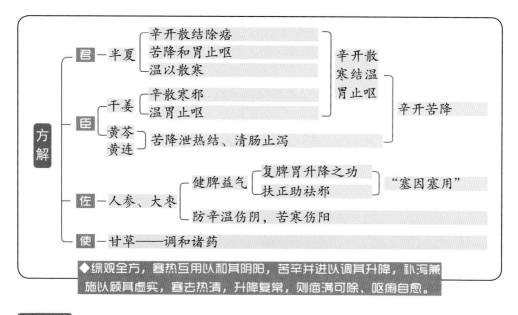

【运用】

　　1. **辨证要点**　本方为治疗中气虚弱、寒热错杂、升降失常而致肠胃不和的常用方，又是体现调和寒热、辛开苦降治法的代表方，临床应用以心下痞满、呕吐泻痢、苔腻微黄为辨证要点。

　　2. **加减变化**　湿热蕴积中焦、呕甚而痞、中气不虚或舌苔厚腻者，可去人参、大枣、甘草、干姜，加生姜、枳实以下气消痞止呕。

　　3. **现代运用**　本方常用于急慢性胃肠炎、慢性结肠炎、慢性肝炎、早期肝硬化等属中气虚弱、寒热互结者。

4. **使用注意**　本方主治虚实互见之证，若因气滞或食积所致的心下痞满，不宜使用。

【附方】

生姜泻心汤（《伤寒论》）　生姜（切）12克，甘草（炙）、人参、黄芩各9克，半夏（洗）9克，干姜、黄连各3克，大枣4枚。上8味，以水1斗，煮取6升，去滓，再煎，取3升，温服1升，日3服。功用：和胃消痞，宣散水气。主治：水热互结痞证。心下痞硬，干噫食臭，腹中雷鸣下利者。

生姜泻心汤即半夏泻心汤减干姜二两，加生姜四两而成。方中重用生姜，取其和胃降逆，宣散水气而消痞满，配合辛开苦降、补益脾胃之品，故能用治水热互结于中焦、脾胃升降失常所致的痞证。

大黄甘草汤

张仲景《金匮要略》

食方未久吐相随，两热冲来自不支，
四两大黄二两草，上从下取法神奇。

【组成】　大黄12克，甘草3克。

【用法】　上二味，用水600毫升，煮取200毫升，分2次温服。

【功用】　通便止呕。

【主治】　口干，口渴，口苦，呕吐或食已即吐，或大便干，或心烦，舌红，苔黄，脉滑或数。

【方义方解】

实热壅阻胃肠，腑气不通，胃气不降，火热秽浊之气上冲，故食已即吐。方中大黄泻热降逆，通达下行。甘草益气和中，并缓大黄之峻性。方药相互为用，以奏其效。

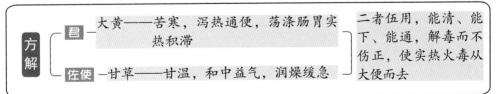

方解	君	大黄——苦寒，泻热通便，荡涤肠胃实热积滞	二者伍用，能清、能下、能通，解毒而不伤正，使实热火毒从大便而去
	佐使	甘草——甘温，和中益气，润燥缓急	

【运用】

1. **辨证要点**　本方以食已即吐、口干、口苦、舌质红、苔薄黄、脉数为辨证要点。

2. **加减变化**　呕吐者，加半夏、竹茹以降逆止呕；胃热明显者，加石膏、黄连以清泻胃热；气滞者，加枳实、柴胡以疏肝行气。

3. **现代运用** 本方可用于治疗西医临床中的幽门水肿、急性胃炎、急性食管炎、急性胆囊炎等。只要符合其主治病变证机，也可加减运用，辅助治疗肾病综合征、如慢性肾炎、传染性脓疱疮等。

4. **使用注意** 胃寒证、阳虚证慎用本方。

【附方】

甘草泻心汤（张仲景，《伤寒论》） 甘草（炙）12克，黄芩、干姜各9克，黄连3克，半夏（洗）9克，大枣（擘）4枚。水煎服。功用：益气和胃，消痞止呕。主治：胃气虚弱，腹中雷鸣下利，水谷不化，心下痞硬而满，干呕心烦不得安等。

第四节　表里双解

大柴胡汤

张仲景《金匮要略》

大柴胡汤用大黄，枳实芩夏白芍将，煎加姜枣表兼里，妙法内攻并外攘。

【组成】 柴胡24克，生姜(切)15克，黄芩、芍药、半夏(洗)、枳实(炙)各9克，人黄6克，大枣(擘)4枚。

【用法】 水煎服。

【功用】 和解少阳，内泻热结。

【主治】 少阳阳明合病。往来寒热，胸胁苦满，呕不止，郁郁微烦(属少阳病尚在)，心下痞硬，或心下满痛，大便不解或下利，舌苔黄(邪入阳明，化热成实)，脉弦数有力者[少阳阳明合病(少阳初入阳明)少阳证+阳明腑实轻证]。

【方义方解】

本证多由病邪已入阳明，化热成实所致，治疗以和解少阳、内泻热结为主。往来寒热、胸胁苦满，表明病变部位仍未离少阳；呕不止与郁郁微烦，则较小柴胡汤证之心烦喜呕为重，再与心下痞硬或满痛、便秘或下利、舌苔黄、脉弦数有力等合参，说明病邪已进入阳明，有化热成实的热结之象。

方中重用柴胡为君药，配臣药黄芩和解清热，以除少阳之邪；轻用大黄配枳实以内泻阳明热结，行气消痞，亦为臣药。白芍柔肝缓急止痛，与大黄相配可治腹中实痛，与枳实相伍可以理气和血，以除心下满痛；半夏和胃降逆，配伍大量生姜，以治呕逆不止，共为佐药。大枣与生姜相配，能和营卫而行津液，并调和脾胃，功兼佐使。

```
      ┌ 君 ─ 柴胡──解表生阳，以和解少阳为主
      │
      │ 臣 ┌ 大黄、枳实──以泻阳明实热，并有杜绝邪热全入阳明成腑实证之意
      │    └ 黄芩──清热
方解 ─┤
      │ 佐 ┌ 白芍──助柴胡、黄芩以清肝胆
      │    └ 半夏──和胃降浊，以治呕逆不止
      │                           ┌ 既助半夏和胃止呕
      └ 佐使 ─ 重用生姜，配合大枣 ┤ 又可缓和枳实、大黄泻下伤胃之弊
                                   └ 并能调和营卫而和诸药
```

◆诸药合用，共奏和解少阳、内泻结热之功。

【运用】

1. **辨证要点**　本方为治疗少阳阳明合病的常用方，临床应用以往来寒热、胸胁苦满、心下满痛、呕吐、便秘、苔黄、脉弦数有力为辨证要点。

2. **加减变化**　胁痛剧烈者，可加延胡索、川楝子以行气活血止痛；兼黄疸者，可加栀子、茵陈以清热利湿退黄；胆结石者，可加海金沙、金钱草、鸡内金、郁金以化石。

3. **现代运用**　常用于急性胰腺炎、急性胆囊炎、胆石症、胃及十二指肠溃疡等属少阳阳明合病者。

【附方】

厚朴七物汤（《金匮要略》）　厚朴 24 克，生姜 15 克，枳实 12 克，甘草、大黄各 9 克，桂枝 6 克，大枣 4 枚。水煎服。功用：解肌发表，行气通便。主治：外感表证未罢，里实已成。腹满，大便不通。发热，脉浮而数。

葛根黄芩黄连汤

张仲景《伤寒论》
葛根黄芩黄连汤，再加甘草共煎尝，
邪陷阳明成热利，清里解表保安康。

【组成】　葛根 15 克，黄芩、黄连各 9 克，甘草（炙）6 克。

【用法】　水煎服。

【主治】　协热下利。身热下利，胸脘烦热，口中作渴，喘而汗出，舌红苔黄，脉数或促。

【功用】　解表清里。

【方义方解】

本方证是因伤寒表证未解，邪陷阳明所致，此时表证未解，里热已炽，故见身热口渴、胸闷烦热、口干作渴；里热上蒸于肺则作喘，外蒸于肌表则汗出；热邪内迫，大肠传导失司，故下利臭秽、肛门有灼热感；舌红苔黄，脉数，皆为里热偏盛之象。表未解而里热炽，治宜外解肌表之邪，内清肠胃之热。

方中重用葛根为君，甘辛而凉，入脾胃经，既能解表退热，又能升发脾胃清阳之气而治下利。以苦寒之黄连、黄芩为臣，清热燥湿，厚肠止利。甘草甘缓和中，调和诸药，为本方佐使。

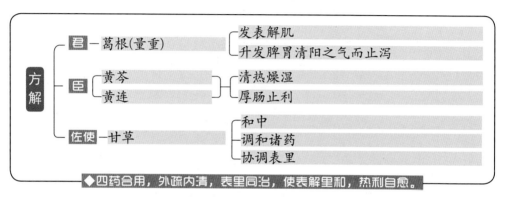

◆四药合用，外疏内清，表里同治，使表解里和，热利自愈。

【运用】

1. 辨证要点　本方简称葛根芩连汤，是治疗热泻、热痢的常用方，临床应用以身热下利、苔黄脉数为辨证要点。

2. 加减变化　腹痛者，加炒白芍以柔肝止痛；兼呕吐者，加半夏以降逆止呕；夹食滞者，加山楂以消食；热痢里急后重者，加槟榔、木香以行气而除后重。

3. 现代运用　本方常用于急性肠炎、肠伤寒、细菌性痢疾、胃肠型感冒等属表证未解，里热甚者。

4. 使用注意　若虚寒下利者忌用。

【附方】

黄芩汤（《伤寒论》）　黄芩9克，芍药9克，甘草（炙）3克，大枣（擘）4枚。水煎服。功用：清热止利，和中止痛。主治：热泻热痢。身热，口苦，腹痛下利，舌红苔黄，脉数。

本方与芍药汤均治热痢，但本方的清热燥湿功用较逊，多用治湿热泄泻、大便不畅、口苦兼身热之证；芍药汤清热燥湿之力颇强，且能行气调血，多用治湿热痢疾、泻下赤白、腹痛里急、肛门灼热者。

第十章 温里剂

◆**概念**：凡用温热药组成，具有温里助阳、散寒通脉等作用，祛除脏腑经络间寒邪，治疗里寒症的方剂，统称温里剂。

◆**分类及适应证** ┬温中祛寒——主治中焦虚寒证
　　　　　　　　├回阳救逆——主治阴盛阳衰，亡阳欲脱证
　　　　　　　　└温经散寒——主治寒凝经脉之痹痛

◆**注意事项**：①辨清寒热真假，真热假寒证禁用；②素体阴虚、有失血病证者宜慎用；③结合季节、地域调整用量。

第一节　温中祛寒

小建中汤

张仲景《伤寒论》

小建中汤白芍多，桂姜甘草大枣和，
更加饴糖补中脏，虚劳腹冷服之瘥。

【组成】桂枝(去皮)9克，甘草(炙)6克，大枣(擘)12枚，白芍18克，生姜(切)9克，胶饴30克。

【用法】上药6味，以水700毫升，煮取300毫升，去滓，加入饴糖，更上微火烊化，分2次温服。

【功用】温中补虚，和里缓急。

【主治】中焦虚寒，肝脾不和证。腹中拘急疼痛，喜温喜按，神疲乏力，虚怯少气；或心中悸动，虚烦不宁，面色无华；或伴四肢酸楚，手足烦热，咽干口燥。舌淡苔白，脉细弦。

【方义方解】

　　本方病证因中焦虚寒、肝脾失和、化源不足所致。中焦虚寒，肝木乘土，故腹中拘急疼痛、喜温喜按。脾胃为气血生化之源，中焦虚寒，化源匮乏，气血俱虚，故见心悸、面色无华、发热、口燥咽干等。症虽不同，病本则一，总由中焦虚寒所致。治当温中补虚而兼养阴，和里缓急而能止痛。方中重用甘温质润之饴糖为君，温补中焦，缓急止痛。臣以辛温之桂枝温阳气，祛寒邪；酸甘之白芍养营阴，缓肝急，止腹痛。佐以生姜温胃散寒，大枣补脾益气。炙甘草益气和中，调和诸药，是为佐使之用。其中饴糖配桂枝，辛甘化阳，温中焦而补脾虚；白芍配甘草，酸甘化阴，缓肝急而止腹痛。

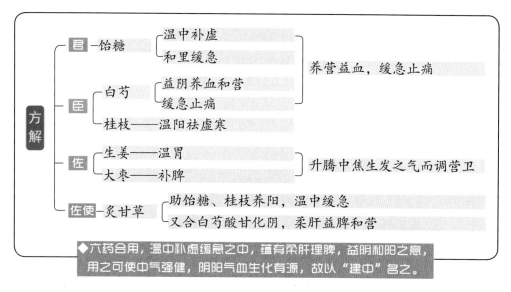

方解

君—饴糖　温中补虚　和里缓急

　　　　白芍　益阴养血和营　缓急止痛　　养营益血，缓急止痛

臣—　　桂枝——温阳祛虚寒

佐—　生姜——温胃　大枣——补脾　　升腾中焦生发之气而调营卫

佐使—炙甘草　助饴糖、桂枝养阳，温中缓急　又合白芍酸甘化阴，柔肝益脾和营

◆六药合用，温中补虚缓急之中，蕴有柔肝理脾，益阴和阳之意，用之可使中气强健，阴阳气血生化有源，故以"建中"名之。

【运用】

1. **辨证要点**　临床以腹痛喜温喜按、心悸、发热，而见面色无华、舌淡苔白、脉细弦为辨证要点。

2. **加减变化**　面色萎黄、短气神疲者，可加黄芪、人参、当归以补养气血；便溏者，可加白术健脾燥湿止泻；中焦寒重者，可加干姜以增强温中散寒的功效；兼有气滞者，可加木香行气止痛。

3. **现代运用**　胃及十二指肠溃疡、慢性胃炎、慢性肝炎、神经衰弱、再生障碍性贫血、功能性发热等属中焦阴阳不和者，均可予本方加减治疗。

4. **使用注意**　呕吐或中满者不宜使用，阴虚火旺之胃脘疼痛忌用。

【附方】

1. **黄芪建中汤（张仲景《金匮要略》）**　即小建中汤加黄芪9克。用法同小建中汤。功用：温中补气，和里缓急。主治：虚劳里急，诸不足。黄芪建中汤侧重于甘温益气，其适应证虚的程度较小建中汤为甚；小建中汤虽阴阳并补，但以温阳为主，适用于中阳虚而营阴亦不足之证。

2. **当归建中汤**（《千金翼方》）　当归 12 克，桂心、生姜各 9 克，甘草（炙）6 克，芍药 18 克，大枣（擘）6 枚。水煎服。若大虚，加饴糖 30 克做汤成，内之于火上暖，令饴糖消。功用：温补气血，缓急止痛。主治：产后虚羸不足，腹中疼痛不已，吸吸少气，或小腹拘急挛痛引腰背，不能饮食者。

吴茱萸汤

张仲景《伤寒论》
吴茱萸汤人参枣，重用生姜温胃好，
阳明寒呕少阴利，厥阴头痛皆能保。

【组成】　吴茱萸(洗)、人参各9克，生姜(切)18克，大枣(擘)4枚。

【用法】　上4味，以水七升，煮取二升，去滓。温服七合，日3服(现代用法：水煎服)。

【功用】　温中补虚，降逆止呕。

【主治】　肝胃虚寒，浊阴上逆证。食后泛泛欲呕，或呕吐酸水，或干呕，或吐清涎冷沫，胸满脘痛，巅顶头痛，畏寒肢凉，甚则伴手足逆冷，大便泄泻，烦躁不宁，舌淡苔白滑，脉沉弦或迟。

【方义方解】

　　本方证乃肝胃虚寒，浊阴上逆所致。肝胃虚寒，胃失和降，浊阴上逆，故食后泛泛欲吐，或呕吐酸水，或干呕，或吐清涎冷沫；厥阴之脉夹胃属肝，上行与督脉会于头顶部，胃中浊阴循肝经上扰于头，故巅顶头痛；浊阴阻滞，气机不利，故胸满脘痛；肝胃虚寒，阳虚失温，故畏寒肢冷；脾胃同居中焦，胃病及脾，脾不升清，则大便泄泻；舌淡苔白滑，脉沉弦而迟等均为虚寒之象。治宜温中补虚，降逆止呕。

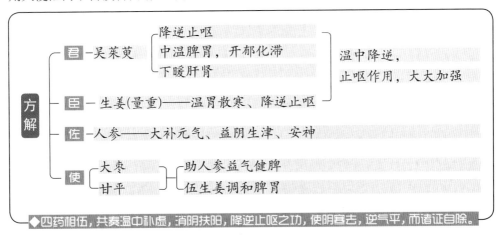

方中吴茱萸味辛苦而性热，归肝、脾、胃、肾经，既能温胃暖肝以祛寒，又善和胃降逆以止呕，一药而两善其功，是为君药。重用生姜温胃散寒，降逆止呕，用为臣药。吴茱萸与生姜相配，温降之力甚强。人参甘温，益气健脾，为佐药。大枣甘平，合人参以益脾气，合生姜以调脾胃，并能调和诸药，是佐使之药。

【运用】

1. **辨证要点**　本方专为中焦虚寒、浊阴上逆之证而设，临床以呕吐或干呕吐涎沫、口淡不渴、舌淡苔白滑、脉细迟或弦细为辨证要点。

2. **加减变化**　头痛甚者，加当归、川芎以养血止痛；呕吐甚者，加砂仁、半夏以增强降逆止呕的功效；吞酸频作，可加煅瓦楞、乌贼骨以制酸止痛；阴寒较甚，宜加附子、干姜以温中散寒。

3. **现代运用**　本方常用于妊娠呕吐、慢性胃炎、神经性头痛、耳源性眩晕等属中焦虚寒者。

4. **使用注意**　临床运用本方，凡呕逆严重者，当予冷服，以防格拒。

【附方】

1. **丁香半夏丸**（《重订严氏济生方》）　丁香 30 克，炮干姜、制半夏、橘皮各 60 克，白术 15 克，共研细末，生姜汁打糊为丸。每次服 6 克，每日 2 次。功用：温中降逆。主治：宿寒在胃，呕吐吞酸，可用于慢性胃炎及溃疡病的胃脘部不适、反胃、吐酸等症。

2. **丁萸六君汤**（《医宗金鉴》）　丁香、吴茱萸、干姜、人参、白术、茯苓、甘草。功用：健脾温中，化饮降逆。主治：久病气虚，胃中有寒饮所致的呕吐。

第二节　回阳救逆

四逆汤

张仲景《伤寒论》

四逆汤中附草姜，四肢厥冷急煎尝，
腹痛吐泻脉微细，急投此方可回阳。

【组成】　甘草（炙）、干姜 6 克，附子（生用，去皮，破 8 片）15 克。

【用法】　上 3 味，以水 600 毫升，煮取 240 毫升，去滓，分 2 次温服。强人可将附子与干姜加倍。

【功用】　回阳救逆。

【主治】 心肾阳衰寒厥证。四肢厥逆，恶寒蜷卧，神衰欲寐，面色苍白，腹痛下利，呕吐不渴，舌苔白滑，脉微细。

【方义方解】

本方证乃因心肾阳衰、阴寒内盛所致。阳气不能温煦周身四末，故四肢厥逆、恶寒蜷卧；不能鼓动血行，故脉微细。《素问·生气通天论》曰："阳气者，精则养神，柔则养筋。"今心阳衰微，神失所养，则神衰欲寐；肾阳衰微，不能暖脾，升降失调，则腹痛吐利。此阳衰寒盛之证，非纯阳大辛大热之品，不足以破阴寒，回阳气，救厥逆。

故方中以大辛大热之生附子为君，入心、脾、肾经，温壮元阳，破散阴寒，回阳救逆，生用则能迅达内外以温阳逐寒。臣以辛热之干姜，入心、脾、肺经，温中散寒，助阳通脉。附子与干姜同用，一温先天以生后天，一温后天以养先天，相须为用，相得益彰，温里回阳之力大增，是回阳救逆的常用组合。炙甘草之用有三：一则益气补中，使全方温补结合，以治虚寒之本；二则甘缓姜、附峻烈之性，使其破阴回阳而无暴散之虞；三则调和药性，并使药力作用持久，是为佐药而兼使药之用。综观本方，药简力专，大辛大热，使阳复厥回，故名"四逆汤"。

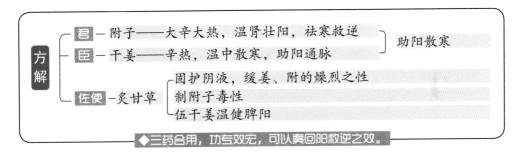

【运用】

1. **辨证要点** 本方为肾阳衰微、阴寒内盛而设，临床以四肢厥冷、神疲欲寐、舌淡苔白、脉微细为辨证要点。

2. **现代运用** 本方常用于急性心衰、心肌梗死、急慢性胃肠炎吐泻失水或急性病大汗出见休克等属亡阳欲脱者。

3. **使用注意** 四肢厥冷属真热假寒者，禁用本方。

回阳救急汤

陶节庵《伤寒六书》

回阳救急用六君，桂附干姜五味群，
加麝三厘与生姜，三阴寒厥建奇勋。

【组成】 熟附子、白术(炒)、茯苓、半夏(制)各9克，干姜、人参、甘草(炙)、陈皮各6克，肉桂、五味子各3克。

【用法】 水2盅，姜3片，煎之，临服入麝香0.1克调服。中病以手足温和即止，不得多服。现代用法：水煎服，麝香冲服。

【功效】 回阳固脱，益气生脉。

【主治】 寒邪直中三阴，真阳衰微证。四肢厥冷，神衰欲寐，恶寒蜷卧，吐泻腹痛，口不渴，甚则身寒战栗，或指甲口唇青紫，或吐涎沫，舌淡苔白，脉沉微，甚或无脉。

【方义方解】

　　本证多由寒邪直中三阴，阴寒内盛，真阳衰微欲脱所致，治疗以回阳救逆、益气生脉为主。素体阳虚，寒邪直中，三阴受寒，故腹痛、吐泻、肢厥、神衰、脉微俱见；身寒战栗、唇指青紫、无脉乃阴寒内盛，阳微欲脱之兆。本方以四逆汤合六君子汤，再加肉桂、五味子、麝香、生姜组成。方中以附子配干姜、肉桂，则温里回阳，祛寒通脉之功尤著。六君子汤补益脾胃，固守中州，并能除阳虚水湿不化所生的痰饮。人参合附子，益气回阳以固脱；配五味子益气补心以生脉。麝香三厘，辛香走窜，通行十二经脉，与五味子之酸收配合，则散中有收，使诸药迅布周身，而无虚阳散越之弊。诸药相合，共收回阳生脉之效，使厥回脉复而诸症自除。

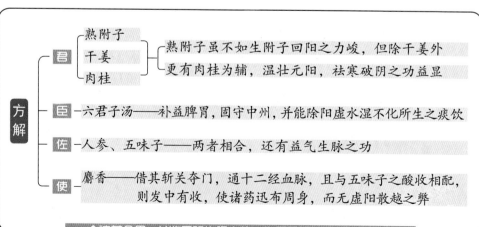

方解

君　熟附子　干姜　肉桂　——　熟附子虽不如生附子回阳之力峻，但除干姜外更有肉桂为辅，温壮元阳，祛寒破阴之功益显

臣　—六君子汤——补益脾胃，固守中州，并能除阳虚水湿不化所生之痰饮

佐　—人参、五味子——两者相合，还有益气生脉之功

使　—麝香——借其斩关夺门，通十二经血脉，且与五味子之酸收相配，则发中有收，使诸药迅布周身，而无虚阳散越之弊

◆诸药合用，共收回阳生脉之效，俾厥回脉复而诸证自除。

【运用】

1. **辨证要点**　本方是治疗寒邪直中三阴、真阳衰微证的常用方，临床应用以四肢厥冷、神衰欲寐、下利腹痛、脉微或无脉为辨证要点。

2. **加减变化**　呕吐不止者，可加姜汁以温胃止呕；泄泻不止者，可加黄芪、升麻等益气升阳止泻；呕吐涎沫或少腹痛者，可加盐炒吴茱萸以温胃暖肝，下气止呕；无脉者，可加少许猪胆汁，用为反佐，以防阳微阴盛而成阳脱之变。

3. **现代运用**　本方常用于急性胃肠炎吐泻过多、休克、心力衰竭等属亡阳欲脱者。

4. **使用注意**　方中麝香用量不宜过大，服药后手足温和即止。

【附方】

1. **回阳救急汤**（《重订通俗伤寒论》）　黑附块、原麦冬各9克，别直参、辰砂（染）、川姜各6克，湖广术5克，姜半夏3克，炒广皮、清炙草各3克，紫瑶桂1.5克，北五味1克，真麝香（冲）0.1克。功用：回阳救逆，益气生脉。主治：少阴病阳衰阴竭证。下利脉微，甚则利不止，肢厥无脉，干呕心烦者。

2. **六味回阳饮**《景岳全书》　人参30～60克，熟地黄15～30克，当归9克，制附子、炮姜各6～9克，炙甘草3克。水煎服。功用：益气回阳，滋阴养血。主治：阴阳将脱。

3. **四味回阳饮**（《景岳全书》）　人参30～60克，制附子、炮干姜各6～9克，炙甘草3～6克。用水400毫升，武火煎至250毫升，温服，徐徐饮之。功用：益气回阳，救逆固脱。主治：元阳虚脱，恶寒肢冷，气息微弱，冷汗如油。

第三节　温经散寒

当归四逆汤

张仲景《伤寒论》

当归四逆桂芍枣，细辛甘草与通草，
血虚肝寒手足冷，煎服此方乐陶陶。

【组成】　当归12克、桂枝（去皮）、白芍各9克，细辛3克，甘草（炙）、通草各6克，大枣8枚。

【用法】　上药以水800毫升，煮取300毫升，去滓，分2次温服。

【功用】 温经散寒，养血通脉。

【主治】 血虚寒厥证。手足厥寒，或腰、股、腿、足、肩臂疼痛，口不渴，舌淡苔白，脉沉细或细而欲绝。

【方义方解】

本方证由营血虚弱，寒凝经脉，血行不利所致。素体血虚而又经脉受寒，寒邪凝滞，血行不利，阳气不能达于四肢末端，营血不能充盈血脉，遂呈手足厥寒、脉细欲绝。此手足厥寒只是指掌至腕、踝不温，与四肢厥逆有别。治当温经散寒，养血通脉。

本方以桂枝汤去生姜，倍大枣，加当归、通草、细辛组成。方中当归甘温，养血和血；桂枝辛温，温经散寒，温通血脉，为君药。细辛温经散寒，助桂枝温通血脉；白芍养血和营，助当归补益营血，共为臣药。通草通经脉，以畅血行；大枣、甘草，益气健脾养血，共为佐药。重用大枣，既合归、芍以补营血，又防桂枝、细辛燥烈太过，伤及阴血。甘草兼调药性而为使药。全方共奏温经散寒，养血通脉之效。

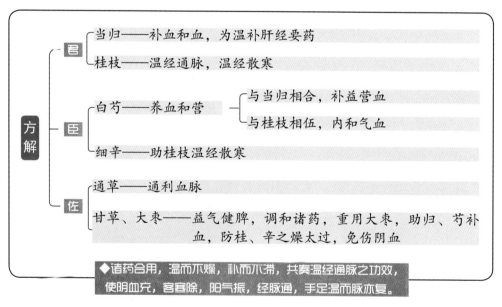

方解

君
  当归——补血和血，为温补肝经要药
  桂枝——温经通脉，温经散寒

臣
  白芍——养血和营
    与当归相合，补益营血
    与桂枝相伍，内和气血
  细辛——助桂枝温经散寒

佐
  通草——通利血脉
  甘草、大枣——益气健脾，调和诸药，重用大枣，助归、芍补血，防桂、辛之燥太过，免伤阴血

◆诸药合用，温而不燥，补而不滞，共奏温经通脉之功效，使阴血充，客寒除，阳气振，经脉通，手足温而脉亦复。

【运用】

1. **辨证要点** 本方为素体血虚、经脉寒凝所致之证而设，以手足厥冷、舌淡苔薄白、脉沉细欲绝为辨证要点。

2. **加减变化** 兼见干呕吐涎，宜加生姜、吴茱萸以温中降逆；寒疝，睾丸掣痛，痛引少腹，亦可加小茴香、良姜、乌药、香附等暖脾理气止痛之品。

3. **现代运用**　本方常用于冻疮、雷诺病或雷诺现象、血栓闭塞性脉管炎、小儿下肢麻痹及妇女痛经等属血虚寒凝者。

4. **使用注意**　本方只适用于血虚寒凝之四肢逆冷，其他原因之肢厥不宜使用。

【附方】

六物附子汤《证治准绳》　炮附子、桂心、防己各120克，白术、茯苓各90克，炙甘草60克。研粗末，每次服15克，加生姜7片，水煎服；现用汤剂，水煎服。功用：温肾利湿。主治：四气流注于足太阴经，骨节痛，四肢拘急，自汗短气，小便不利，恶风怯寒，头面手足肿痛。

阳和汤

王维德《外科证治全生集》

阳和汤法解寒凝，贴骨流注鹤膝风，
熟地鹿胶姜炭桂，麻黄白芥甘草从。

【组成】　熟地黄30克，鹿角胶9克，白芥子6克，肉桂粉、生甘草各3克，姜炭、麻黄各2克。

【用法】　除肉桂粉、鹿角胶外，余药水煎，汤成去渣，加入肉桂粉，鹿角胶烊化混匀，分2～3次服。

【功效】　温阳补血，散寒通滞。

【主治】　阴疽。患处漫肿无头，皮色不变，酸痛无热，口中不渴，舌淡苔白，脉沉细或迟细，或贴骨疽、脱疽、流注、痰核、鹤膝风等属阴寒证者。

【方义方解】

本证多由素体阳虚，营血不足，寒凝湿滞所致，治疗以温阳补血，散寒通滞为主。痹阻于肌肉、筋骨、血脉所致，故局部或全身见一系列虚寒表现。方中重用熟地黄，滋补阴血，填精益髓；配以血肉有情之鹿角胶，补肾助阳，益精养血，两者合用，温阳养血，以治其本，共为君药。姜炭破阴和阳，肉桂温经通脉，两药合用，温阳散寒，温通血脉，为臣药。白芥子消痰散结，少佐于麻黄，宣通经络，与诸温和药配合，可以开腠里，散寒结，引阳气由里达表，通行周身。甘草生用为使，解毒而调诸药。

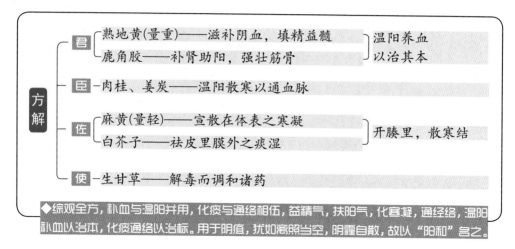

君
熟地黄(量重)——滋补阴血，填精益髓
鹿角胶——补肾助阳，强壮筋骨

温阳养血
以治其本

臣—肉桂、姜炭——温阳散寒以通血脉

佐
麻黄(量轻)——宣散在体表之寒凝
白芥子——祛皮里膜外之痰湿

开腠里，散寒结

使—生甘草——解毒而调和诸药

◆综观全方，补血与温阳并用，化痰与通络相伍，益精气，扶阳气，化寒凝，通经络，温阳补血以治本，化痰通络以治标。用于阴疽，犹如离照当空，阴霾自散，故以"阳和"名之。

【运用】

1. **辨证要点**　本方为治疗阴证疮疡的著名方剂，以患处漫肿无头、皮色不变、酸痛无热、脉沉细或迟细为辨证要点。

2. **加减变化**　阴寒甚者，酌加附子以助其温阳散寒；兼气虚，宜加黄芪、党参以益气补血。

3. **现代运用**　本方常用于骨结核、腹膜结核、慢性骨髓炎、深部脓肿、慢性淋巴结炎、类风湿性关节炎、血栓闭塞性脉管炎等属血虚寒凝者。

4. **使用注意**　本方药多温燥，凡痈疽阳证、阴虚有热或阴疽久溃者，均不宜使用。方中麻黄只起发越阳气之用，用量宜轻，熟地黄补血固本，用量宜重，应用时应注意两者比例。

【附方】

茴香楝实丸（《宣明论》）　川楝子、小茴香、马蔺花、芫花（醋炒焦黑）、吴茱萸、山茱萸、食茱萸、青皮、陈皮各30克。为末，醋糊为丸，每服6克，酒吞服。功用：温经消疝。主治：狐疝，小肠受邪控睾引少腹痛。

第十一章　补益剂

◆**概念**：凡用滋补人体气、血、阴、阳的药物为主，组成的方剂，统称为补益剂。《难经·十四难》亦说："损其肺者，益其气；损其心者，和其营卫，损其脾者，调其饮食，适其寒温；损其肝者，缓其中；损其肾者，益其精。"这就指出了补益五脏的大法。

◆**分类及适应证**

- 补气——气虚证
- 补血——血虚证
- 补阴——阴虚证
- 补阳——阳虚证
- 气血双补——气血两虚证
- 阴阳并补——阴阳两虚证

◆**注意事项**：①辨清虚实真假，不可误用于真实假虚证；②适当配伍理气健脾和胃之品使补而不滞。

第一节　补气

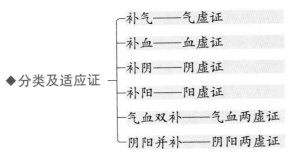

补中益气汤　李东垣《内外伤辨惑论》

补中益气芪术陈，升柴参草当归身。
虚劳内伤功独擅，亦治阳虚外感因。

【组成】黄芪、人参（党参）、炙甘草各15克，白术、当归各10克、陈皮、升麻各6克，柴胡12克，生姜9片，大枣6枚。

【用法】水煎服；或制成丸剂，每次服9～15克，每日2～3次，温开水或姜汤送下。

【功用】补中益气，升阳举陷。

【主治】

1. 脾胃气虚证。饮食减少，体倦肢软，少气懒言，面色苍白，大便稀溏，脉大而虚软。

2. 气虚下陷证。脱肛，子宫脱垂，久泻，久痢，崩漏等气短乏力，舌淡，脉虚。

3. 气虚发热证。身热，自汗，渴喜热饮，少气懒言，舌淡，脉虚大无力。

【方义方解】

　　脾胃气虚，气虚发热及气虚下陷均为本方的主证。头痛恶寒，气喘为本方次要症状。方中重用黄芪，味甘微温，入脾、肺经，补中益气，升阳固表，为君药。配伍人参、炙甘草、白术补气健脾为臣，与黄芪合用，以增强其补益中气之功。血为气之母，气虚时久，营血亦亏，故用当归养血和营，协人参、黄芪以补气养血；陈皮理气和胃，使诸药补而不滞，共为佐药。并以少量升麻、柴胡升阳举陷，协助君药以升提下陷之中气，《本草纲目》谓"升麻引阳明清气上升，柴胡引少阳清气上行，此乃禀赋虚弱，元气虚馁，及劳役饥饱，生冷内伤，脾胃引经最要药也"，共为佐使。炙甘草调和诸药，亦为使药。

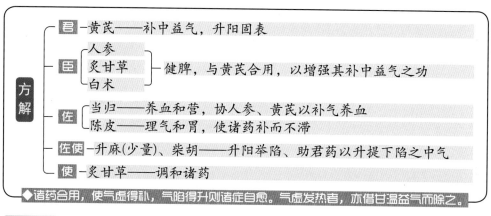

方解

君—黄芪——补中益气，升阳固表

臣　人参
　　炙甘草　—健脾，与黄芪合用，以增强其补中益气之功
　　白术

佐　当归——养血和营，协人参、黄芪以补气养血
　　陈皮——理气和胃，使诸药补而不滞

佐使—升麻(少量)、柴胡——升阳举陷、助君药以升提下陷之中气

使—炙甘草——调和诸药

◆诸药合用，使气虚得补，气陷得升则诸症自愈。气虚发热者，亦借甘温益气而除之。

【运用】

1. **辨证要点**　本方为补气升阳、甘温除热的代表方，以面色苍白、少气懒言、发热、自汗、舌淡苔白、脉象虚软为辨证要点。

2. **加减变化**　咳嗽者，加麦冬、五味子以敛肺止咳；头痛者，加川芎、蔓荆子；头顶痛者，加细辛、藁本以疏风止痛；兼腹中痛者，加白芍以柔肝止痛；兼气滞者，加枳壳、木香以理气解郁。本方亦可用于虚人感冒，加苏叶少许以增辛散的功效。

3. **现代运用**　中气不足，气虚下陷的内脏下垂、久泻久痢、脱肛、重症肌无力、乳糜尿、慢性肝炎等均可用本方治之。

4. **使用注意**　阴虚发热，内热炽盛者忌用。

【附方】

1. **调中益气汤**（《脾胃论》）　黄芪3克，人参、甘草、陈皮、制苍术各2克，升麻、木香各1克，柴胡1.5克。水煎服。功用：调中益气。主治：脾胃不和，胸满短气，饮食减少，口不知味，食后呕吐，以及脾胃不调，元气下陷，日晡两目紧涩，不能瞻视。

2. 益气聪明汤（《东垣试效方》）　人参、黄芪各15克，蔓荆子、葛根各9克，黄柏、白芍各6克，升麻4.5克，炙甘草3克。水煎服。功用：益气，聪耳明目。主治：中气虚弱、清阳不升的目生障翳，视物不清，耳鸣耳聋等症。可用于衰弱体虚的感冒头痛，耳鸣耳聋，以及虚弱体质的玻璃体混浊；或白内障初期，视力减退，眼肌疲劳等症。

生脉散

张元素《医学启源》

生脉麦冬五味参，保肺清心治暑淫，
气少汗多兼口渴，病危脉绝急煎斟。

【组成】　人参、麦冬各9克，五味子6克。

【用法】　长流水煎，不拘时服（现代用法：水煎服）。

【功用】　益气生津，敛阴止汗。

【主治】

1. 温热、暑热，耗气伤阴证。汗多神疲，体倦乏力，气短懒言，咽干口渴，舌干红少苔，脉虚数。

2. 久咳伤肺，气阴两虚证。干咳少痰，短气自汗，口干舌燥，脉虚细。

【方义方解】

本方所治为温热、暑热之邪，耗气伤阴，或久咳伤肺，气阴两虚之证。温暑之邪袭人，热蒸汗泄，最易耗气伤津，导致气阴两伤之证。肺主皮毛，暑伤肺气，卫外失固，津液外泄，故汗多；肺主气，肺气受损，故气短懒言、神疲乏力；阴伤而津液不足以上承，则咽干口渴。舌干红少苔，脉虚数或虚细，乃气阴两伤之象。咳嗽日久伤肺，气阴不足者，亦可见上述征象，治宜益气养阴生津。方中人参甘温，益元气，补肺气，生津液，是为君药。麦冬甘寒养阴清热，润肺生津，用以为臣。人参、麦冬合用，则益气养阴之功益彰。五味子酸温，敛肺止汗，生津止渴，为佐药。三药合用，一补一润一敛，益气养阴，生津止渴，敛阴止汗，使气复津生，汗止阴存，气充脉复，故名"生脉"。《医方集解》说："人有将死脉绝者，服此能复生之，其功甚大。"至于久咳肺伤，气阴两虚证，取其益气养阴，敛肺止咳，令气阴两复，肺润津生，诸症可平。

方解
君 —人参——补肺益气以生津
臣 —麦冬——养阴清热，润肺生津　　二者合用，益气养阴之功益彰
佐 —五味子——敛肺止汗，生津止渴

◆诸药合用，气复津回，汗止阴存，气阴充于脉道，其脉可生可复。

【运用】

1. **辨证要点**　本方是治疗气阴两虚证的常用方，临床应用以体倦、气短，咽干、舌红，脉虚为辨证要点。

2. **加减变化**　方中人参性味甘温，若属阴虚有热者，可用西洋参代替，病情急重者全方用量宜加重。

3. **现代运用**　本方常用于肺结核、慢性支气管炎、神经衰弱所致咳嗽和心烦失眠，以及心脏病心律不齐属气阴两虚者。生脉散经剂型改革后制成的生脉注射液，经药理研究证实，具有毒性小、安全度大的特点，临床常用于治疗急性心肌梗死、心源性休克、中毒性休克、失血性休克及冠心病、内分泌失调等病属气阴两虚者。

4. **使用注意**　若属外邪未解，或暑病热盛，气阴未伤者，均不宜用。久咳肺虚，亦应在阴伤气耗，纯虚无邪时，方可使用。

【附方】

生脉补精汤（《医宗金鉴》）　人参、麦冬、五味子、熟地黄、当归、鹿茸。功用：益气养阴，滋补精血。主治：类中风，内伤气血虚弱之人，虚劳过度，清气不升，忽然昏冒属于虚中者。

第二节　补血

当归补血汤

李东垣《内外伤辨惑论》

当归补血东垣笺，黄芪一两归二钱，
血虚发热口烦渴，脉大而虚宜此煎。

【组成】黄芪30克，当归（酒洗）6克。

【用法】以水300毫升，煎至150毫升，去滓，空腹时温服。

【功用】补气生血。

【主治】　血虚阳浮发热证。肌热面赤，烦渴欲饮，脉洪大而虚，重按无力。亦治妇人经期、产后血虚发热头痛；或疮疡溃后，久不愈合者。

【方义方解】

本方证为劳倦内伤，血虚气弱，阳气浮越所致。血虚气弱，阴不维阳，故肌热面赤、烦渴引饮，此种烦渴，常时烦时止，渴喜热饮；脉洪大而虚、重按无力，是血虚气弱，阳气浮越之象，是血虚发热的辨证关键。治宜补气生血，使气旺血生，虚热自止。方中重用黄芪，其用量五倍于当归，其义有二：本方证为阴血亏虚，以致阳气欲浮越散亡，此时，恐一时滋阴补血固里不及，阳气外亡，故重用黄芪补气而专固肌表，即"有形之血不能速生，无形之气所当急固"之理，此其一；有形之血生于无形之气，故用黄芪大补脾肺之气，以资化源，使气旺血生，此其二。配以少量当归养血和营，则浮阳秘敛，阳生阴长，气旺血生，而虚热自退。

至于妇人经期、产后血虚发热头痛，取其益气养血而退热。疮疡溃后，久不愈合，用本方补气养血，扶正托毒，有利于生肌收口。

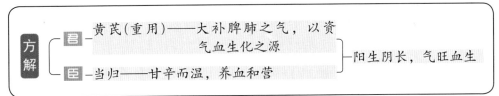

《内外伤辨惑论》说："血虚发热，证象白虎。"故本方应与白虎汤加以区别。白虎汤证是因于外感，热盛于内，病情属实；当归补血汤证由于内伤，为血虚气弱，病情属虚。因此，白虎汤证大渴而喜冷饮，身大热而大汗出，脉洪大而有力；当归补血汤证口渴则喜温饮，身虽热而无汗，脉大而虚，重按无力，所以《内外伤辨惑论》强调："唯脉不长实，有辨耳，误服白虎汤必死。"

【运用】

1. **辨证要点**　本方为补气生血之基础方，也是体现李东垣"甘温除热"治法的代表方，临床应用时除肌热、口渴喜热饮、面赤外，以脉大而虚，重按无力为辨证要点。

2. **加减变化**　若妇女经期，或产后感冒发热头痛者，加葱白、豆豉、生姜、大枣以疏风解表；若疮疡久溃不愈，气血两虚而又余毒未尽者，可加银花、甘草以清热解毒；若血虚气弱出血不止者，可加煅龙骨、阿胶、山茱萸以固涩止血。

3. **现代运用**　本方可用于妇人经期、产后发热等属血虚阳浮者，以及各种贫血、过敏性紫癜等属血虚气弱者。

4. **使用注意**　①阴虚发热证忌用。②此类虚热证，决不能误用表散清热之剂，治宜补气生血，使气旺血生，虚热自止。

【附方】

1. **当归生姜羊肉汤（《金匮要略》）** 当归9克，生姜15克，羊肉50克。上3味，以水8升，煮取3升，温服7合，日3服。功用：养血散寒。主治：产后腹中痛，亦治寒疝。

2. **当归黄芪汤（《济阴纲目》）** 即本方加白芍组成。功用：益气养血。主治：产后失血过多腰痛，身热，自汗。

3. **地骨皮饮（《金匮要略》）** 四物汤［熟地黄、白芍（炒）、当归各6克，川芎一钱（3克）］加地骨皮、牡丹皮。四物汤补血养血，地骨皮、牡丹皮清虚热。

归脾汤

薛己《正体类要》

归脾汤用术参芪，归草茯神远志齐，
酸枣木香龙眼肉，兼加姜枣益心脾。

【组成】 白术、当归、白茯苓、炒黄芪、远志、龙眼肉、炒酸枣仁各3克，人参6克，木香1.5克，炙甘草1克。

【用法】 加生姜、大枣，水煎服。

【功用】 益气补血，健脾养心。

【主治】

1. 心脾气血两虚证。心悸怔忡，健忘失眠，盗汗，体倦食少，面色萎黄，舌淡，苔薄白，脉细弱。

2. 脾不统血证。便血，皮下紫癜，妇女崩漏，月经超前，量多色淡，或淋漓不止，舌淡，脉细弱。

【方义方解】

本方证因思虑过度，劳伤心脾，气血亏虚所致。心藏神而主血，脾主思而统血，思虑过度，面色萎黄，脾气亏虚则体倦、食少；心血不足则见惊悸、怔忡、健忘、不寐、盗汗；面色萎黄、舌质淡，苔薄白，脉细缓均属气血不足之象。上述诸症虽属心脾两虚，却是以脾虚为核心，气血亏虚为基础。脾为营卫气血生化之源，《灵枢·决气》曰"中焦受气取汁，变化而赤是为血"，故方中以参、芪、术、草大队甘温之品补脾益气以生血，使气血旺而血生；当归、龙眼肉甘温补血养心；茯苓（多用茯神）、酸枣仁、远志宁心安神；木香辛香而散，理气醒脾，与大量益气健脾药配伍调和脾胃，以资化源。全方共奏益气补血、健脾养心之功，为治疗思虑过度，劳伤心脾，气血两虚之良方。

本方的配伍特点：一是心脾同治，重点在脾，使脾旺则气血生化有源，方名归脾，意在于此；二是气血并补，但重在补气，意即气为血之帅，气旺则自生，血足则心有所养；三是补气养血药中佐以木香理气醒脾，补而不滞。故张璐说："此方滋养心脾，鼓动少火，妙以木香调畅诸气。世以木香性燥不用，服之多致痞闷，或泄泻，减食者，以其纯阴无阳，不能输化药力故耳。"（《古今名医方论》）

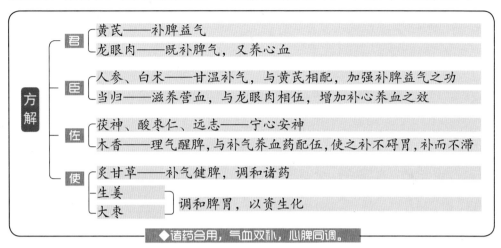

方解

君
黄芪——补脾益气
龙眼肉——既补脾气，又养心血

臣
人参、白术——甘温补气，与黄芪相配，加强补脾益气之功
当归——滋养营血，与龙眼肉相伍，增加补心养血之效

佐
茯神、酸枣仁、远志——宁心安神
木香——理气醒脾，与补气养血药配伍，使之补不碍胃，补而不滞

使
炙甘草——补气健脾，调和诸药
生姜
大枣　　调和脾胃，以资生化

◆诸药合用，气血双补，心脾同调。

本方原载宋代严用和《济生方》，但方中无当归、远志，至明代薛己补此二味，使养血宁神之效尤彰。本方的适应范围，随着后世医家的临床实践，不断有所扩充，原治思虑过度、劳伤心脾之健忘、怔忡。元代危亦林在《世医得效方》中增加治疗脾不统血之吐血、下血。明代薛己《内科摘要》增补了治疗惊悸、盗汗、嗜卧少食、月经不调、赤白带下等症。

归脾汤与补中益气汤同用参、芪、术、草以益气补脾。前者以补气药配伍养心安神药，意在心脾双补，复二脏生血、统血之职，主治心脾气血两虚之心悸怔忡、健忘失眠、体倦食少，以及脾不统血之便血、崩漏等。后者是补气药配伍升阳举陷药，意在补气升提，复脾胃升清降浊之能，主治脾胃气虚、气陷之少气懒言、发热及脏器下垂等。

【运用】

1. **辨证要点**　本方是治疗心脾气血两虚证的常用方，临床应用以心悸失眠、体倦食少、便血或崩漏、舌淡、脉细弱为辨证要点。

2. **加减变化**　崩漏下血偏寒者，可加艾叶炭、炮姜炭，以温经止血；偏热者，加生地炭、阿胶珠、棕榈炭，以清热止血。

3. **现代运用**　本方常用于胃及十二指肠溃疡出血、功能性子宫出血、再生障碍性贫血、血小板减少性紫癜、神经衰弱、心脏病等属心脾气血两虚及脾不统血者。

4. **使用注意**　痰多湿盛者，慎用。

【附方】

1. **两仪膏**（《中药制剂手册》） 党参、砂糖各120克，熟地黄250克。依法制成煎膏，每次服6～9克，每日1～3次，白开水送下。功用：补气养血。主治：气血两亏，病后虚弱，身体消瘦，气短乏力。

2. **归脾丸**（《中国药典》） 木香、炙甘草、大枣（去核）各40克，党参、炒酸枣仁、炙黄芪各80克，茯苓、炒白术、制远志、龙眼肉、当归各160克。依法制为水蜜丸或大蜜丸，水蜜丸每次服6克，大蜜丸每丸重9克，每次服1丸，每日3次。功用：益气健脾，养血安神。主治：心脾两虚，气短心悸，失眠多梦，头昏头晕，肢倦乏力，食欲缺乏，崩漏便血。

第三节　气血双补

炙甘草汤

张仲景《伤寒论》

炙甘草汤参姜桂，麦冬生地大麻仁，
大枣阿胶加酒服，虚劳肺痿效如神。

【组成】 甘草（炙）12克，人参、阿胶各6克，生地黄50克，生姜（切）、桂枝（去皮）各9克，麦冬（去心）、麻仁各10克，大枣（擘）30枚。

【用法】 原方9味，以清酒7升，水8升，先煮8味，取3升，去滓，入胶烊消尽，温服1升，日3服。现代用法：水中加白酒60克煎药取汁，再入阿胶烊消后服用。

【功用】 益气滋阴，通阳复脉。

【主治】

1. 阴血阳气虚弱，心脉失养证。脉结代，心动悸，虚羸少气，舌光少苔，或质干而瘦小者。

2. 虚劳肺痿。干咳无痰，或咳吐涎沫，量少，形瘦短气，虚烦不眠，自汗盗汗，咽干舌燥，大便干结，脉虚数。

【方义方解】

本方以炙甘草为主药而命名，其用量较重，甘温益气，以资气血生化之源，《本经别录》谓其"通经脉，利血气"为复脉之要药。人参、桂枝，补益心气，温通心阳；地、麦、胶、麻，滋阴养血，以充血脉。人参配大枣，补气滋液。本方大剂滋阴，而阴无阳则不能化气，故用桂枝、生姜、清酒之辛通，宣阳化阴，助心行血而利脉道。全方具有通经脉、利血气、益气通阳、滋阴养血、阴阳并调、气血双补之功，遂使气血充，阴阳调，其脉可复，心悸自安。本方功在复脉，故又名复脉汤。

　　方中炙甘草的运用尤为重要，为通经复脉的主药，用量宜重，以增强通经脉，利血气之功。此外，本方重用生地黄，《本经别录》谓"通血脉，利气力"，故大剂生地黄不仅具滋阴养血之效，且能通行血脉。大枣用至30枚之多，亦为群方之最，《神农本草经》谓大枣"补少气，少津液"，故大枣重用，不仅补益脾胃，又能益气滋液，助其复脉。可见生地黄、大枣之重用，既可填补真阴，滋养心血，又能补脾益气，通行血脉，助炙甘草以复脉。

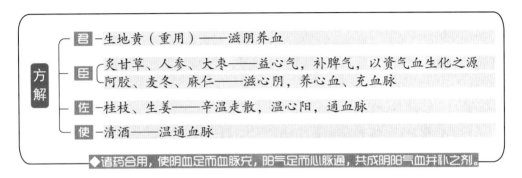

　　◆诸药合用，使阴血足而血脉充，阳气足而心脉通，共成阴阳气血并补之剂。

【运用】

　　1. 辨证要点　本方为阴阳气血并补的方剂，临床应用以脉结代、心动悸、虚羸少气、舌光色淡少苔为辨证要点。

　　2. 加减变化　柯韵伯说："此证当用酸枣仁，肺痿用麻子仁可也。"据编者临证体会，若患者大便不干而心悸失眠，确实可用酸枣仁代麻仁。但在一般情况下，还是以用麻仁疗效为好，对大便干结者尤为适宜。

　　3. 现代运用　本方对于冠心病、病毒性心肌炎、风湿性心脏病等，证见心动悸，脉结代或虚数或迟，辨证属阴阳气血俱虚者，均可治之。

　　4. 使用注意　本方药性偏于温燥，阴虚火旺者慎用。

【附方】

　　1. 加减复脉汤《温病条辨》　炙甘草、干地黄、生白芍各18克，麦冬（不去心）15克，阿胶、麻仁各9克。原方水8杯，煮取八分，分3次服。剧者加甘草至30克，干地黄、白芍24克，麦冬21克，日3夜1服。功用：滋阴润燥，生津清热。主治：温热病后期，真阴耗损，津液大伤，身热面赤，口干舌燥，甚则齿黑唇裂，脉虚大，手足心热甚于手足背者。或见心中震震，舌强神昏，或见耳聋，或见神倦欲眠，舌赤苔老，或见脉结代，甚则脉两至者。

　　温病日久，势必耗损真阴，出现上述种种证候。当此之时，急宜滋阴救液，保得一分津液，即有一分生机。本方即仲景复脉汤去人参、桂枝、生姜、大枣，加白芍而成，因伤于温热之邪，阳亢阴竭，不得再用阳药重伤其阴，故去参、桂、姜、枣之温阳补气，加白芍以敛阴，配伍甘草酸甘化阴，滋养阴液。全方药皆滋润，功专救阴，津液得复，便有生机。用古法而不泥古方，真善于化裁者也。

2. **双和饮**（《医宗金鉴》）　桂枝、芍药、炙甘草、生姜、大枣、黄芪、当归、川芎、熟地黄。水煎服。小建中汤、黄芪建中汤与当归建中汤三方去饴糖，加熟地黄、川芎以加强补血活血作用，谓双和饮。

固本止崩汤

傅山《傅青主女科》
固本止崩熟地归，参术黑姜与黄芪，
血崩昏暗晕在地，急服此方解虚危。

【组成】　大熟地（九蒸）、白术（土炒焦）各30克，黄芪（生用）、人参各9克，当归（酒洗）15克，黑姜6克。

【用法】　水煎服。一剂崩止，十剂不再发。

【功用】　补气摄血，固冲止崩。

【主治】　血崩下血甚多，或淋漓不断，色淡红、无块，身困乏力，不思饮食，舌质淡、苔薄白，脉细弱。

【方义方解】

崩漏由于劳伤，损伤脾气，气虚下陷统摄无权，冲任不固。方中人参、黄芪大补元气，升阳固本；白术健脾资血之源又统血归经；熟地黄滋阴养血，佐黑姜即可引血归经，更有补火温阳收敛之妙；且黄芪配当归含有"当归补血汤"之意，功能补血，熟地配当归一阴一阳补血和血。全方气血两补，使气壮固本以摄血，血生配气能涵阳。气充而血沛，阳生而阴长，冲脉得固，血崩自止。

【运用】

1. **辨证要点**　本方以经血突然暴下、崩中继而淋漓、气短乏力、面色㿠白、舌淡苔白、脉沉溺为辨证要点。

2. **加减变化**　脾虚甚者，加白术至30克，加山药、大枣；血虚者，加白芍药、首乌、桑寄生；出血量多者，去当归，加乌贼骨、升麻；久漏不止者，加益母草、黑荆芥、木香。

3. **现代运用**　用于治疗功能性子宫出血、子宫肌瘤、月经不调、产后恶露不绝、上环后出血等症。

4. **注意事项**　阴虚火旺、心肝郁火、湿热偏盛者忌用。

【附方】

1. **女金丸**（原名女金丹，《中国药典》）　陈皮、当归各140克，白芍、川芎、熟地黄、炒白术、茯苓、甘草、肉桂、牡丹皮、制没药、醋制延胡索、藁本、白芷、黄芩、白薇、阿胶、煅赤石脂各70克，党参55克，益母草200克，鹿角霜、醋制香附各150克，砂仁50克。依法制为蜜丸，水蜜丸每次服5克；大蜜丸每丸重9克，每次服1丸，每日2次。功用：主治：月经不调，痛经，小腹胀痛，经水淋漓不净。

2. **更生散**（《医宗金鉴》）　荆芥穗9克，当归、生地黄、川芎、人参各6克，干姜（炮）2克。水煎服。功用：补气生血、疏散表邪。主治：产后血气不足兼有表寒所致壮热憎寒。

第四节　补阴

六味地黄丸（地黄丸）

钱乙《小儿药证直诀》

六味地黄益肾肝，茱薯丹泽地苓专，更加知柏成八味，阴虚火旺自可煎。养阴明目加杞菊，滋阴都气五味先，肺肾两调金水生，麦冬加入长寿丸。

【组成】　熟地黄24克，山茱萸、干山药各12克，泽泻、牡丹皮、茯苓(去皮)9克。

【用法】　上为末，炼蜜为丸，如梧桐子大。空心温水化下3丸(现代用法：亦可不煎服)。

【功用】　滋补肝肾。亦即王冰所说："壮水之主，以制阳光。"

【主治】　肝肾阴虚证。腰膝酸软，头晕目眩，耳鸣耳聋，盗汗，遗精，消渴，骨蒸潮热，手足心热，口燥咽干，牙齿动摇，足跟作痛，小便淋沥，以及小儿囟门不合，舌红少苔，脉沉细数。

【方义方解】

本方所治之证乃（肝）肾阴虚，虚热内生所致。腰为肾之府，肾阴虚不能滋养其府，则腰膝酸软；阴虚不能滋荣，虚热上扰，则头晕目眩，耳鸣耳聋，牙痛，或牙齿动摇；虚热迫津外泄，则盗汗；虚热内扰肾精，则遗精；虚热盛于内而蒸于外，则骨蒸潮热，手足心热；虚热消灼阴津，则消渴；肾阴虚不能滋荣于骨，则小儿囟门迟闭，或足跟痛；阴虚不能滋荣，则口燥咽干；舌红少苔，脉细数，皆为（肝）肾阴虚，热内生之征。治当滋补（肝）肾阴。

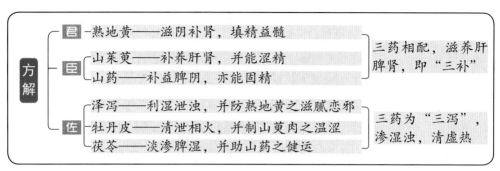

方中重用熟地黄滋阴补肾，填精益髓，为君药。山茱萸补养肝肾，并能涩精，取"肝肾同源"之意；山药补益脾阴，亦能固肾，共为臣药。三药配合，肾肝脾三阴并补，是为"三补"，但熟地黄用量是山茱萸与山药之和，故仍以补肾为主。泽泻利湿而泄肾浊，并能减熟地黄之滋腻；茯苓淡渗脾湿，并助山药之健运，与泽泻共泻肾浊，助真阴得复其位；牡丹皮清泄虚热，并制山茱萸之温涩。三药称为"三泻"，均为佐药。六味合用，三补三泻，其中补药用量重于"泻药"，是以补为主；肝、脾、肾三阴并补，以补肾阴为主，这是本方的配伍特点。

六味地黄丸系宋代钱乙从《金匮要略》的肾气丸减去桂枝、附子而成，原名"地黄丸"，用治肾怯诸证。张山雷《小儿药证直诀笺正》说："仲阳意中，谓小儿阳气甚盛，因去桂附而创立此丸，以为幼科补肾专药。"

【运用】

1. **辨证要点** 本方是治疗肝肾阴虚证的基础方，临床应用以腰膝酸软、头晕目眩、口燥咽干、舌红少苔、脉沉细数为辨证要点。

2. **加减变化** 若虚火明显者，加知母、玄参、黄柏等以加强清热降火之功；兼脾虚气滞者，加白术、砂仁、陈皮等以健脾和胃。

3. **现代运用** 本方常用于慢性肾炎、高血压病、糖尿病、肺结核、肾结核、甲状腺功能亢进、中心性视网膜炎及无排卵性功能性子宫出血、更年期综合征等属肾阴虚弱为主者。

4. **使用注意** 脾虚泄泻者慎用。

【附方】

1. **知柏地黄丸（吴谦，《医宗金鉴》）** 由六味地黄丸加知母、黄柏各6克组成。上药为细末，炼蜜为丸，每次服6克，每日2次，温开水送下。功用：滋阴降火。主治：阴虚火旺所致的骨蒸潮热，虚烦盗汗，腰脊酸痛，遗精等。

2. **杞菊地黄丸（董西园，《医级》）** 由六味地黄丸加枸杞子、菊花各9克组成。上药为细末，炼蜜为丸，每次服9克，每日2次，温开水送下。功用：滋肾养肝明目。主治：肝肾阴虚所致两眼昏花，视物不清，或两目干涩，迎风流泪等。

3. 麦味地黄丸（龚廷贤，《寿世保元》）　由六味地黄丸加麦冬9克，五味子6克组成。上药为细末，炼蜜为丸，每次服9克，每日2次，空腹时用姜汤送下。功用：滋补肺肾。主治：肺肾阴虚。咳嗽喘逆，潮热盗汗。

左归丸

张景岳《景岳全书》

左归丸内山药地，萸肉枸杞与牛膝，
菟丝龟鹿二胶合，壮水之主方第一。

【组成】　枸杞子、山茱萸、山药(炒)、菟丝子(制)、鹿角胶(敲碎，炒珠)、龟甲胶各120克，熟地黄240克。

【用法】　上先将熟地蒸烂，杵膏，炼蜜为丸，如梧桐子大，每食前用滚汤或淡盐汤送下百余丸(9克)。

【功用】　滋阴补肾，填精益髓。

【主治】　真阴不足证。头目眩晕，腰酸腿软，遗精滑泄，自汗盗汗，口燥舌干，舌红少苔，脉细。

【方义方解】

本方证为真阴不足，精髓亏损所致。肾藏精，主骨生髓，肾阴亏损，精髓不充，封藏失职，故头晕目眩、腰酸腿软、遗精滑泄；阴虚则阳亢，迫津外泄，故自汗盗汗；阴虚则津不上承，故口燥舌干、舌红少苔；脉细为真阴不足之象。治宜壮水之主，培补真阴。方中重用熟地黄滋肾填精，大补真阴，为君药。山茱萸养肝滋肾，涩精敛汗；山药补脾益阴，滋肾固精；枸杞子补肾益精，养肝明目；龟、鹿二胶，为血肉有情之品，峻补精髓，龟甲胶偏于补阴，鹿角胶偏于补阳，在补阴之中配伍补阳药，取"阳中求阴"之义，均为臣药。菟丝子、川牛膝益肝肾，强腰膝，健筋骨，俱为佐药。

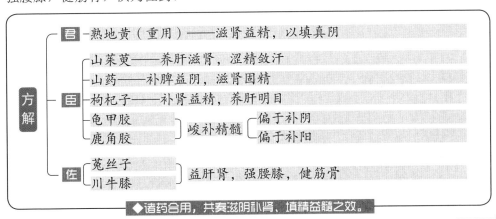

方解
- **君** - 熟地黄（重用）——滋肾益精，以填真阴
- **臣**
  - 山茱萸——养肝滋肾，涩精敛汗
  - 山药——补脾益阴，滋肾固精
  - 枸杞子——补肾益精，养肝明目
  - 龟甲胶 ─┐峻补精髓 ┌偏于补阴
  - 鹿角胶 ─┘　　　　 └偏于补阳
- **佐**
  - 菟丝子 ─┐益肝肾，强腰膝，健筋骨
  - 川牛膝 ─┘

◆诸药合用，共奏滋阴补肾、填精益髓之效。

左归丸是张介宾由六味地黄丸化裁而成。他认为"补阴不利水，利水不补阴，而补阴之法不宜渗"（《景岳全书·新方八阵》），故去"三泻"（泽泻、茯苓、丹皮），加入枸杞子、龟甲胶、牛膝加强滋补肾阴之力；又加入鹿角胶、菟丝子温润之品补阳益阴，阳中求阴，即张介宾所谓"善补阴者，必于阳中求阴，则阴得阳升而泉源不竭"（《景岳全书·新方八略》）之义，本方纯补无泻、阳中求阴是其配伍特点。

左归丸与六味地黄丸均为滋阴补肾之剂，但立法和主治均有不同。六味地黄丸以补肾阴为主，寓泻于补，补力平和，适用于肾虚不著而兼内热之证；左归丸纯甘壮水，补而无泻，补力较峻，适用于真阴不足，精髓亏损之证。故《王旭高医书六种·医方证治汇编歌诀》中说："左归是育阴以涵阳，不是壮水以制火。"

【运用】

1. **辨证要点**　本方为治疗真阴不足证的常用方，临床应用以头目眩晕、腰酸腿软、舌光少苔、脉细为辨证要点。

2. **加减变化**　若真阴不足，虚火上炎，去枸杞子、鹿角胶，加女贞子、麦冬以养阴清热；火烁肺金，干咳少痰，加百合以润肺止咳；夜热骨蒸，加地骨皮以清热除蒸；小便不利、不清，加茯苓以利水渗湿；大便燥结，去菟丝子，加肉苁蓉以润肠通便；兼气虚者可加人参以补气。

3. **现代运用**　本方常用于老年性痴呆、更年期综合征、老年骨质疏松症、闭经、月经量少等属于肾阴不足，精髓亏虚者。

4. **使用注意**　方中组成药物以阴柔滋润为主，久服常服，每易滞脾碍胃，故脾虚泄泻者慎用。

虎潜丸

朱震亨《丹溪心法》

虎潜丸中知柏黄，龟甲芍药陈皮方；
更加干姜与锁阳，滋阴降火筋骨强。

【组成】　黄柏240克，龟甲120克，知母、熟地黄、陈皮、白芍各60克，锁阳45克，虎骨（狗骨加倍代）30克，干姜15克。

【用法】　研为细末，和蜜为丸，每丸约重9克，早、晚各服1丸，淡盐汤或开水送下。也可用饮片做汤剂，水煎服，各药剂量按原方比例酌减。

【功用】　滋阴降火，强壮筋骨。

【主治】　肝肾不足，阴虚内热之痿证。腰膝酸软，筋骨痿弱，腿足消瘦，步履乏力，或眩晕，耳鸣，遗精，遗尿，舌红少苔，脉细弱。

【方义方解】

本方用治肝肾精血不足，阴虚内热，不能濡养筋骨而致之痿证，故宜以补养肝肾，滋阴降火，强筋壮骨为法。方中黄柏苦寒入肾，善清下焦相火；龟甲甘咸而寒，为血肉有情之品，可滋阴潜阳，益髓填精，补肾健骨，本方重用二药，既可补肝肾精血之不足，又能清肝肾虚火之内扰，标本并治，共为君药。配伍熟地黄滋肾益精，白芍养血柔肝，与龟甲同用滋阴之功益彰；知母苦寒质润，滋阴清热，与黄柏相合清热之力更著，三药俱为臣药。虎骨（狗骨加倍代）为强筋健骨，治疗筋骨痿软、脚弱无力之要药；锁阳甘温而质润，一则益精养血以助诸药滋阴之力，一则补肾壮阳而寓"阳中求阴"之法；干姜、陈皮温中暖脾，理气和胃，不仅可防黄柏、知母苦寒败胃之虞，而且可使诸阴柔之品滋而不腻，补而不滞，同为佐药。诸药合用，肝肾同补，补泻兼施，俾精血充而筋骨肌肉得以濡养，虚火降而精血津液无由以耗，筋骨渐强，步履复健而诸证乃痊。

本方配伍特点有三：一是以滋阴药配伍降火药为主，标本兼治；二是在大队滋阴药中配入补阳之品，以"阳中求阴"；三是配伍温中和胃理气之药使补而不滞。

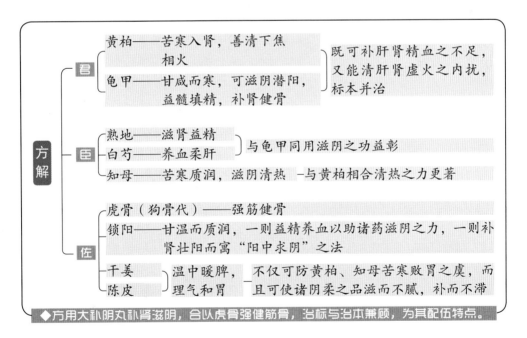

方解		
君	黄柏——苦寒入肾，善清下焦相火 龟甲——甘咸而寒，可滋阴潜阳，益髓填精，补肾健骨	既可补肝肾精血之不足，又能清肝肾虚火之内扰，标本并治
臣	熟地——滋肾益精 白芍——养血柔肝	与龟甲同用滋阴之功益彰
	知母——苦寒质润，滋阴清热	-与黄柏相合清热之力更著
佐	虎骨（狗骨代）——强筋健骨 锁阳——甘温而质润，一则益精养血以助诸药滋阴之力，一则补肾壮阳而寓"阳中求阴"之法	
	干姜 陈皮	温中暖脾，理气和胃	不仅可防黄柏、知母苦寒败胃之虞，而且可使诸阴柔之品滋而不腻，补而不滞

◆方用大补阴丸补肾滋阴，合以虎骨强健筋骨，治标与治本兼顾，为其配伍特点。

【运用】

1. **辨证要点**　本方以筋骨肌肉痿软欲废、舌红少苔、脉细弱为辨证要点。

2. **加减变化**　一方加金箔，一方用生地黄，懒言语者，加山药；脾虚，加白术、山药；肌肉萎缩，加鹿筋、淫羊藿、薏苡仁；痿证，加续断、杜仲、菟丝子。

3. 现代运用　本方常用于治疗进行性肌萎缩、脊髓或颅内病变引起的肌萎缩性瘫痪、格林·巴利综合征、膝关节结核、小儿麻痹症、下肢慢性骨髓炎所致筋骨痿软、颅内血肿清除术后遗症、带下等。

4. 使用注意　凡脾胃虚弱、痰湿风寒、湿热浸淫所致痿证，不宜用本方投治。

【附方】

加味虎潜丸（《张氏医通》）　本方去知母、陈皮，加当归、人参、黄芪、山药、枸杞子、牛膝、五味子而成。功用：滋阴降火，补气助阳，强壮筋骨。主治：下肢痿弱而厥冷。

第五节　补阳

肾气丸

张仲景《金匮要略》

金匮肾气治肾虚，熟地淮药及山萸，
丹皮苓泽加桂附，引火归原热下趋。

【组成】　干地黄128克，山药、山茱萸各64克，茯苓、泽泻、牡丹皮各48克，桂枝、附子(炮)各16克。

【用法】　混合碾细，炼蜜和丸，每丸重15克，早、晚各服一丸，开水送下。或根据原方用量比例酌情增减，水煎服。

【功用】　补肾助阳。亦即王冰所谓"益火之源，以消荫翳"之意。《景岳全书·新方八阵》又说："善补阳者，必于阴中求阳，则阳得阴助，而生化无穷。"

【主治】　肾阳不足证。腰痛脚软，身半以下常有冷感，少腹拘急，小便不利，或小便反多，入夜尤甚，阳痿早泄，舌淡而胖，脉虚弱，尺部沉细，以及痰饮、水肿、消渴、脚气、转胞等。

【方义方解】

本方为肾阳不足之证而设。腰为肾之府，肾阳虚衰，经脉失于温养，则腰脊膝胫酸痛之力，身半以下常有冷感；肾主水，肾阳虚弱，不能化气行水，水湿内停，则小便不利，少腹拘急，甚则发为水肿、痰饮、脚气等；若阳虚膀胱失约，则小便反多，夜尿尤频；肾阳不足，水液失于蒸化，津不上承，则口渴不已；舌质淡而胖，尺脉沉细或沉弱而迟，皆为肾阳虚弱之象。诸症皆由肾阳不足，温煦无能，气化失司，水液代谢失常而致，治宜补肾助阳，"益火之源，以消荫翳"，辅以化气利水。方中以干地黄、山药、山茱萸、茯苓、牡丹皮、泽泻濡润之品补肾阴以壮水之主，肉桂、附子辛润之品补肾阳（命门之火）而益火之源。桂、附的用量为干地黄的 1/8，正符合《内经》"少火生气"的精神，如用量过大则会造成"壮火食气"而不能达到预期的效果，命门真火既不可衰，亦不可亢。本丸纳桂、附于滋阴药中，意不在补火，而在微微生火，即生肾气，故不叫温肾丸而名之为"肾气丸"。正如张景岳所说："善补阳者，阴中求阳。"先天之肾火，又可暖生后天之脾土，后天之脾土又可制先天之肾水，水火相互为用。此先后二天相互制约而化生万物之理也。肾主下元，主藏精，司二便，肺为肾之上源，输布精气，金水相生，上下相依，宣发肃降营卫气血，输化不息，知此，则本方所治诸证之理自明。

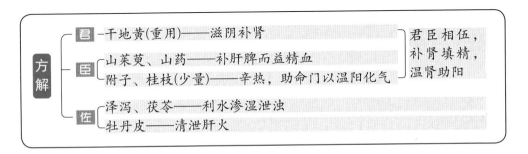

【运用】

1. **辨证要点**　本方为治疗肾阳不足的常用代表方，以腰酸腿软、小便不利，或小便反多、舌淡而胖、脉虚弱而尺脉沉细为辨证要点。对于肾阳不足，不能化气行水而致的痰饮；肾阳不足，不能蒸化津液而致的消渴；因肾阳虚弱而致的脚气，均可用本方治疗。

2. **加减变化**　若畏寒肢冷较甚者，可将桂枝改为肉桂，并加重桂、附之量，以增温补肾阳之效；兼痰饮咳喘者，加姜、辛、夏以温肺化饮；夜尿多者，可加巴戟天、益智仁、金樱子、芡实以助温阳固摄之功。

3. **现代运用**　本方常用于治疗慢性肾炎、肾性水肿、醛固酮增多症、糖尿病、甲状腺功能低下、肾上腺皮质功能减退、神经衰弱、哮喘、慢性支气管炎、更年期综合征等属肾阳不足者。

4. **使用注意**　若咽干口燥，舌红少苔，属肾阳不足、虚火上火者，不宜应用。

【附方】

1. **济生肾气丸（严用和《济生方》）**　炮附子 9 克，熟地黄、山药、山茱萸、泽泻、茯苓、车前子、牡丹皮、川牛膝各 6 克，肉桂 3 克。上药为末，炼蜜为丸，如梧桐子大，每次服9克，每日2次。功用：温补肾阳，利水消肿。主治：肾虚水肿，腰重脚肿，小便不利。

2. 加味肾气丸（严用和《济生方》） 附子（炮）15克，白茯苓（去皮）、泽泻、山茱萸（取肉）、山药（炒）、车前子（酒蒸）、牡丹皮（去木）各30克，肉桂（不见火）、川牛膝（去芦，酒浸）、熟地黄各15克。上为细末，炼蜜为丸，如梧桐子大，每服七十丸（9克），空心米饮送下。功用：温肾化气，利水消肿。主治：肾（阳）虚水肿。腰重脚肿，小便不利。

右归丸

张景岳《景岳全书》

右归丸中地附归，山药茱萸菟丝桂；
杜仲鹿胶枸杞子，益火之源此方魁。

【组成】 熟地黄240克，山药(炒)、菟丝子(制)、鹿角胶(炒珠)、杜仲(姜汁炒)各120克，山茱萸(微炒)、枸杞子(微炒)、当归各90克，肉桂60克，制附子二两，渐可加至60～180克。

【用法】 上先将熟地黄蒸烂杵膏，加炼蜜为丸，如梧桐子大。每服百余丸(6～9克)，食前用滚汤或淡盐汤送下；或丸如弹子大，每嚼服二三丸(6～9克)，以滚白汤送下(现代用法：亦可水煎服，用量按原方比例酌减)。

【功用】 温补肾阳，填精益髓。

【主治】 肾阳不足，命门火衰证。年老或久病气衰神疲，畏寒肢冷，腰膝软弱，阳痿遗精，或阳衰无子，或饮食减少，大便不实，或小便自遗，舌淡苔白，脉沉而迟。

【方义方解】

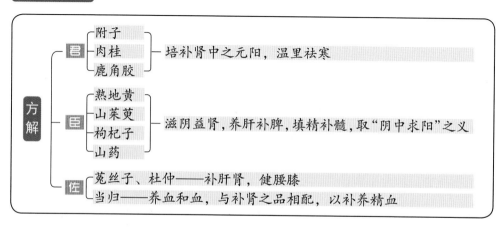

本方所治之证为肾阳虚弱，命门火衰所致。肾为水火之脏，内寄命门之火，为元阳之根本。肾阳不足，命门火衰，失于温煦，甚则火不生土，影响脾胃纳运，故见气衰神疲、畏寒肢冷、腰膝软弱饮食减少、大便不实；肾主天癸而藏精，肾阳虚则天癸衰少，封藏失职，精关不固，宗筋失养，故见阳痿、遗精、不育或小便自遗。治宜"益火之源，以培右肾之元阳"（《景岳全书》）。方中附子、肉桂、鹿角胶培补肾中元阳，温里祛寒，为君药。熟地黄、山茱萸、枸杞子、山药滋阴益肾，养肝补脾，填精补髓，取"阴中求阳"之义，为臣药。再用菟丝子、杜仲补肝肾，强腰膝，配以当归养血和血，共补肝肾精血，为佐药。诸药合用，以温肾阳为主而阴阳兼顾，肝脾肾并补，妙在阴中求阳，使元阳得以归原，故名"右归丸"。

本方系由《金匮要略》肾气丸减去"三泻"（泽泻、牡丹皮、茯苓），加鹿角胶、菟丝子、杜仲、枸杞子、当归而成，增强补阳作用，不用泻法，保全补益之力，使药效专于温补。本方配伍特点：一是补阳药与补阴药相配，则"阳得阴助，生化无穷"，体现了"阴中求阳"的治疗法则；二是本方纯补无泻，集温补药与滋补药于一方，则益火源之功尤著。

【运用】

1. 辨证要点　本方为治肾阳不足、命门火衰的常用方，临床应用以神疲乏力、畏寒肢冷、腰膝酸软、脉沉迟为辨证要点。

2. 加减变化　若阳衰气虚，加人参以补之；阳虚精滑或带浊、便溏，加补骨脂以补肾固精止泻；肾泄不止，加五味子、肉豆蔻以涩肠止泻；饮食减少或不易消化，或呕恶吞酸，加干姜以温中散寒；腹痛不止，加吴茱萸（炒）以散寒止痛；腰膝酸痛者，加胡桃肉以补肾助阳，益髓强腰；阳痿者，加巴戟天、肉苁蓉以补肾壮阳。

3. 现代运用　本方可用于肾病综合征、老年骨质疏松症、精少不育症，以及贫血、白细胞减少症等属肾阳不足者。

4. 使用注意　本方纯补无泻，故对肾虚兼有湿浊者，不宜使用。

【附方】

右归饮（张介宾,《景岳全书》）　山茱萸3克,熟地黄6～30克,炒山药、枸杞子、炙甘草、杜仲、肉桂各6克,制附子9克。水煎服。功用:温肾填精。主治:肾阳不足,气怯神疲,腹痛腰酸,肢冷,脉细,或阴盛格阳,真寒假热之证。

本方与右归丸均为张介宾创制的温补肾阳名方，但右归丸较右归饮多出鹿角胶、菟丝子、当归，而不用甘草，故其温补肾阳，填精补血之力更强。

第六节　阴阳双补

地黄饮子

刘完素《黄帝素问宣明论方》

地黄饮子山茱斛，麦味菖蒲远志茯，
茯蓉桂附巴戟天，少入薄荷姜枣服。

【组成】 熟地黄(焙)12克，巴戟天(去心)、山茱萸(炒)、石斛(去根)、肉苁蓉(酒浸，切焙)、附子(炮裂，去皮脐)、五味子(炒)、肉桂(去粗皮)、白茯苓(去黑皮)、麦冬(去心，焙)、菖蒲、远志(去心)各15克。

【用法】 上为粗末，每服9克，水一盏，入薄荷少许，加生姜5片，大枣1枚，擘破，同煎八分，去滓，食前温服(现代用法：加姜枣水煎服)。

【功用】 滋肾阴，补肾阳，开窍化痰。

【主治】 下元虚衰，痰浊上泛之喑痱证。舌强不能言，足废不能用，口干不欲饮，足冷面赤，脉沉细弱。

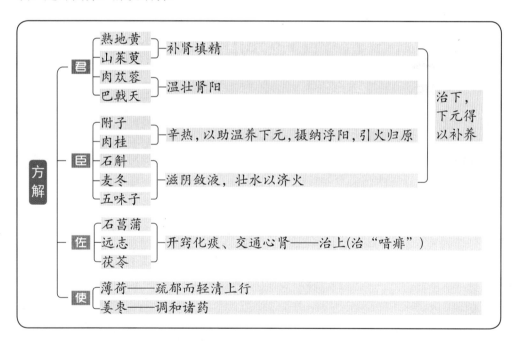

【方解】 方用熟地黄、山茱萸滋补肾阴，肉苁蓉、巴戟天温壮肾阳，4味共为君药。配伍附子、肉桂之辛热，以助温养下元，摄纳浮阳，引火归原；石斛、麦冬、五味子滋养肺肾，金水相生，壮水以济火，均为臣药。石菖蒲与远志、茯苓合用，是开窍化痰，交通心肾的常用组合，是为佐药。姜、枣和中调药，功兼佐使。综观全方，标本兼治；阴阳并补，滋阴药与温阳药的药味及用量相当，补阴与补阳并重，上下同治，而以治本治下为主。诸药合用，使下元得以补养，浮阳得以摄纳，水火既济，痰化窍开则"喑痱"可愈。

【运用】

1. **辨证要点**　本方为治疗肾虚喑痱的常用方，临床应用以舌喑不语、足废不用、足冷面赤、脉沉细弱为辨证要点。

2. **加减变化**　若属痱而无喑者，减去石菖蒲、远志等宣通开窍之品；喑痱以阴虚为主，痰火偏盛者，去附、桂，酌加川贝母、竹沥、胆南星、天竺黄等以清化痰热；兼有气虚者，酌加黄芪、人参以益气。

3. **现代运用**　本方常用于晚期高血压病、脑动脉硬化、中风后遗症、脊髓炎等慢性疾病过程中出现的阴阳两虚者。

4. **使用注意**　本方偏于温补，故对气火上升，肝阳偏亢而阳热之象明显者，不宜应用。

龟鹿二仙胶

王三才《医便》

《医便》龟鹿二仙胶，人参枸杞熬成膏，滋阴益肾填精髓，"精极"用此疗效高。

【组成】　鹿角（用新鲜麋鹿杀角，解的不用，马鹿角不用，去角脑梢骨二寸绝断，劈开，净用）5000克，龟甲（去弦，洗净，捶碎）2500克，人参450克，枸杞子900克。

【用法】　上前3味袋盛，放长流水内浸3日，用铅坛1只，如无铅坛，底下放铅1大片亦可。将角并甲（龟甲）放入坛内，用水浸，高三五寸，黄蜡三两封口，放大锅内，桑柴火煮7昼夜。煮时坛内1日添热水1次，勿令沸起，锅内1日夜添水5次，候角酥取出，洗，滤净去滓。其滓即鹿角霜、龟甲霜也。将清汁另放。另将人参、枸杞子用铜锅以水36碗，熬至药面无水，以新布绞取清汁，将滓置石臼水捶捣细，用水24碗又熬如前；又滤又捣又熬，如此3次，以滓无味为度。将前龟、鹿汁并参、杞汁和入锅内，文火熬至滴水成珠不散，乃成胶也。每服初起4.5克，10日加1.5克，加至9克止，空心酒化下，常服乃可。现代用法：上用铅坛熬胶，初服酒服4.5克，渐加至9克，空心时服用。

【功效】　滋阴填精，益气壮阳。

【主治】　真元虚损，精血不足证。全身瘦削，阳痿遗精，两目昏花，腰膝酸软，久不孕育。

【方义方解】

本方证由肾元虚损，精血阴阳不足，筋骨形体失养五脏失充所致，故见腰膝酸软，形体瘦削，两目昏花，发脱齿摇，阳痿遗精，男子精少不育，妇女经闭不孕，未老先衰等诸虚百损之症。治当阴阳并补，滋阴填精，益气养血之法。方中鹿角胶甘咸微温，温肾壮阳，益精养血；龟甲胶甘咸而寒，填精补髓，滋阴养血，二味俱为血肉有情之品，能补肾益髓以生阴阳精血，共为君药。人参大补元气，与鹿、龟二胶相伍，既可补气生精以助滋阴壮阳之功，又能借补后天脾胃以资气血生化之源；枸杞子补肾益精，养肝明目，助君药滋补肝肾精血，同为臣药。四药合用，阴阳气血并补，先后天兼顾，药简力宏，共成填精补髓，益气壮阳之功，不仅可治真元不足，诸虚百损，亦能抗衰防老，生精种子，益寿延年。

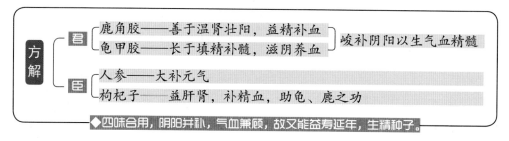

方解
君
鹿角胶——善于温肾壮阳，益精补血
龟甲胶——长于填精补髓，滋阴养血
峻补阴阳以生气血精髓
臣
人参——大补元气
枸杞子——益肝肾，补精血，助龟、鹿之功

◆四味合用，阴阳并补，气血兼顾，故又能益寿延年，生精种子。

【运用】

1. **辨证要点**　本方为阴阳气血同补的方剂，既能滋补肝肾，又可补益脾胃，临床应用以腰膝酸软、两目昏花、阳痿遗精为辨证要点。

2. **加减变化**　兼有眩晕者，加杭菊花、明天麻以息风止晕；遗精频作者，加金樱子、山茱萸以补肾固精。

3. **现代运用**　本方常用于治疗内分泌障碍引起的发育不良、重症贫血、神经衰弱，以及性功能减退等属阴阳两虚者。

4. **使用注意**　本方纯补，不免滋腻，故脾胃虚弱而食少便溏者不宜使用，或合用四君子汤以助运化。

【附方】

人参鹿茸丸（《中药制剂手册》）　人参75克，鹿茸60克，冬虫夏草30克，巴戟天、当归、炒杜仲、牛膝、菟丝子、补骨脂、茯苓、炙黄芪、龙眼肉、五味子、黄柏各120克。依法制为蜜丸，每次服9克，每日1～2次，温开水或黄酒送服。功用：滋肾益气，补血生精。主治：肾精亏损，气血两亏，精神不振，目暗耳聋，遗精盗汗，腰腿酸软，以及妇女血寒，子宫寒冷，崩漏、带下。

第十二章 理气剂

◆**概念**：凡以理气药为主组成，具有行气或降气的作用，主治气滞或气逆病症的方剂，统称为理气剂，具有疏畅气机、调理肺腑功能的作用。理气剂主要归于中医八法中的"消法"。

◆**分类及适应证** ── 行气——气滞证(脾胃气滞，肝气郁结)
　　　　　　　　└ 降气——气逆证(肺气上逆、胃气上逆)

◆**注意事项**：①注意病情的寒热虚实与有无兼夹，分别予以不同的配伍；②本剂组成多芳香辛燥药，易耗气伤津，慎勿过剂；③年老体弱，孕妇及素有出血病史者，慎用本剂。

第一节　行气

越鞠丸

朱震亨《丹溪心法》
越鞠丸治六般郁，气血湿痰食火因；
香附苍芎兼栀曲，气畅郁舒痛闷伸。

【组成】香附、川芎、苍术、栀子、神曲各等分(6～10克)。

【用法】上为末，水丸如绿豆大(原书未著用法用量)。现代用法：水丸，每服6～9克，温开水送服，亦可按参考用量比例做汤剂煎服。

【功用】行气解郁。

【主治】六郁证。胸膈痞闷，脘腹胀痛，嗳腐吞酸，恶心呕吐，饮食不消。

【方义方解】

本方由肝脾气机郁滞，以致气、血、火、湿、痰、食相因成郁，以气郁为先。人以气为本，气和则病无由生，若喜怒无常，忧思过度，或饮食失节，寒温不适等，均可引起气机郁滞。肝气郁结，气机不畅，则胸膈痞闷胀痛；气郁日久势必及血，而致血郁，则胁腹刺痛而有定处；郁久化火，则病火郁，则吞酸嘈杂；肝郁乘脾，运化失司，脾不胜湿则湿郁；湿聚生痰则痰郁，嗳气呕恶；水谷不运，则饮食不消为食郁。气、血、火郁责之于肝，湿、痰、食郁责之于脾，由此可见，六郁之病主要在肝脾郁滞，尤以气郁为主。其治法，重在行气解郁，使气行则血行，气顺则火、湿、痰、食诸郁皆消。

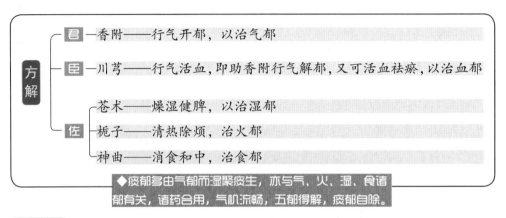

方解

君—香附——行气开郁，以治气郁

臣—川芎——行气活血，即助香附行气解郁，又可活血祛瘀，以治血郁

佐—苍术——燥湿健脾，以治湿郁
栀子——清热除烦，治火郁
神曲——消食和中，治食郁

◆痰郁多由气郁而湿聚痰生，亦与气、火、湿、食诸郁有关，诸药合用，气机流畅，五郁得解，痰郁自除。

【运用】

1. **辨证要点**　本方是主治气血痰火湿食"六郁"的代表方，临床应用以胸膈痞闷、脘腹胀痛、饮食不消等为辨证要点。

2. **加减变化**　食郁偏重者，重用神曲，酌加麦芽、山楂以助消食；痰郁偏重者，酌加瓜蒌、半夏以助祛痰；湿郁偏重者，重用苍术，酌加泽泻、茯苓以助利湿；火郁偏重者，重用山栀，酌加黄连、黄芩以助清热泻火；气郁偏重者，可重用香附，酌加枳壳、木香、厚朴等以助行气解郁；血郁偏重者，重用川芎，酌加赤芍、桃仁、红花等以助活血祛瘀。

3. **现代运用**　本方常用于胃神经官能症、慢性胃炎、胃及十二指肠溃疡、胆石症、肝炎、胆囊炎、痛经、月经不调、肋间神经痛等辨证属"六郁"者。

【附方】

1. **爽胃饮（宋向元先生经验方）**　川楝子、瓜蒌皮、白茯苓、半夏各9克，当归、佛手花各6克，绿萼梅3克，生姜2片，大枣2枚。水煎服。功用：舒肝和胃。主治：肝胃不和，胃脘痞满，嗳噫呕恶，不思饮食。

2. **五膈宽中散（《张氏医通》）**　姜厚朴60克，炙甘草30克，木香15克，白豆蔻9克。研末，每用9克，加生姜3片，盐少许，水煎服。功用：舒肝行气。主治：七情郁结，痰气痞结而成五膈。

柴胡疏肝散

王肯堂《证治准绳》

柴胡疏肝芍川芎，枳壳陈皮草香附，
疏肝行气兼活血，胁肋疼痛立能消。

【组成】　柴胡、陈皮(醋炒)各6克，川芎、枳壳(麸炒)、芍药、香附各4.5克，甘草(炙)1.5克。

【用法】　上作一服。水二盅，煎八分，食前服。

【功用】　疏肝解郁，行气止痛。

【主治】　肝气郁滞证。胁肋疼痛，胸闷喜太息，情志抑郁易怒，或嗳气，脘腹胀满，脉弦。

【方义方解】

本方所治诸证皆由肝气郁结而致，治当顺其条达之性，发其郁遏之气。方中柴胡苦辛微寒，归经肝胆，功擅条达肝气而疏郁结，用为君药。香附苦辛而平，专入肝经，长于疏肝理气，并有良好的止痛作用；川芎味辛气雄，入肝胆经，能行气血，疏肝开郁，止胁痛，二药相合，共助柴胡以解肝经之郁滞，而增行气止痛之效，同为臣药。陈皮理气行滞而和胃，醋炒以入肝行气；芍药（现临床多用白芍）、甘草养血柔肝，缓急止痛，俱为佐药。甘草调和药性，兼作使药。诸药相合，共奏疏肝解郁，行气止痛之功。

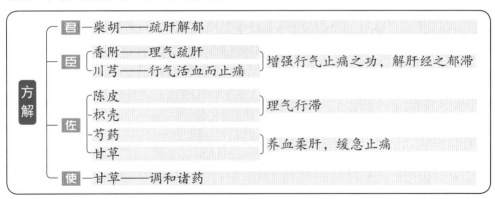

本方配伍特点，是以大队辛散入肝理气之药为主，参以养血柔肝、通行血脉、和胃降逆之品，疏肝之中兼以养肝，理气之中兼以调血，治肝之中兼以和胃。

【运用】

1. **辨证要点**　本方为疏肝解郁的常用方剂，临床运用时以胁肋胀痛、脉弦为证治要点。

2. **加减变化**　若胁肋疼痛较甚者，酌加当归、郁金、乌药等以增强行气活血之力；若肝郁化火，口渴舌红，脉象弦数者，酌加山栀、黄芩、川楝子等以清肝泻火。

3. 现代运用　用于治疗肝炎、慢性胃炎、胁间神经痛等辨证属于肝郁气滞的多种疾病。

4. 注意事项　本方芳香辛燥，易于耗气伤阴，不宜久服。若胁痛而伴口干、舌红苔少等肝阴不足之证者，应配伍养血滋阴之品同用。

【**附方**】

1. 木香顺气散（《医学统旨》）　木香、香附、槟榔、青皮（醋炒）、陈皮、厚朴（姜汁炒）、苍术（米泔浸一宿，炒）、枳壳麸炒、砂仁各3克，炙甘草1.5克。为末，水2盅，加生姜3片，煎八分，食前服。功用：行气解郁，和胃化湿。主治：气郁夹湿证。脘腹胀痛，胸膈胀闷，恶心呕吐，饮食不消，或大便不畅等。

2. 八味顺气散（《重订严氏济生方》）　白术、白茯苓、白芷、青皮、陈皮（去白）、人参、乌药各30克，甘草（炙）15克。研细末，每服9～15克，清水一盏，煎至七分，温服。方用人参、茯苓、白术、甘草和脾胃；补中气即扶助正气，青皮、陈皮行气消滞化痰；白芷祛风；乌药降气。主治：中风、中气、气滞痰阻、神志昏聩、牙关紧闭、痰涎上壅、腹胀气喘，亦可用气滞腰痛。

瓜蒌薤白白酒汤

张仲景《金匮要略》

瓜蒌薤白白酒汤，胸痹胸闷痛难当，喘息短气时咳唾，难卧仍加半夏良。

【**组成**】　瓜蒌实一枚24克，薤白12克，白酒适量。

【**用法**】　上3味，同煮取200毫升，分2次温服。

【**功用**】　通阳散结，行气祛痰。

【**主治**】　胸痹。胸中闷痛，甚至胸痛彻背，喘息咳唾，短气，舌苔白腻，脉沉弦或紧。

【**方义方解**】

胸痹是以胸膺部窒塞疼痛为主的病证，古代亦称"心痛"或"真心痛"。诸阳受气于胸中而转行于背，胸中阳气不振，津液不得输布，津停痰聚，阻碍气机，故胸部闷痛，甚则胸痛彻背；痰阻气滞，肺失宣降，则见喘息，咳唾；阳虚痰凝气滞，故见舌苔白腻，脉沉弦或紧。本证病机为胸阳不振，痰阻气滞。治以通阳散结，行气祛痰。方中瓜蒌实为君，理气宽胸、涤痰散结，该药善长利气散结以宽胸，并可稀释软化稠痰以通胸膈痹塞。薤白为臣，通阳散结，行气止痛。因本品辛散苦降，温通滑利，善散阴寒之凝滞，行胸阳之壅结，故为治胸痹之要药。瓜蒌实配伍薤白，既祛痰结，又通阳气，相辅相成，为治疗胸痹的常用对药。佐以白酒，辛散温通，行气活血，既轻扬上行而助药势，又可加强薤白行气通阳之力。

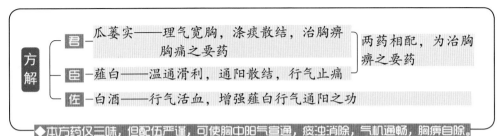

【运用】

1. **辨证要点**　本方是治疗胸阳不振、气滞痰阻之胸痹证的基础方剂，以胸痛，喘息短气、舌苔白腻、脉弦紧为证治要点。

2. **加减变化**　若寒邪较重者，可酌加干姜、桂枝、附子等以通阳散寒；气滞甚者，可酌加厚朴、枳实以理气行滞；兼血瘀者，可酌加丹参、赤芍等以活血祛瘀。

3. **现代运用**　冠心病心绞痛、非化脓性肋骨炎、肋间神经痛等，属胸阳不振，痰浊内阻见症者，可加减用之。

4. **使用注意**　本方性偏温燥，若胸痹属于阴虚有热者应忌用。方中白酒用量，当视患者酒量而定，一般可用 30 ～ 60 毫升，不宜过多。

枳实消痞丸

李东垣《兰室秘藏》

枳实消痞四君全，麦芽夏曲朴姜连，
蒸饼糊丸消积满，消中有补两相兼。

【组成】　干生姜、炙甘草、麦芽(曲)、白茯苓、白术各6克，半夏(曲)、人参各9克，厚朴(炙)12克，枳实、黄连各15克。

【用法】　为细末，汤浸蒸饼为丸，梧桐子大，每服50～70(6～9克)，白汤下，食远服。

【功用】　行气消痞，健脾和胃。

【主治】　脾虚气滞，寒热互结证。心下痞满，不欲饮食，倦怠乏力，大便失调。

【方义方解】

本方所治之证乃脾虚气滞，寒热夹杂所致。脾胃虚弱，浊气不降，则心下痞满，不欲饮食；气血亏虚，寒湿内生，脾虚不运，则倦怠乏力，腹部畏寒，大便不调；苔腻微黄，脉弦或虚，皆为脾虚气滞，寒热夹杂之象。治当健脾和胃，行气消痞。

本方所治之证乃脾虚气滞，寒热夹杂所致。脾胃虚弱，浊气不降，则心下痞满，不欲饮食；气血亏虚，寒湿内生，脾虚不运，则倦怠乏力，腹部畏寒，大便不调；苔腻微黄，脉弦或虚，皆为脾虚气滞，寒热夹杂之象。治当健脾和胃，行气消痞。

方中枳实苦辛微寒，行气消痞为君；厚朴苦辛而温，行气除满为臣。两者合用，以增行气消痞除满之效。黄连苦寒清热燥湿而除痞，半夏曲辛温散结而和胃，少佐干姜辛热温中祛寒，三味相伍，辛开苦降，平调寒热，共助枳、朴行气开痞除满之功；麦芽甘平，消食和胃；人参、白术、茯苓、炙甘草（四君子汤）益气健脾，祛湿和中，共为佐药。炙甘草还兼调药之用，亦为使药。

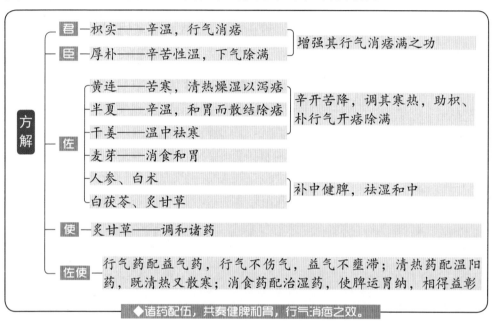

◆诸药配伍，共奏健脾和胃，行气消痞之效。

【运用】

1. **辨证要点**　本方为治疗脾虚气滞、寒热互结之心下痞满证之常用方，临床应用以心下痞满、食少倦怠、苔腻微黄为辨证要点。

2. **加减变化**　脾虚甚者，重用人参、白术以增益气健脾之功；偏寒者，减黄连，加重干姜用量，可再加高良姜、肉桂等以助温中散寒之力；胀满重者，可加陈皮、木香等以加强行气消胀之效。

3. **现代运用**　本方常用于慢性胃炎、慢性支气管炎、胃肠神经官能症等属脾虚气滞，寒热互结者。

4. **使用注意**　脾胃虚寒者慎用本方。

【附方】

枳术汤（《金匮要略》）　枳实 12 克，白术 6 克。上 2 味，以水 5 升，煮取 3 升，分温 3 服，腹中软即当散也。功用：行气消痞。主治：气滞水停。心下坚，大如盘，边如旋盘。

第二节　降气

小半夏汤

张仲景《金匮要略》

呕家见渴饮当除，不渴应知支饮居，
半夏一升姜八两，源头探得病根锄。

【组成】　半夏20克，生姜10克。

【用法】　上二味。用水700毫升，煮取300毫升，分2次温服。

【功用】　和胃降逆，消痰蠲饮。

【主治】　痰饮内停，心下痞闷，呕吐不渴，及胃寒呕吐，痰饮咳嗽。

【方义方解】

本方证因痰饮停于心下，胃气失于和降所致。痰饮停于胃，胃失和降则呕吐，呕多必津伤致渴，渴者为饮随呕去，故为欲解；若呕反不渴，是支饮仍在心下之故。治宜化痰散饮，和胃降逆。方中用半夏辛温，燥湿化痰涤饮，又降逆和中止呕，是为君药。生姜辛温，为呕家之圣药，降逆止呕，又温胃散饮，且制半夏之毒，是臣药又兼佐药之用。二药相配，使痰祛饮化，逆降胃和而呕吐自止。仲景所创该方，对于后世痰饮呕吐或胃气上逆证的治疗具有重要的指导意义，已成为祛痰化饮或和胃降逆止呕的常用配伍组合。

方解

君 -半夏——辛温，降逆化饮除湿

臣 -生姜——辛温，宣畅脾胃气机，散水降逆和胃，且制半夏之毒

◆二药相配，使痰祛饮化，逆降胃和而呕吐自止。

【运用】

1. **辨证要点**　本方为治疗痰饮呕吐的基础方，临床应用以呕吐不渴、苔白滑为辨证要点。

2. **加减变化**　若气逆者，加旋覆花、代赭石，以降逆止呃；若水气盛者，加泽泻、茯苓，以泻利水湿；若胃脘痞满者，加桂枝、柴胡，以温阳理气消痞等。

3. **现代运用**　本方常用于胃炎、内耳眩晕症及化疗后所致的胃肠反应等属痰饮呕吐者。

4. **使用注意**　忌羊肉、饧。

【附方】

　　大半夏汤（《金匮要略》）　半夏15克，人参9克，白蜜9克。水煎服。功用：和胃降逆，益气润燥。主治：胃反证。朝食暮吐，或暮食朝吐，宿谷不化，吐后转舒，神疲乏力，面色少华，肢体羸弱，大便燥结如羊屎状，舌淡红，苔少，脉细弱。

旋覆代赭汤

张仲景《伤寒论》

旋覆代赭痞在中，噫气不除饮气冲，
参草姜枣半夏子，赭轻姜重方奏功。

【组成】　旋覆花、甘草（炙）、半夏（洗）各9克，人参6克，代赭石6克，生姜15克，大枣（擘）12枚。

【用法】　上7味，用水1升，煮取600毫升，去滓，再煎取300毫升，分2次温服。

【功用】　降逆化痰，益气和胃。

【主治】　胃气虚弱，痰浊内阻证。心下痞硬，或反胃呕逆，吐涎沫，噫气不除，舌苔白滑，脉弦而虚。

【方义方解】

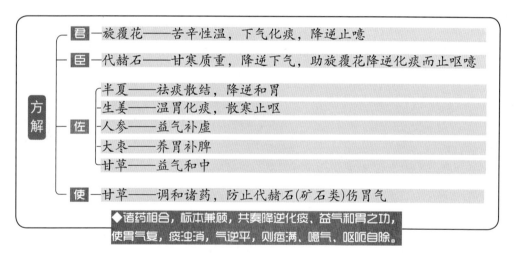

　　本方所治为胃虚痰阻、气逆不降之证。胃主纳谷，以降为顺。若中气虚，邪客于胃，气逆而上，复出于胃，故噫气频作，反胃呕吐；胃虚痰浊内阻，升降被遏，故胃脘痞硬，呕吐涎沫。治疗上，胃气宜补，痰浊宜化，气逆宜降，故以益气和胃，降逆化痰之法。方中旋覆花性温而能下气消痰，降逆止噫，是为君药。代赭石质重而沉降，擅镇冲逆，但味苦气寒，故用量稍小为臣药；生姜于本方用量独重，寓意有三：一为和胃降逆以增止呕之效，二为宣散水气以助祛痰之功，三可制约代赭石的寒凉之性，使其镇降气逆而不伐胃；半夏辛温，祛痰散结，降逆和胃，并为臣药。人参、炙甘草、大枣益脾胃，补气虚，扶助已伤之中气，为佐使之用。后世用治胃气虚寒之反胃、呕吐涎沫，以及中焦虚痞而善嗳气者，亦取本方益气和胃，降逆化痰之功。

【运用】

1. **辨证要点**　本方主治胃虚痰阻、气逆不降之证，临床以心下痞硬、嗳气频作、呕吐、呃逆、苔白滑、脉弦虚为辨证要点。

2. **加减变化**　痰多者，可加陈皮、茯苓以和胃化痰；胃气不虚者，可去大枣、人参、甘草；胃寒较甚者，可改生姜为干姜，并酌加柿蒂、丁香以温胃降逆。

3. **现代运用**　临床常用本方加减治疗胃虚痰阻的胃神经官能症、慢性胃炎、胃扩张、胃及十二指肠溃疡、神经性呕逆、幽门不全梗阻等属胃虚痰阻者。

4. **使用注意**　服药时以少量频服为佳，可预防服后吐出。若顽固性呕吐，服药入口即吐者，可用灶心黄土或芦根先煎取汁，以药汁煎其他药。

【附方】

干姜人参半夏丸（《金匮要略》）　干姜、人参各6克，半夏9克。3味末之，以生姜汁糊为丸如梧子大，饮服10丸，日3服（近代用法：按原方比例酌减用药量，改作汤剂，水煎服）。功用：温中补虚，降逆止呕。主治：妊娠及脾胃虚寒之呕吐。

按：本方与旋覆代赭汤均有降逆止呕之功，但本方以温补为主，服量亦小，原书用于"妊娠呕吐不止"；而旋覆代赭汤以降逆为主，补虚为辅，重在除嗳气，止呕吐。

橘皮竹茹汤

张仲景《金匮要略》

橘皮竹茹治呕逆，人参甘草枣姜益，
胃虚有热失和降，久病之后更相宜。

【组成】　橘皮、竹茹各15克，生姜9克，甘草6克，人参3克，大枣5枚。

【用法】　上6味，以水1斗，煮取3升，温服1升，日3服。

【功用】　降逆止呃，益气清热。

【主治】　胃虚有热之呃逆。呃逆或干呕，舌红嫩，脉虚数。

【方义方解】

呃逆之证，皆因胃气不能和降而起，但有寒热虚实之分。本方证因胃虚有热，气逆不降所致。胃虚宜补，有热宜清，气逆宜降，故立清补降逆之法。

方中橘皮辛温，行气和胃以止呃；竹茹甘寒，清热安胃以止呕，皆重用为君药。人参甘温，益气补虚，与橘皮合用，行中有补；生姜辛温，和胃止呕，与竹茹合用，清中有温，共为臣药。甘草、大枣助人参益气补中以治胃虚，并调药性，是为佐使药。

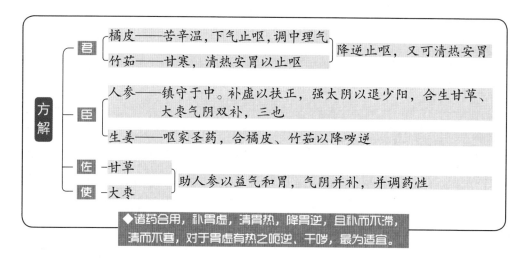

【运用】

1. **辨证要点** 本方为治疗胃虚有热，气逆不降而呃逆、干呕或呕吐的常用方，临床以呃逆、呕吐、舌红嫩、脉虚数为辨证要点。

2. **加减变化** 胃热呕逆气阴两伤者，可加茯苓、麦冬、枇杷叶以养阴和胃；兼胃阴不足者，可加石斛、麦冬等以滋养胃阴。

3. **现代运用** 本方常用于治疗妊娠呕吐、幽门不全梗阻、腹部手术致呃逆不止等属胃虚有热者。

4. **使用注意** 若呃逆呕吐属虚寒者或实热者，不宜使用。

【附方】

橘皮半夏汤《备急千金要方》 半夏、生姜、橘皮。功用：理气化痰，和胃降逆。主治：脾胃气滞，痰湿内停以致胃气上逆的呕吐证。

第十三章 理血剂

◆**概念**：凡以理血药组成为主，具有活血祛瘀或止血作用，主治瘀血或出血病症的方剂，通称为理血剂。

◆**分类及适应证**┌─ 活血祛瘀──治血瘀证
　　　　　　　　└─ 止血──治出血证

◆**注意事项**：①运用活血化瘀剂时，应适当配伍理气药，以增强行血化瘀之效。②化瘀之剂易伤血、动血，不可久用，对体虚者，应配养血之品以护血，或配益气之品以扶正；对有出血宿疾者，或妇女月经过多、孕妇等，均宜慎用。③运用止血剂，要避免止血留瘀之弊，故可于止血方中酌配既能化瘀又能止血之药。④急性出血，宜止血为先，急治其标；慢性失血，宜着重治本或标本兼顾。

第一节　活血祛瘀

桃核承气汤

张仲景《伤寒论》

桃核承气五般施，甘草硝黄并桂枝，
瘀热互结小腹胀，蓄血如狂最相宜。

【组成】桃仁(去皮尖)、大黄各12克，桂枝(去皮)、甘草(炙)、芒硝各6克。

【用法】水煎服，芒硝冲服。

【功用】逐瘀泻热。

【主治】下焦蓄血证。少腹急结，小便自利，神志如狂，甚则烦躁谵语，至夜发热，以及血瘀经闭、痛经、脉沉实而涩者。

【方义方解】

本方由调胃承气汤减芒硝之量，再加桃仁、桂枝而成。《伤寒论》原治邪在太阳不解，化热随经传腑，与血相搏结于下焦之蓄血证。瘀热互结于下焦少腹部位，故少腹急结；病在血分，与气分无涉，膀胱气化未受影响，故小便自利；夜属阴，热在血分，故至夜发热；心主血脉而藏神，瘀热上扰，心神不宁，故烦躁谵语、如狂。证属瘀热互结下焦，治当因势利导，逐瘀泻热，以祛除下焦之蓄血。

方中桃仁苦甘平，活血破瘀；大黄苦寒，下瘀泻热。二者合用，瘀热并治，共为君药。芒硝咸苦寒，泻热软坚，助大黄下瘀泻热；桂枝辛甘温，通行血脉，既助桃仁活血祛瘀，又防硝、黄寒凉凝血之弊，共为臣药。桂枝与硝、黄同用，相反相成，桂枝得硝、黄则温通而不助热；硝、黄得桂枝则寒下又不凉遏。炙甘草护胃安中，并缓诸药之峻烈，为佐使药。

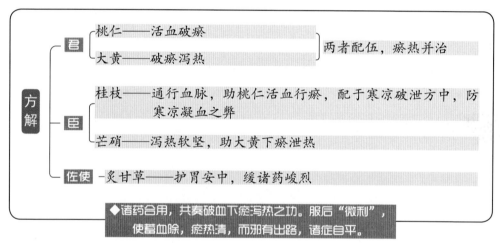

【运用】

1. **辨证要点**　本方为治疗瘀热互结、下焦蓄血证的常用方，临床应用以少腹急结、小便自利、脉沉实或涩为辨证要点。

2. **加减变化**　后世对本方的运用有所发展，不论何处的瘀血证，只要具备瘀热互结这一基本病机，均可加减使用。跌打损伤、瘀血停留、疼痛不已者，加当归尾、赤芍、苏木、红花、三七等以活血祛瘀止痛；妇人血瘀经闭、痛经以及恶露不下等症，常配合四物汤同用；兼气滞者，酌加乌药、香附、青皮、枳实、木香等以理气止痛；火旺而血瘀于上之吐血、衄血，可以本方釜底抽薪，引血下行，并可酌加牡丹皮、生地黄、栀子等以清热凉血。

3. **现代运用**　本方常用于急性盆腔炎、附件炎、胎盘滞留、肠梗阻、子宫内膜异位症、急性脑出血等属瘀热互结下焦者。

4. **使用注意**　表证未解者，当先解表，而后用本方。因本方为破血下瘀之剂，故孕妇禁用。

【附方】

1. **下瘀血汤**（《金匮要略》）　大黄 6 克，䗪虫（熬，去足）9 克，桃仁 12 克。上 3 味末之，炼蜜和为 4 丸，以酒 200 毫升，煎 1 丸，取 160 毫升，顿服之，新血下如豚肝。功用：泻热逐瘀。主治：瘀血化热，瘀热内结证。产后少腹刺痛拒按，按之有硬块，或见恶露不下，口燥舌干，大便结燥，甚则肌肤甲错，舌质紫红而有瘀斑瘀点，苔黄燥，脉沉涩有力。亦治血瘀而致经水不利之证。

2. **抵当汤**（《伤寒论》）　桃仁（去皮尖）20 个（5 克），水蛭（熬）、虻虫（去翅足，熬）各 30 个（6 克），大黄（酒洗）3 两（9 克）。上 4 味，以水 5 升，煮取 3 升，去滓，温服 1 升。不下，更服。功用：破血下瘀。主治：下焦蓄血之少腹痞满，小便自利，喜忘，如狂或发狂，大便色黑易解，脉沉实，及妇女经闭少腹痞满拒按者。

血府逐瘀汤

王清任《医林改错》

血府当归生地桃，红花甘草壳赤芍，
柴胡芎桔牛膝等，血化下行不作劳。

【组成】　桃仁 12 克，红花、当归、生地黄、牛膝各 9 克，赤芍、枳壳各 6 克，川芎、桔梗各 5 克，柴胡、甘草各 3 克。

【用法】　水煎服。

【功用】　活血祛瘀，行气止痛。

【主治】　胸中血瘀证。胸痛，头痛日久，痛如针刺而有定处，或呃逆日久不止，或内热烦闷，或心悸失眠，急躁易怒，入暮潮热，唇暗或两目暗黑，舌黯红或有瘀斑，脉涩或弦紧。

【方义方解】

本方主治诸症皆为瘀血内阻胸部，气机郁滞所致，即王清任所称"胸中血府血瘀"之证。胸中为气之所宗，血之所聚，肝经循行之分野。血瘀胸中，气机阻滞，清阳郁遏不升，则胸痛、头痛日久不愈，痛如针刺，且有定处；胸中血瘀，影响及胃，胃气上逆，故呃逆干呕，甚则水入即呛；瘀久化热，则内热瞀闷，入暮潮热；瘀热扰心，则心悸怔忡，失眠多梦；郁滞日久，肝失条达，故急躁易怒；至于唇、目、舌、脉所见，皆为瘀血征象。治宜活血化瘀，兼以行气止痛。

方中桃仁破血行滞而润燥，红花活血祛瘀以止痛，共为君药。赤芍、川芎助君药活血祛瘀；牛膝活血通经，祛瘀止痛，引血下行，共为臣药。生地黄、当归养血益阴，清热活血；桔梗、枳壳，一升一降，宽胸行气；柴胡疏肝解郁，升达清阳，与桔梗、枳壳同用，尤善理气行滞，使气行则血行，以上均为佐药。桔梗并能载药上行，兼有使药之用；甘草调和诸药，亦为使药。

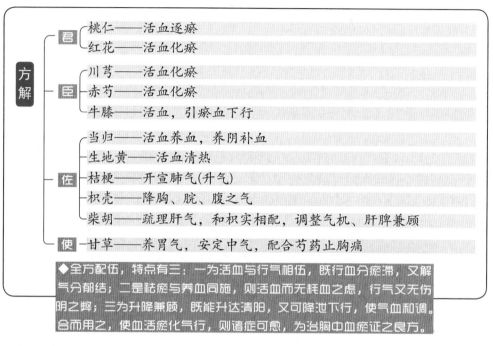

方解

君　桃仁——活血逐瘀
　　红花——活血化瘀

臣　川芎——活血化瘀
　　赤芍——活血化瘀
　　牛膝——活血，引瘀血下行

佐　当归——活血养血，养阴补血
　　生地黄——活血清热
　　桔梗——开宣肺气(升气)
　　枳壳——降胸、脘、腹之气
　　柴胡——疏理肝气，和枳实相配，调整气机、肝脾兼顾

使　甘草——养胃气，安定中气，配合芍药止胸痛

◆全方配伍，特点有三：一为活血与行气相伍，既行血分瘀滞，又解气分郁结；二是祛瘀与养血同施，则活血而无耗血之虑，行气又无伤阴之弊；三为升降兼顾，既能升达清阳，又可降泄下行，使气血和调。合而用之，使血活瘀化气行，则诸症可愈，为治胸中血瘀证之良方。

【运用】

1. **辨证要点**　本方广泛用于因胸中瘀血而引起的多种病症，临床应用以胸痛、头痛，痛有定处，舌暗红或有瘀斑、脉涩或弦紧为辨证要点。

2. **加减变化**　若瘀痛入络，可加全蝎、穿山甲、地龙、三棱、莪术等以破血通络止痛；气机郁滞较重，加川楝子、香附、青皮等以疏肝理气止痛；血瘀经闭、痛经者，可用本方去桔梗，加香附、益母草、泽兰等以活血调经止痛；胁下有痞块，属血瘀者，可酌加丹参、郁金、䗪虫、水蛭等以活血破瘀，消癥化滞。

3. **现代应用**　本方常用于冠心病心绞痛、风湿性心脏病、胸部挫伤及肋软骨炎之胸痛，以及脑血栓形成、高血压病、高脂血症、血栓闭塞性脉管炎、神经官能症、脑震荡后遗症之头痛、头晕等属瘀阻气滞者。

4. 使用注意　由于方中活血祛瘀药较多，故孕妇忌用。

【附方】

1. **通窍活血汤**（王清任《医林改错》）　桃仁、红花、生姜各9克，红枣7枚，赤芍、川芎、老葱各3克，麝香0.15克，黄酒250毫升。水煎去渣，麝香研末冲服。功用：活血通窍。主治：瘀阻头面的头痛昏晕，或耳聋年久，或头发脱落，面色青紫，或酒渣鼻，或白癜风，以及妇女干血痨，小儿疳积而见肌肉消瘦，腹大青筋，潮热等。

2. **膈下逐瘀汤**（王清任《医林改错》）　五灵脂、当归、桃仁、甘草、红花各9克，川芎、牡丹皮、赤芍、乌药各6克，枳壳5克，延胡索、香附各3克。水煎服。功用：活血祛瘀，行气止痛。主治：瘀在膈下，形成积块，或小儿痞块；或肚腹疼痛，痛处不移，或卧则腹坠似有物者。

3. **少腹逐瘀汤**（王清任《医林改错》）　小茴香（炒）1.5克，干姜（炒）、肉桂、延胡索各3克，没药、川芎、赤芍、五灵脂各6克，当归、蒲黄各9克。水煎服。功用：活血祛瘀，温经止痛。主治：少腹瘀血积块疼痛或不痛，或痛而无积块，或少腹胀满；或经期腰酸，少腹作胀，或月经一月见三五次，连接不断，断而又来，其色或紫或黑，或有瘀块，或崩漏兼少腹疼痛，或瘀血阻滞，久不受孕等证。

4. **身痛逐瘀汤**（王清任《医林改错》）　羌活、秦艽、香附各3克，地龙、川芎、甘草、没药、五灵脂各6克，桃仁、红花、当归、牛膝各9克。水煎服。功用：活血行气，祛瘀通络，通痹止痛。主治：气血痹阻经络所致的肩痛、臂痛、腰痛、腿痛，或周身疼痛，经久不愈。

王清任善于运用活血化瘀药物，创制了一系列活血化瘀的名方，血府逐瘀汤、通窍活血汤、膈下逐瘀汤、少腹逐瘀汤、身痛逐瘀汤，常称为五逐瘀汤。各方多以川芎、当归、桃仁、红花、赤芍为基础药物，均有活血祛瘀止痛作用。其中血府逐瘀汤配有行气开胸的枳壳、桔梗、柴胡及引血下行的牛膝，故宣通胸胁气滞、引血下行之力较好，主治胸中血瘀之证；通窍活血汤配有通阳开窍的麝香、老葱等，故辛香通窍作用较好，主治瘀阻头面之证；膈下逐瘀汤配有香附、延胡索、乌药、枳壳等疏肝行气止痛药，故行气止痛作用较好，主治瘀阻膈下，肝郁气滞之两胁及腹部胀痛有结块者；少腹逐瘀汤配有温中散寒之小茴香、肉桂、干姜等，故温通止痛作用较好，主治血瘀少腹之痞块、月经不调，痛经等；身痛逐瘀汤配有通络宣痹止痛之秦艽、羌活、地龙等，主治瘀血痹阻经络所致的肢体痹痛或周身疼痛等证。

补阳还五汤

王清任《医林改错》

补阳还五赤芍芎，归尾通经佐地龙，
四两黄芪为主药，血中瘀滞用桃红。

【组成】 黄芪(生)120克，当归尾6克，赤芍5克，地龙(去土)、川芎、桃仁、红花各3克。

【用法】 水煎服。

【主治】 中风之气虚血瘀证。半身不遂，口眼㖞斜，语言謇涩，口角流涎，小便频数或遗尿失禁，舌暗淡，苔白，脉缓无力。

【功用】 补气活血，祛瘀通络。

【方解】 本方证由中风之后，正气亏虚，气虚血滞，脉络瘀阻所致。正气亏虚，不能行血，以致脉络瘀阻，筋脉肌肉失去濡养，故见半身不遂、口眼㖞斜。气虚血瘀，舌本失养，故语言謇涩；气虚失于固摄，故口角流涎、小便频数、遗尿失禁；舌暗淡，苔白，脉缓无力为气虚血瘀之象。本方证以气虚为本，血瘀为标，即王清任所谓"因虚致瘀"。治当以补气为主，活血通络为辅。

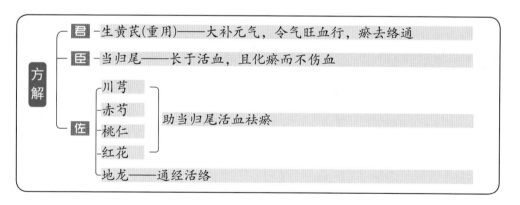

本方重用生黄芪，补益元气，意在气旺则血行，瘀去络通，为君药。当归尾活血通络而不伤血，用为臣药。赤芍、川芎、桃仁、红花协同当归尾以活血祛瘀；地龙通经活络，力专善走，周行全身，以行药力，亦为佐药。

全方的配伍特点是：重用补气药与少量活血药相伍，使气旺血行以治本，祛瘀通络以治标，标本兼顾；且补气而不壅滞，活血又不伤正。合而用之，则气旺、瘀消、络通，诸症皆愈。

【运用】

1. **辨证要点** 本方既是益气活血法的代表方，又是治疗中风后遗症的常用方，临床应用以半身不遂、口眼㖞斜、舌暗淡、苔白、脉缓无力为辨证要点。

2. **加减变化** 本方生黄芪用量独重，但开始可先用小量（一般从 30 ~ 60 克开始），效果不明显时，再逐渐增加。原方活血祛瘀药用量较轻，使用时，可根据病情适当加大。若半身不遂以上肢为主者，可加桑枝、桂枝以引药上行，温经通络；下肢为主者，加牛膝、杜仲以引药下行，补益肝肾；日久效果不显著者，加水蛭、虻虫以破瘀通络；语言不利者，加石菖蒲、郁金、远志等以化痰开窍；口眼㖞斜者，可合用牵正散以化痰通络；痰多者，加制半夏、天竺黄以化痰；偏寒者，加熟附子以温阳散寒；脾胃虚弱者，加党参、白术以补气健脾。

3. **现代运用** 本方常用于脑血管意外后遗症、冠心病、小儿麻痹后遗症，以及其他原因引起的偏瘫、截瘫，或单侧上肢，或下肢痿软等属气虚血瘀者。

4. **使用注意** 使用本方需久服才能有效，愈后还应继续服用，以巩固疗效，防止复发，王氏谓："服此方愈后，药不可断，或隔三五日吃一副，或七八日吃一副。"但若中风后半身不遂属阴虚阳亢，痰阻血瘀，见舌红苔黄、脉洪大有力者，非本方所宜。

复元活血汤

李东垣《医学发明》

复元活血汤柴胡，花粉当归山甲俱，桃仁红花大黄草，损伤瘀血酒煎去。

【组成】 柴胡15克，天花粉、当归各9克，红花、甘草、穿山甲片(炮)各6克，大黄(酒浸)30克，桃仁（酒浸，去皮尖，研如泥，50个）15克。

【用法】 除桃仁外，剉如麻豆大，每服30克，水一盏半，酒半盏，同煎至七分，去滓，大温服之，食前，以利为度，得利痛减，不尽服。

【功用】 活血祛瘀，疏肝通络。

【主治】 跌打损伤。瘀血留于胁下，痛不可忍。

【方义方解】

方所治之证乃经脉瘀阻，气机郁滞所致。跌打损伤，瘀血不行，气机郁滞，

165

经脉不通，则肌肤色紫，疼痛，或肩痛，或臂痛，或腰痛，或腿痛，或全身疼痛，其痛不可忍；舌暗或紫，脉涩或弦，皆为经脉瘀阻，气机郁滞之征。治当活血祛瘀，疏肝通络。方中重用酒制大黄，荡涤凝瘀败血，导瘀下行，推陈致新；柴胡疏肝行气，并可引诸药入肝经。两药合用，一升一降，以攻散胁下之瘀滞，共为君药。桃仁、红花活血祛瘀，消肿止痛；穿山甲破瘀通络，消肿散结，共为臣药。当归补血活血；天花粉"续绝伤"（《神农本草经》），"消仆损瘀血"（《日华子本草》），既能入血分助诸药而消瘀散结，又可清热润燥，共为佐药。甘草缓急止痛，调和诸药，是为使药。大黄、桃仁酒制，及原方加酒煎服，乃增强活血通络之意。

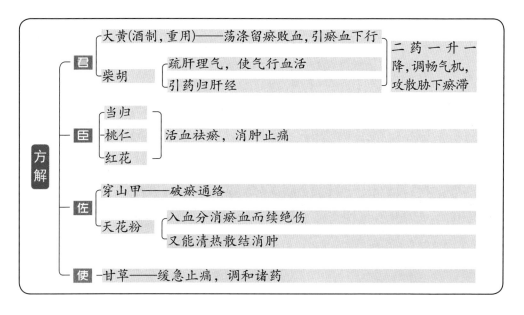

诸药配伍，特点有二：一为升降同施，以调畅气血；二是活中寓养，则活血破瘀而不耗伤阴血。瘀祛新生，气行络通，胁痛自平。正如张秉成所言"去者去，生者生，痛自舒而元自复矣"，故名"复元活血汤"。

【运用】

1. **辨证要点**　本方为治疗跌打损伤、瘀血阻滞证的常用方，临床应用以胁肋瘀肿疼痛为辨证要点。若化裁得当，亦可广泛用于一切跌打损伤。

2. **加减变化**　瘀重而痛甚者，加三七或酌加乳香、没药、延胡索等增强活血祛瘀，消肿止痛之功；气滞重而痛甚者，可加川芎、香附、郁金、青皮等以增强行气止痛之力。

3. 现代运用　本方常用于肋间神经痛、肋软骨炎、胸胁部挫伤、乳腺增生症等属瘀血停滞者。

4. 使用注意　运用本方，服药后应"以利为度"，若虽"得利痛减"，而病未痊愈，需继续服药者，必须更换方剂或调整原方剂量。孕妇忌服。

【附方】

1. 复方通气汤（《中西医结合治疗骨与关节损伤》）　由穿山甲、青皮、茴香、浙贝母、漏芦、白芷、陈皮、木香、甘草组成。功用：行气止痛。主治：损伤气滞作痛。

2. 跌打丸（《中国药典》）　三七、赤芍各64克，红花、苏木、醋制三棱、甘草、白芍、制乳香、制没药、血竭各48克，桃仁、土鳖虫、自然铜（煅）、当归、北刘寄奴、烫骨碎补、牡丹皮、甜瓜子、防风、炒枳实、桔梗、木通各32克，姜黄24克，续断320克。依法制为蜜丸，每次服1丸（3克），每日2次。功用：活血散瘀，消肿止痛。主治：跌打损伤，筋断骨折、瘀血肿痛，闪腰岔气。

生化汤

傅山《傅青主女科》

生化汤是产后方，归芎桃草酒炮姜，
消瘀活血功偏擅，止痛温经效亦彰。

【组成】　全当归24克，川芎9克，桃仁(去皮尖，研)6克，干姜(炮黑)、甘草(炙)2克。

【用法】　黄酒、童便各半煎服。

【主治】　产后瘀血腹痛。恶露不行，小腹冷痛。

【功用】　化瘀生新，温经止痛(养血治其本，化瘀治其标，温经解决形成瘀血的原因)。

【方义方解】

本方证由产后血虚寒凝，瘀血内阻所致。妇人产后，血亏气弱，寒邪极易乘虚而入，寒凝血瘀，故恶露不行；瘀阻胞宫，不通则痛，故小腹冷痛。治宜活血养血，温经止痛。

方中重用全当归补血活血，化瘀生新，行滞止痛，为君药。川芎活血行气，桃仁活血祛瘀，均为臣药。炮姜入血散寒，温经止痛；黄酒温通血脉以助药力，共为佐药。炙甘草和中缓急，调和诸药，用以为使。原方另用童便同煎（现多已不用）者，乃取其益阴化瘀、引败血下行之意。全方配伍得当，寓生新于化瘀之内，使瘀血化；新血生，诸症皆愈。正如唐宗海所云"血瘀可化之，则所以生之，产后多用"（《血证论》），故名"生化"。

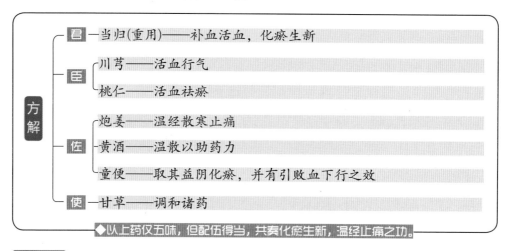

◆以上药仅五味，但配伍得当，共奏化瘀生新，温经止痛之功。

【运用】

1. **辨证要点**　本方为妇女产后常用方，甚至有些地区民间习惯作为产后必服之剂，虽多属有益，但应以产后血虚瘀滞偏寒者为宜，临床应用以产后恶露不行、小腹冷痛为辨证要点。

2. **加减变化**　若恶露已行（恶露不多）而腹微痛者，可减去破瘀的桃仁；若瘀滞较甚，腹痛较剧者，可加蒲黄、五灵脂（失笑散，也是活血化瘀散结止痛的基本组合）、延胡索，益母草（常用于产后排除恶露）等以祛瘀止痛；若小腹冷痛甚者（冷感比较明显），可加肉桂（增加温阳祛寒）以温经散寒；若气滞明显者，加木香、香附、乌药（行气止痛）等以理气止痛。

3. **现代运用**　本方常用于产后子宫复旧不良、产后宫缩疼痛、胎盘残留等属产后血虚寒凝，瘀血内阻者。

4. **使用注意**　若产后血热而有瘀滞者不宜使用；若恶露过多、出血不止，甚则汗出气短神疲（这说明是气虚不摄）者，当属禁用。

【附方】

1. **黑神散（《太平惠民和剂局方》）**　熟地黄、归尾、赤芍、蒲黄、桂心、炒干姜、甘草各120克，黑豆（炒去皮）30克。共研末，每次用6克，酒、童便煎服；现用汤剂，水加黄酒少许煎服。功用：温经养血，活血止痛。主治：产后恶露不尽，攻冲作痛，以及胞衣不下，胎死腹中。

2. **四神散**（《太平惠民和剂局方》）　当归、炮干姜、川芎、赤芍药各等分。研末，每次用6克，温酒调下。主治：产后留血不消，积聚作块，腹痛及心腹绞痛下痢。

鳖甲煎丸

张仲景《金匮要略》

活血化瘀鳖甲煎，蜂巢蜣妇虫射干，
桃硝芩草丹紫桂，参夏姜黄柴芍添。
再加石韦胶麦朴，疟母日久瘀在胁，
腹痛消瘦女经止，化痰软坚服之痊。

【组成】　鳖甲(炙)、赤硝各十二分(90克)，柴胡、蜣螂(熬)各六分(45克)，芍药、牡丹(去心)、䗪虫(熬)各五分(37克)，蜂窠(炙)四分(30克)，乌扇(烧)、黄芩、鼠妇(熬)、干姜、大黄、桂枝、石韦(去毛)、厚朴、紫葳、阿胶各三分(22.5克)，桃仁、瞿麦各二分(15克)，人参、半夏、葶苈各一分(7.5克)。

【用法】　除硝石、鳖甲胶、阿胶外，20味烘干碎断，加黄酒600克拌匀，加盖封闭，隔水炖至酒尽药熟，干燥，与硝石等三味混合粉碎成细粉，炼蜜为丸，每丸重3克。每次服1～2丸，每日2～3次，温开水送下。

【功用】　行气活血，祛湿化痰，软坚消癥。

【主治】　疟母、癥瘕。疟疾日久不愈，胁下痞硬(或硬)成块，结成疟母；以及癥瘕结于胁下，推之不移，腹中疼痛，肌肉消瘦，饮食减少，时有寒热，女子月经闭止等。

【方义方解】

本方原治疟母结于胁下，今常以之治腹中癥瘕。疟母之成，每因疟邪久踞少阳正气日衰，气血运行不畅，寒热痰湿之邪与气血搏结，聚而成形，留于胁下所致。癥瘕一病，亦属气滞血凝日久渐积所成，巢元方说："癥瘕皆由寒热不调，饮食不化，与脏气相搏所生也。"二者成因颇近，故均可用本方治之。

方中以鳖甲为君药，取鳖甲入肝软坚化癥，灶下灰消癥祛积，清酒活血通经，三者混为一体，共奏活血化瘀、软坚消癥之效；复以赤硝、大黄、䗪虫、蜣螂、鼠妇攻逐之品以助破血消癥之力；柴胡、黄芩、白芍和少阳而条肝气，厚朴、乌扇（射干）、葶苈子、半夏行郁气而消痰癖，干姜、桂枝温中，与黄芩相伍，辛开苦降而调解寒热，人参、阿胶补气养血而扶正气；桃仁、牡丹皮、紫葳、蜂窠活血化瘀而去干血，再以瞿麦、石韦利水祛湿。综观全方，药物虽似庞杂，但体现了寒热并用、攻补兼施、气血津液同治的配伍特点，确为消癥之良剂。

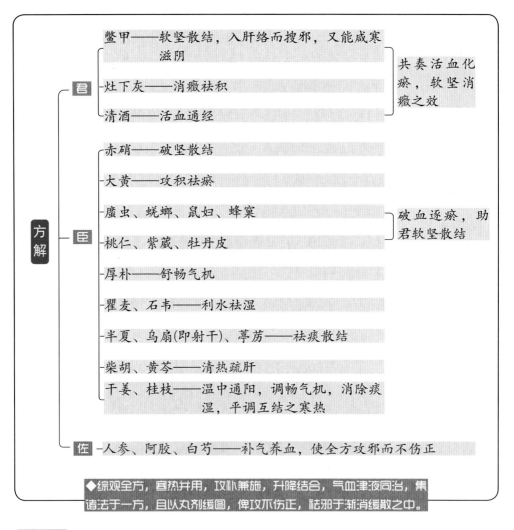

方解

君
- 鳖甲——软坚散结，入肝络而搜邪，又能咸寒滋阴
- 灶下灰——消癥祛积
- 清酒——活血通经

共奏活血化瘀，软坚消癥之效

臣
- 赤硝——破坚散结
- 大黄——攻积祛瘀
- 䗪虫、蜣螂、鼠妇、蜂窠
- 桃仁、紫葳、牡丹皮
- 厚朴——舒畅气机
- 瞿麦、石韦——利水祛湿
- 半夏、乌扇(即射干)、葶苈——祛痰散结
- 柴胡、黄芩——清热疏肝
- 干姜、桂枝——温中通阳，调畅气机，消除痰湿，平调互结之寒热

破血逐瘀，助君软坚散结

佐 -人参、阿胶、白芍——补气养血，使全方攻邪而不伤正

◆综观全方，寒热并用，攻补兼施，升降结合，气血津液同治，集诸法于一方，且以丸剂缓图，俾攻不伤正，祛邪于渐消缓散之中。

【运用】

1. **辨证要点**　本方为治疗疟母、癥瘕的常用方，临床应用以癥瘕结于胁下、推之不移、腹中疼痛、肌肉消瘦、饮食减少、时有寒热、女子月经闭止等为辨证要点。

2. **加减变化**　寒湿甚者，去大黄、黄芩，加肉桂、附子；气滞甚者，加木香、枳壳；腹水甚者，加车前子、大腹皮、茯苓、椒目等；湿热甚者，去桂枝、干姜，加栀子、茵陈。

3. **现代运用**　本方常用于肝硬化、肝脾肿大、肝癌、卵巢囊肿、子宫肌瘤等证属正气日衰、气滞血瘀者。

4. 使用注意　忌苋菜、生葱、胡荽、羊肉、饧等物；虚人忌用，体力较强者亦不宜久用；孕妇禁用。

【附方】

过期饮（《医宗金鉴》）　熟地黄、白芍（炒）、当归、香附各6克，川芎3克，木香2.4克，红花2.1克，桃仁泥1.8克，蓬莪术、木通各1.5克，甘草（炙）、肉桂各四分（1.2克）。上药，水二盅煎一盅，食前温服。功用：活血行气、调经止痛。主治：血瘀气滞所致月经过期。

第二节　止血

咳血方

朱震亨《丹溪心法》

咳血方中诃子收，瓜蒌海石山栀投，青黛蜜丸口嚼化，咳嗽痰血服之瘳。

【组成】　青黛、诃子各6克，炒山栀子、瓜蒌仁、海浮石各9克。

【用法】　共研末为丸，每服9克；亦可做汤剂，水煎服，用量按原方比例酌定。

【功用】　清肝宁肺，凉血止血。

【主治】　肝火犯肺之咯血。咳嗽痰稠带血，咯吐不爽，心烦易怒，胸胁作痛，咽干口苦，颊赤便秘，舌红苔黄，脉弦数。

【方义方解】

　　本方证系肝火犯肺，灼伤肺络所致。肺为清虚之脏，木火刑金，肺津受灼为痰，清肃之令失司，则咳嗽痰稠、咯吐不爽；肝火灼肺，损伤肺络，血渗上溢，故见痰中带血；肝火内炽，故心烦易怒、胸胁作痛、咽干口苦、颊赤便秘；舌红苔黄，脉弦数为火热炽盛之征。是证病位虽在肺，但病本则在肝。按治病求本的原则，治当清肝泻火，使火清气降，肺金自宁。方中青黛咸寒，入肝、肺二经，清肝泻火，凉血止血；山栀子苦寒，入心、肝、肺经，清热凉血，泻火除烦，炒黑可入血分而止血，两药合用，澄本清源，共为君药。火热灼津成痰，痰不清则咳不止，咳不止则血难宁，故用瓜蒌仁甘寒入肺、清热化痰、润肺止咳；海浮石清肺降火，软坚化痰，共为臣药。诃子苦涩性平入肺与大肠经，清降敛肺，化痰止咳，用以为佐。

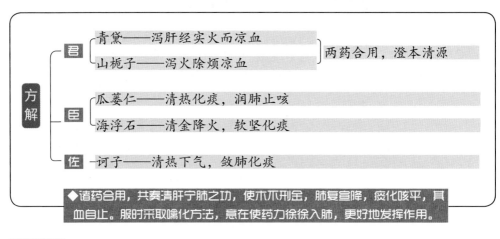

方解

君 ┌ 青黛——泻肝经实火而凉血
    └ 山栀子——泻火除烦凉血   两药合用，澄本清源

臣 ┌ 瓜蒌仁——清热化痰，润肺止咳
    └ 海浮石——清金降火，软坚化痰

佐 ─ 诃子——清热下气，敛肺化痰

◆诸药合用，共奏清肝宁肺之功，使木不刑金，肺复宣降，痰化咳平，其血自止。服时采取噙化方法，意在使药力徐徐入肺，更好地发挥作用。

【运用】

1. **辨证要点**　本方主要用于治疗肝火灼肺的咯血，以咳痰带血、胸胁作痛、口苦颊赤、舌红苔黄、脉弦数为辨证要点。

2. **加减变化**　火盛伤阴者，可加麦冬、沙参以清热养阴；咳甚痰多者，可加天竺黄、浙贝母以化痰止咳。

3. **现代运用**　本方常用于治疗支气管扩张、肺结核等病咯血而属肝火犯肺者。

4. **使用注意**　因本方属寒凉降泄之剂，故肺肾阴虚及脾虚便溏者，不宜使用。

【附方】

1. **黛蛤散**（《医说》引《类编》）　青黛、蚌粉（用新瓦将蚌粉炒令通红，拌青黛少许）。每服9克米饮下。功用：清火宁肺，化痰止咳。主治：痰嗽。

2. **宁咳方**（《验方新编》）　青黛、海蛤粉、海浮石、旋覆花、诃子、贝母、瓜蒌仁、白蜜。依法制膏滋剂，每次服15～20克。功用：清热润肺，化痰止咳。主治：燥火犯肺，咳嗽少痰，痰稠难出，面赤气急，痰中带血。

黄土汤

张仲景《金匮要略》

远血先便血续来，半斤黄土莫徘徊，
术胶附地芩甘草，三两同行血证该。

【组成】　甘草、干地黄、白术、附子(炮)、阿胶、黄芩各9克，灶心黄土30克。

【用法】　上7味，用水1.6升，煮取600毫升，分2次温服。

【功用】　温阳健脾，养血止血。

【主治】　阳虚便血。大便下血，先便后血，或呕血，衄血，以及妇人崩漏，血色暗淡，四肢不温，面色萎黄，舌淡苔白，脉沉细无力。

【方义方解】

　　本方主治虚寒性便血。大便下血，如大便在先，便后出血者，说明血来自直肠以上的部位，谓之远血，多由中焦脾气虚寒，统摄无权所致。必血色黯淡，四肢不温，面色萎黄，舌淡苔白，脉沉细无力。治以黄土汤温阳止血。

　　方中灶心黄土（即伏龙肝），辛温而涩，温中止血，用以为君。白术、附子温阳健脾，助君药以复脾土统血之权，共为臣药。然辛温之术、附易耗血动血，且出血者，阴血每亦亏耗，故以生地黄、阿胶滋阴养血止血；与苦寒之黄芩合用，又能制约术、附过于温燥之性；而生地黄、阿胶得术、附则滋而不腻，避免了呆滞碍脾之弊，均为佐药。甘草调药和中为使。

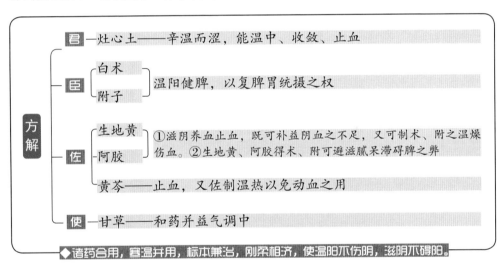

【运用】

　　1. **辨证要点**　本方主要用于脾阳不足所致的大便下血或妇女崩漏，以血色暗淡、舌淡苔白、脉沉细无力为辨证要点。

　　2. **加减变化**　出血多者，可加炮姜、三七、白及、艾叶炭等止血之品；气虚者，可加黄芪、党参以益气摄血。

　　3. **现代运用**　本方常用于治疗慢性胃肠道出血及功能性子宫出血属于脾阳不足者。

　　4. **使用注意**　凡热迫血妄行所致出血者忌用。

【附方】

　　阿胶汤（《圣济总录》）　阿胶（炙燥）、熟地黄（焙）、艾叶（微炒）、川芎、当归（切，焙）、杜仲（去粗皮，炙，剉）、白术各 30 克。每服 12 克，水一盏半，枣 3 枚（擘破），同煎至八分，去滓，食前温服。功用：止血安胎。主治：体虚血热型胎漏。

《济阴纲目》指出本方适宜于多次堕胎的孕妇使用："阿胶汤，治妊娠数堕胎，小腹绞痛不可忍"；《妇人大全良方》还有用于妇人胎动不安的预防同名方，应注意区别："阿胶汤，妊妇伤寒、瘟疫时气，先服此以安胎，宜阿胶汤，却以治病药相间服：阿胶（炙）、白术、桑寄生、人参、白茯苓。上等分为细末，煮糯米饮调服方寸匕，日三服。"

第十四章　固涩剂

◆**概念**：凡以收涩药为主，具有收敛固涩的作用，主治气、血、精、津耗散滑脱之证的方剂，统称为固涩剂。

◆**分类及适应证**
- 固表止汗——治体虚、卫外不固之自汗、盗汗
- 敛肺止咳——治久咳肺虚、气阴两伤证
- 涩肠固脱——治大便滑脱不禁证
- 涩精止遗——治肾虚失藏，精关不固，或下焦虚寒，肾气不摄、膀胱失约，以致遗精滑泄、尿频、遗尿等证
- 固崩止带——治妇女崩漏失血，及带下淋漓等证

◆**注意事项**：①适当配伍补益药，以标本兼顾。②元气大亏，亡阴亡阳者，不宜使用固涩剂。③实邪所致多汗、咳嗽、遗精、泻痢、崩漏、带下等，均非本类方剂所宜。

第一节　固表止汗

当归六黄汤

李东垣《兰室秘藏》

当归六黄二地黄，芩连芪柏共煎尝，
滋阴泻火兼顾表，阴虚火旺盗汗良。

【组成】当归、生地黄、黄芩、黄柏、黄连、熟地黄各等分(6克)，黄芪加一倍(12克)。

【用法】上药为粗末，每服15克，水300毫升，煎至150毫升，食前服，小儿减半服之。

【功用】 滋阴泄水，固表止汗。

【主治】 阴虚火旺盗汗。发热盗汗，面赤心烦，口干唇燥，大便干结，小便黄赤，舌红苔黄，脉数。

【方义方解】

　　本方用治阴虚火旺所致盗汗。肾阴亏虚不能上济心火，则心火独亢，致虚火伏藏于阴分，寐则卫气行阴，助长阴分伏火，两阳相加，迫使阴液失守而盗汗；虚火上炎，故见面赤心烦；火耗阴津，乃见口干唇燥；舌红苔黄，脉数皆内热之象。治宜滋阴泻火，固表止汗。方中当归养血增液，血充则心火可制；生地黄、熟地黄入肝肾而滋肾阴。三药合用，使阴血充则水能制火，共为君药。盗汗因于水不济火，火热熏蒸，故臣以黄连清泻心火，合以黄芩、黄柏泻火以除烦，清热以坚阴。君臣相合，热清则火不内扰，阴坚则汗不外泄。汗出过多，导致卫虚不固，故倍用黄芪为佐，一以益气实卫以固表，一以固未定之阴，且可合当归、熟地益气养血。诸药合用，共奏滋阴泻火、固表止汗之效。本方的配伍特点：一是养血育阴与泻火彻热并进，标本兼顾，使阴固而水能制火，热清则耗阴无由；二是益气固表与育阴泻火相配，育阴泻火为本，益气固表为标，以使营阴内守，卫外固密，发热盗汗诸症相应而愈。

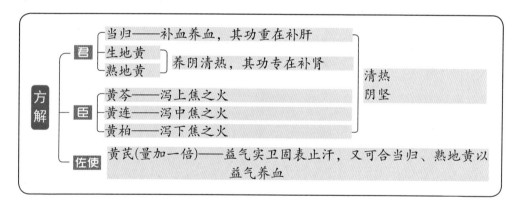

【运用】

　　1. **辨证要点**　本方是治疗阴虚火旺盗汗之常用方，临证应用以盗汗面赤、心烦溲赤、舌红、脉数为辨证要点。

　　2. **加减变化**　本方滋阴清热之力较强，且偏于苦燥。若阴虚而实火较轻者，可去黄连、黄芩，加知母，以其泻火而不伤阴；汗出甚者，可加浮小麦、山萸肉增强止汗作用；若阴虚阳亢，潮热颧赤突出者，加白芍、龟甲滋阴潜阳。

　　3. **现代运用**　本方可用于甲状腺功能亢进、结核病、糖尿病、更年期综合征等属阴虚火旺者。

4. **使用注意**　本方养阴泻火之力颇强，对于阴虚火旺、中气未伤者适用。若脾胃虚弱，纳减便溏者不宜使用。

玉屏风散

金礼蒙《医方类聚》
玉屏风散用防风，黄芪相畏效相成，
白术益气更实卫，表虚自汗服之应。

【组成】　防风30克，黄芪(蜜炙)、白术各60克。

【用法】　上药共为粗末，每次服6～9克，每日2次，水煎服；亦可做汤剂，用量按原方比例酌定。

【功效】　益气固表止汗。

【主治】　表虚自汗。汗出恶风，面色苍白，舌淡，苔薄白，脉浮虚，亦治虚人腠理不固，易感冒。

【方义方解】

本证多由卫虚腠理不密，感受风邪所致。表虚失固，营阴不能内守，津液外泄，则常自汗；面色㿠白，舌淡苔薄白，脉浮虚皆为气虚之象。方中黄芪甘温，内补脾肺之气，外可固表止汗，为君药；白术健脾益气，助黄芪以加强益气固表之功，为臣药；佐以防风走表而散风邪，合黄芪、白术以益气祛邪。且黄芪得防风，固表而不致留邪；防风得黄芪，祛邪而不伤正，有补中寓疏，散中寓补之意。

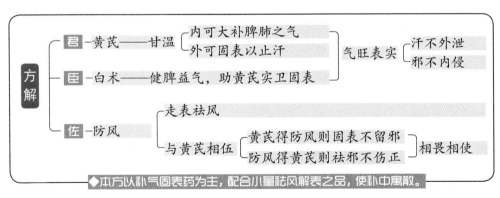

【运用】

1. **辨证要点**　本方为治气虚自汗的常用方剂，临床以自汗、恶风、面色苍白、舌淡、脉虚为辨证要点。

2. **加减变化**　表虚外感风邪、汗出不解、脉缓者，可合桂枝汤以解肌祛风，固表止汗；自汗较甚者，可加牡蛎、浮小麦等以加强固表止汗的作用。

3. **现代运用**　卫虚不固所致的感冒、多汗症、上呼吸道感染、过敏性鼻炎均可酌情加减用之。

4. **使用注意**　若属外感自汗或阴虚盗汗，则不宜使用。

【附方】

加减玉屏风散（《医宗金鉴》）　石膏、茵陈、黄芪、白术、防风。功用：固表止汗，清利湿热。主治：黄汗虚证，自汗。

第二节　敛肺止咳

九仙散（王子昭方）

罗天益《卫生宝鉴》

九仙散中罂粟君，参胶梅味共为臣，款冬贝桑桔佐使，敛肺止咳益气阴。

【组成】贝母15克，人参、款冬花、桑白皮、桔梗、五味子、阿胶、乌梅各30克，罂粟壳（去顶，蜜炒黄）240克。

【用法】上为细末，每服9克，白汤点服，嗽住止后服。现代用法：为末，每服9克，温开水送下。亦可作汤剂，水煎服，用量按原方比例酌定。

【功效】敛肺止咳，益气养阴。

【主治】久咳肺虚证。久咳不已，咳甚则气喘自汗，痰少而黏，脉虚数。

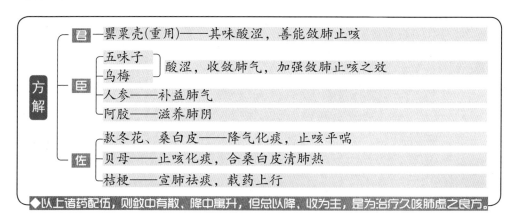

方解

君——罂粟壳（重用）——其味酸涩，善能敛肺止咳

臣——五味子、乌梅——酸涩，收敛肺气，加强敛肺止咳之效
　　　人参——补益肺气
　　　阿胶——滋养肺阴

佐——款冬花、桑白皮——降气化痰，止咳平喘
　　　贝母——止咳化痰，合桑白皮清肺热
　　　桔梗——宣肺祛痰，载药上行

◆以上诸药配伍，则敛中有散、降中寓升，但总以降、收为主，是为治疗久咳肺虚之良方。

【方义方解】

本方所治乃久咳伤肺，气阴两亏之证。肺主气，久咳不已，每致肺气耗散，肺虚不敛，必致久咳不愈，甚则气喘；肺外合皮毛，肺虚卫表不固，则腠理疏松，故见自汗;久咳既伤肺气,亦耗肺阴,肺阴亏损,虚热内生,炼津为痰,故痰少而黏;脉虚数,是气阴耗伤之象。治宜敛肺止咳,益气养阴,兼以降利肺气,化痰平喘。方中罂粟壳味酸而涩,入肺经而善于敛肺止咳,用量独重,故为君药。配伍五味子、乌梅两者亦为酸敛之品,均能收敛肺气,生津养肺,可助君药敛肺止咳之功;人参益气生津而补肺,阿胶滋阴养血而润肺,可两补肺之气阴,俱为臣药。款冬花、桑白皮降气化痰而止咳,桔梗宣肺祛痰以止咳,贝母润肺化痰以止咳,四药合用,化痰止咳,利气平喘,故共为佐药。诸药配伍,共奏敛肺止咳、益气养阴之功。

【运用】

1. **辨证要点** 本方为治疗久咳肺虚、气阴耗伤的常用方,临床应用以久咳不止、气喘自汗、脉虚数为辨证要点。

2. **加减变化** 虚热明显,可加麦冬、地骨皮、玄参以加强润肺清热的功效。

3. **现代运用** 本方常用于慢性支气管炎、肺结核、肺气肿、支气管哮喘、百日咳等属久咳肺虚、气阴两亏者。

4. **使用注意** 凡外感咳嗽、痰涎壅肺咳嗽,皆应忌用,以免留邪为患。本方不可久服,应中病即止,恐罂粟壳性涩有毒,久服成瘾,或收敛太过。

【附方】

1. **补肺汤**(《永类钤方》) 人参、五味子、紫菀、黄芪各30克,桑白皮、熟地黄各60克。共研细末,每次服6克,加白蜜少许,清水送服。功用:补肺止咳。主治:痨嗽,五脏亏损,久咳气短声怯,咳而无力,身倦,发热,自汗盗汗,舌淡,脉虚弱者。

2. **五味子汤**(《奇效良方》) 人参、五味子、麦冬、杏仁、橘皮各6克,生姜3片,大枣3枚。水煎服。功用:补肺、化痰止咳。主治:肺虚气弱,呛咳少痰,喘促自汗,口干舌燥,脉虚而数者。

3. **加味救肺饮**(《医宗金鉴》) 当归、芍药、麦冬、五味子、人参、黄芪、炙甘草、百合、款冬花、紫菀、马兜铃。水煎服。方中以人参、黄芪、甘草补养元气,以当归、白芍滋养荣血,麦冬、五味子敛降心火,百合、冬花、紫菀、兜铃补肺止嗽。主治:金被火刑,肺损嗽血。

4. **人参理肺汤**(《医宗金鉴》) 人参、五味子、桔梗、麻黄、杏仁、罂粟壳、当归、木香。功用:平喘顺气,收敛肺气。主治:久病肺虚的咳喘。

5. **安肺宁嗽丸**(《医学衷中参西录》) 嫩桑叶、儿茶、硼砂、苏子(炒捣)、粉甘草各30克。上药5味为细末,蜜作丸9克重,早晚各服一丸,开水送下。主治:肺郁痰火及肺虚热作嗽,兼治肺结核。

第三节　涩肠固脱

桃花汤

张仲景《伤寒论》

桃花汤中赤石脂，干姜粳米共用之，
虚寒下痢便脓血，温涩止痢最宜施。

【组成】 赤石脂(一半全用，一半筛末)20克，干姜12克，粳米15克。

【用法】 水煎服。

【功用】 温中、涩肠、止痢。

【主治】 虚寒久痢。下痢不止，便脓血，色黯不鲜，日久不愈，腹痛喜温喜按，舌淡苔白，脉迟弱或微细。

【方义方解】

本方主治虚寒血痢证，其病机核心为脾肾虚寒，寒湿阻滞，损伤肠络，失于固摄，故拟温中散寒、涩肠止痢为治法。方中赤石脂温涩固脱以止痢，为君药；干姜大辛大热，温中祛寒，合赤石脂温中涩肠，止血止痢，为臣药；粳米养胃和中，助赤石脂、干姜以厚肠胃，为佐药。

方解
- 君－赤石脂(重用)——温涩固脱以止泄痢
- 臣－干姜——温中散寒，合君药，则温中涩肠，止血止痢
- 佐－粳米——养胃和中，助石脂、干姜以固肠胃

◆诸药合用，共奏温中散寒、涩肠止痢之功。

【运用】

1. **辨证要点** 本方为涩肠止血止痢的方剂，以久痢便脓血、色黯不鲜、腹痛喜温喜按、舌淡苔白、脉迟弱为辨证要点。

2. **加减变化** 腹痛甚者，加白芍以养血柔肝止痛；阳虚阴寒盛者，加附子、人参、炙甘草以补虚散寒。

3. **现代运用** 本方常用于慢性细菌性痢疾、慢性阿米巴痢疾、胃及十二指肠溃疡出血、慢性结肠炎、功能性子宫出血等证属阳虚阴盛、下焦不固者。

4. **使用注意** 若热痢便脓血，里急后重，肛门灼热者，切忌应用。

【附方】

赤石脂禹余粮汤（《伤寒论》） 赤石脂（碎）、太乙禹余粮（碎）各1斤（50

克）。上2味，以水6升，煮取2升，去滓，分温3服。功用：涩肠止泻。主治：泻痢日久，滑泻不禁。

桃花汤和赤石脂禹余粮汤中均有赤石脂，均可涩肠止泻，治疗久泻久痢之证。桃花汤用干姜和粳米，温中涩肠，治疗下痢脓血属虚寒证者；赤石脂禹余粮汤方中赤石脂配禹余粮，固涩力强，可作为泻痢日久、滑脱不禁者治标之用。

四神丸

薛己《内科摘要》

四神骨脂与吴萸，肉蔻五味四般须，
大枣生姜为丸服，五更肾泄最相宜。

【组成】补骨脂120克，肉豆蔻、五味子各60克，吴茱萸30克。

【用法】上药共为细末，以生姜120克，红枣50枚同煮，取枣肉，和末为丸，每服6～9克，空腹或食前温开水送下；亦可做汤剂水煎服，用量按原方比例酌减。

【功效】温肾暖脾，涩肠止泻。

【主治】肾泄。五更泄泻，不思饮食，或久泻不愈，腹痛腰酸肢冷，神疲乏力，舌淡胖，苔薄白，脉沉迟无力。

【方义方解】

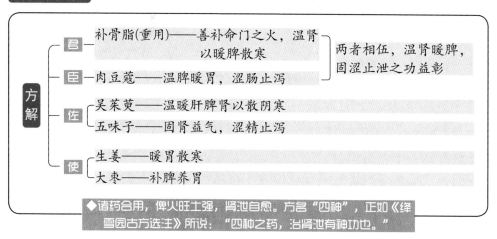

君　补骨脂(重用)——善补命门之火，温肾以暖脾散寒

臣　肉豆蔻——温脾暖胃，涩肠止泻

两者相伍，温肾暖脾，固涩止泄之功益彰

佐　吴茱萸——温暖肝脾肾以散阴寒

五味子——固肾益气，涩精止泻

使　生姜——暖胃散寒

大枣——补脾养胃

◆诸药合用，俾火旺土强，肾泄自愈。方名"四神"，正如《绛雪园古方选注》所说："四种之药，治肾泄有神功也。"

肾泄，又称五更泄、鸡鸣泻，多由命门火衰、火不暖土、脾失健运所致。《素问·金匮真言论》说："鸡鸣至平旦，天之阴，阴中之阳也，故人亦应之。"五更正是阴气极盛、阳气萌发之际，命门火衰者应于此时，因阴寒内盛，命门之火不能上温脾土，脾阳不升而水谷下趋，故令五更泄泻。正如《医方集解》所云"久泻皆由肾命火衰，不能专责脾胃"；脾失健运，故不思饮食、食不消化；脾肾阳虚，阴寒凝聚，则腹痛、腰酸肢冷。《素问·生气通天论》曰"阳气者，精则养神"，脾肾阳虚，阳气不能化精微以养神，以致神疲乏力。治宜温肾暖脾，固涩止泻。方中重用补骨脂辛苦性温，补命门之火以温养脾土，《本草纲目》谓其"治肾泄"，故为君药。臣以肉豆蔻温中涩肠，与补骨脂相伍，既可增温肾暖脾之力，又能涩肠止泻。吴茱萸温脾暖胃以散阴寒；五味子酸温，固肾涩肠，合吴茱萸以助君、臣药温涩止泻之力，为佐药。用法中姜、枣同煮，枣肉为丸，意在温补脾胃，鼓舞运化。

【运用】

1. 辨证要点　本方是治疗脾肾虚寒、五更泄泻的专用方，以五更泄泻、不思饮食、舌淡苔白、脉沉迟无力为辨证要点。

2. 加减变化　久泻气陷脱肛者，可加党参、黄芪、柴胡、升麻等以益气升陷；泄泻不止、属肾阳虚甚者，可加肉桂、附子以温补肾阳。

3. 现代运用　本方常用于加减治疗慢性肠炎、慢性结肠炎、过敏性结肠炎、肠结核等属脾肾虚寒者。

4. 使用注意　湿热泄泻，腹痛者禁用。

【附方】

1. 益黄散（《小儿药证直诀》）（又名补脾散）　陈皮30克，青皮、煨诃子、炙甘草各15克，丁香6克（一方用木香）。共研末，3岁以内小儿每用5克，水煎服。功用：温中止泻，理气。主治：小儿脾土虚寒，脐腹膨大，身形瘦削，呕吐泄泻者。

2. 立效散（《世医得效方》）　罂粟壳180克，芍药、地榆各60克，当归、石榴皮、甘草各30克。上药剉散，每服9克。功用：涩肠止泻，养血和营。主治：下痢赤白，日夜无度，里急后重，腹痛。

3. 神圣散（《普济方》）　罂粟壳、乌梅肉、干姜、肉豆蔻各15克。为末，每服6克，加生姜5片。水煎服。功用：温中涩肠。主治：虚寒泻痢，日久不止。

第四节　涩精止遗

金锁固精丸

汪昂《医方集解》

金锁固精芡实研，莲须龙牡沙苑填；
莲粉糊丸盐汤下，肾虚精滑此方先。

【组成】沙苑蒺藜、芡实、莲须各20克，煅龙骨、煅牡蛎各10克。

【用法】上药为细末，以莲子粉糊丸，每次服9克，每日1～2次，空腹淡盐汤送服；亦可做汤剂，用量按原方用量比例酌减，并加莲子肉适量，水煎服。

【功效】　补肾涩精。

【主治】　遗精。遗精滑泄，神疲乏力，腰酸耳鸣，四肢酸软，舌淡苔白，脉细弱。

【方义方解】

　　方中沙苑蒺藜甘温，补肾固精，《本草纲目》谓其"补肾，治腰痛泄精，虚损劳气"，《本经逢原》亦谓其"为泄精虚劳要药，最能固精"，故为君药；辅以莲子、芡实甘涩而平，俱能益肾固精，且补脾气，莲子并能交通心肾；佐以龙骨甘涩平，牡蛎咸平微寒，俱能固涩止遗，莲须甘平，尤为收敛固精之妙品。

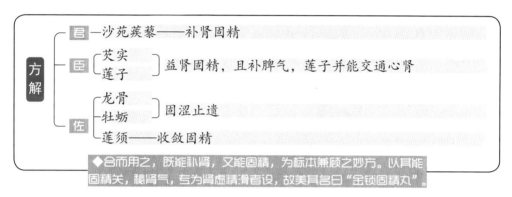

方解
君—沙苑蒺藜——补肾固精
臣—芡实／莲子——益肾固精，且补脾气，莲子并能交通心肾
佐—龙骨／牡蛎——固涩止遗；莲须——收敛固精

◆合而用之，既能补肾，又能固精，为标本兼顾之妙方。以其能固精关，秘肾气，专为肾虚精滑者设，故美其名曰"金锁固精丸"。

【运用】

　　1. **辨证要点**　本方为治疗肾虚遗精的常用方剂，以遗精滑泄、腰酸耳鸣为辨证要点。

　　2. **加减变化**　腰痛者，可加续断、杜仲以补肾强腰；肾阴虚而有火者，可加黄柏、知母以滋阴降火；兼见阳痿者，可加淫羊藿、锁阳以补肾壮阳；大便溏泄者，可加五味子、菟丝子以补肾固涩；大便秘结者，可加肉苁蓉、熟地黄以润肠通便。

　　3. **现代运用**　本方常用于治疗遗精、早泄、乳糜尿、重症肌无力，属肾虚精气不足、下元不固者。

　　4. **使用注意**　本方药物多为收涩之品，若因相火内盛或下焦湿热所致的遗精者，则不宜使用。

【附方】

　　1. **锁阳固精丸**（《中国药典》）　熟地黄、山药各56克，制巴戟天30克，盐炒补骨脂、大青盐、杜仲炭、蒸肉苁蓉、八角茴香、莲须各25克，鹿角霜、煅龙骨、煅牡蛎、炒芡实、韭菜子、锁阳、菟丝子、莲子、牛膝各20克，制山萸肉17克，茯苓、丹皮、泽泻各11克，知母、黄柏各4克。依法制为蜜丸，水蜜丸每次服6克，大蜜丸每丸重9克，每次服1丸，每日2次。功用：温肾固精。

主治：肾虚滑精，耳鸣目眩，腰膝酸软，四肢无力。

2. 水陆二仙丹（《洪氏集验方》）　芡实、金樱子各等分（各12克）。取鸡头（即芡实），去外皮，取实，连壳杂捣令碎，晒干为末。复取金樱子去外刺并其中子，洗净，捣碎，入甑中蒸令熟，却用所蒸汤淋三两过，取所淋金樱子汁入银铫慢火熬成稀膏，用以和鸡头末，丸如梧桐子大，每服盐汤下50丸（9克）。功用：补肾涩精。主治：男子遗精白浊，小便频数，女子带下，纯属肾虚者。

桑螵蛸散

寇宗奭《本草衍义》

桑螵蛸散用龙龟，参茯菖远及当归，
尿频遗尿精不固，滋肾宁心法勿违。

【组成】桑螵蛸、龙骨、龟甲、人参、当归、茯神、远志、石菖蒲各30克。

【用法】上药研末，每次服6克，睡前以党参汤调下；亦可做汤剂，用量按原方比例酌减。

【功效】调补心肾，涩精止遗。

【主治】心肾两虚。小便频数，或尿如米泔色，心神恍惚，健忘食少，以及遗尿，滑精，舌淡苔白，脉细弱。

【方义方解】

本方所治之证乃心肾气虚，不能固摄所致。心主神明，主明则下安。心气虚不能主于下，肾虚不能固于下，则小便频数，或尿如米泔色，或遗尿遗精；心气虚不能守藏神明，则心神恍惚，健忘；舌淡，苔白，脉细弱，皆为心肾虚弱之征。治当调补心肾，涩精止遗。

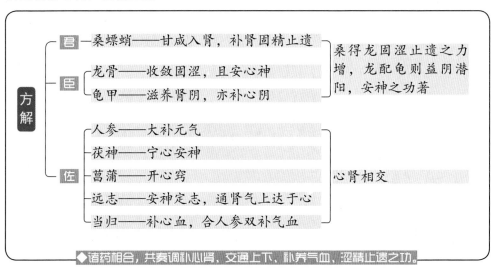

方解

君　桑螵蛸——甘咸入肾，补肾固精止遗
臣　龙骨——收敛固涩，且安心神
　　龟甲——滋养肾阴，亦补心阴
　　　　　　　　　　　　　　　桑得龙固涩止遗之力增，龙配龟则益阴潜阳，安神之功著

佐　人参——大补元气
　　茯神——宁心安神
　　菖蒲——开心窍
　　远志——安神定志，通肾气上达于心
　　当归——补心血，合人参双补气血
　　　　　　　　　　　　　　　心肾相交

◆诸药相合，共奏调补心肾、交通上下、补养气血、涩精止遗之功。

方中桑螵蛸甘咸平，补肾固精止遗，为君药。臣以龙骨收敛固涩，且镇心安神；龟甲滋养肾阴，补心安神。桑螵蛸得龙骨则固涩止遗之力增，得龟甲则补肾益精之功著。佐以人参大补元气，配茯神合而益心气、宁心神；当归补心血，与人参合用，能补益气血；菖蒲、远志安神定志，交通心肾，意在补肾涩精、宁心安神的同时，促进心肾相交。

【运用】

1. **辨证要点**　本方为治疗心肾两虚之小便频数或遗尿、滑精的代表方，以遗尿或尿频、滑精、心神恍惚为辨证要点。

2. **加减变化**　失眠者，可加酸枣仁、五味子以宁心安神；肾阳虚者，可加附子片、巴戟天等以温壮肾阳。

3. **现代运用**　本方常用于治疗滑精、遗尿、尿频、糖尿病、神经衰弱等属心肾两虚者。

4. **使用注意**　若由下焦火盛或湿热下注所致小便频数或遗尿滑精，以及脾肾阳虚所致的尿频，则非本方所宜。

【附方】

1. **缩泉丸**（《校注妇人良方》）　乌药、益智仁各等分。酒煮山药糊为丸，每次服 6 克，每日 2 次，白开水送下。功用：温肾固涩，缩尿止遗。主治：下元虚冷，小便频数、失禁或遗尿等。

2. **菟丝子丸**（《重订严氏济生方》）　菟丝子（制）、酒制肉苁蓉各 60 克，五味子、煅牡蛎、炮附子、炙鹿茸各 30 克，鸡内金（炙）、桑螵蛸（酒炙）各 15 克。依法酒糊为丸，如梧桐子大，每次服 70 丸，空腹盐酒汤送下。功用：温肾固涩。主治：肾阳虚弱的小便多或不禁。

3. **秘精丸**（《重订严氏济生方》）　菟丝子、韭子、牡蛎、龙骨、五味子、桑螵蛸、白石脂、茯苓各等分。为细末，酒糊为丸，如梧桐子大，每服 9 克，每日服 2 次，空腹盐汤送下。功用：温肾补虚固涩。主治：下虚胞寒，小便白浊，或如米泔，或若凝脂，或小便不利，小儿夜间遗尿，尿液清长，余沥不尽，小便不畅，遗精早泄，阳事不举，腰重少力，女子带下，月经崩漏不止。

4. **秘精汤**（《遗精阳痿证治》）　由生龙骨、生牡蛎、生芡实、生莲子、肥知母、麦冬、北五味子组成。功用：涩精止遗。主治：梦遗，滑精，早泄，以及妇女带下色黄者。

5. **坎离既济汤**（《医家四要》）　生地黄、川柏、知母。功用：坚阴固精。主治：梦而后遗，火强久旷之证。

第五节　固崩止带

固经丸

朱震亨《丹溪心法》

固经丸用龟甲君，黄柏椿皮香附群，
黄芩芍药酒丸服，漏下崩中色黑殷。

【组成】黄柏(炒)、香附各6克，黄芩(炒)、白芍(炒)、龟甲(炙)各15克，椿根皮12克。

【用法】为末，酒糊丸，空心温酒或白汤下50丸(6克)。

【功用】滋阴清热，固经止血。

【主治】崩漏。经水过期不止，或下血量过多，血色深红或紫黑稠黏，手足心热，腰膝酸软，舌红，脉弦数。

【方义方解】

本方所治月经过多或崩中漏下，系由肝肾阴虚，相火炽盛，损伤冲任，迫血妄行所致，正如《素问·阴阳离别论》所说"阴虚阳搏谓之崩"。阴虚火旺，故手足心热、腰膝酸软。治宜滋阴清热，固经止血。

方中重用龟甲咸甘性平，益肾滋阴而降火；白芍苦酸微寒，敛阴益血以养肝；黄芩苦寒，清热止血。三药用量偏大，是为滋阴清热止血的常用组合，共为君药。臣以黄柏苦寒泻火坚阴，既助黄芩以清热，又助龟甲以降火。椿根皮苦涩而凉，固经止血，为佐药。又恐寒凉太过止血留瘀，故用少量香附辛苦微温，调气活血，亦为佐药。诸药合用，使阴血得养，火热得清，气血调畅，则诸症自愈。

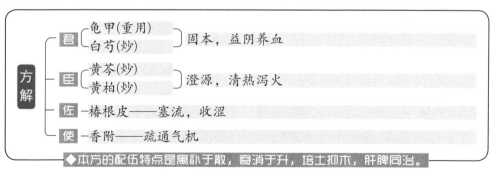

本方与固冲汤均为治疗冲脉不固所致崩漏及月经过多之常用方。本方证乃阴虚血热所致，用药以滋阴清热为主；固冲汤证则由脾肾亏虚，冲任不固所致，用药以补气固冲为主。

【运用】

1. **辨证要点**　本方为治阴虚血热之月经过多及崩漏的常用方，临床应用以血色深红甚或紫黑稠黏、舌红、脉弦数为辨证要点。

2. **加减变化**　阴虚甚者，可酌加女贞子、墨旱莲以养阴凉血止血；出血日久者，再加龙骨、牡蛎、乌贼骨、茜草炭以固涩止血。

3. **现代运用**　本方常用于功能性子宫出血或慢性附件炎而致经行量多、淋漓不止属阴虚血热者。

【附方】

固冲汤《医学衷中参西录》）　炒白术30克，煅龙骨、煅牡蛎、山茱萸各24克，生黄芪18克，生杭芍、海螵蛸各12克，茜草9克，棕榈炭6克，五倍子（冲服）1.5克。水煎服。功用：益气健脾，固冲摄血。主治：冲任不固所致的血崩或月经过多，色淡质稀，心悸气短，舌质淡，脉细弱或虚大者。可用于功能性子宫出血、产后出血过多、溃疡病出血等属气虚者。

完带汤

傅山《傅青主女科》

完带汤中用山药，党参白术生甘草，
柴胡陈皮车前子，苍术芥穗共白芍。

【组成】　白术（土炒）、山药（炒）30克，人参6克，白芍（酒炒）15克，车前子（酒炒）、苍术（制）各9克，甘草3克，陈皮、黑芥穗、柴胡各2克。

【用法】　水煎服。

【功用】　补脾疏肝，化湿止带。

【主治】　脾虚肝郁，湿浊带下。带下色白，清稀如涕，面色㿠白，倦怠便溏，舌淡苔白，脉缓或濡弱。

【方义方解】

本方为治疗白带的常用方剂，所主病证乃由脾虚肝郁、带脉失约、湿浊下注所致。脾虚生化之源不足，气血不能上荣于面致面色㿠白；脾失健运，水湿内停，清气不升致倦怠便溏；脾虚肝郁，湿浊下注，带脉不固致带下色白量多、清稀如涕；舌淡白，脉濡弱为脾虚湿盛之象。治宜补脾益气，疏肝解郁，化湿止带。方中重用白术、山药为君，意在补脾祛湿，使脾气健运，湿浊得消，山药并有固肾止带之功。臣以人参补中益气，以助君药补脾之力；苍术燥湿运脾，以增祛湿化浊之力；白芍柔肝理脾，使肝木条达而脾土自强；车前子利湿清热，令湿浊从小便分利。佐以陈皮之理气燥湿，既可使补药补而不滞，又可行气以化湿；柴胡、芥穗之辛散，得白术则升发脾胃清阳，配白芍则疏肝解郁。使以甘草调药和中，诸药相配，使脾气健旺，肝气条达，清阳得升，湿浊得化，则带下自止。

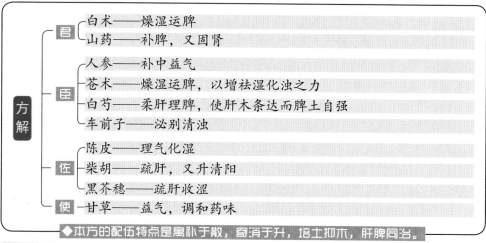

方解

君
白术——燥湿运脾
山药——补脾，又固肾

臣
人参——补中益气
苍术——燥湿运脾，以增祛湿化浊之力
白芍——柔肝理脾，使肝木条达而脾土自强
车前子——泌别清浊

佐
陈皮——理气化湿
柴胡——疏肝，又升清阳
黑芥穗——疏肝收涩

使
甘草——益气，调和药味

◆本方的配伍特点是寓补于散，寄消于升，培土抑木，肝脾同治。

【运用】

1. **辨证要点**　本方为治脾虚肝郁、湿浊下注带下之常用方，临床应用以带下清稀色白舌淡苔白、脉濡缓为辨证要点。

2. **加减变化**　若兼湿热，带下兼黄色者，加黄柏、龙胆草以清热燥湿；兼有寒湿，小腹疼痛者，加炮姜、盐茴香以温中散寒；腰膝酸软者，加杜仲、续断以补益肝肾；日久病滑脱者，加龙骨、牡蛎以固涩止带。

3. **现代运用**　本方常用于阴道炎、宫颈糜烂、盆腔炎而属脾虚肝郁，湿浊下注者。

4. **使用注意**　带下证属湿热下注者，非本方所宜。

【附方】

千金止带丸（《中国药典》）　党参、炒白术、白芍、木香、砂仁、盐炒小茴香、醋制延胡索、盐炒杜仲、续断、煅牡蛎、盐炒补骨脂、青黛各50克，当归、川芎各100克，醋制香附、鸡冠花、炒椿皮各200克。依法制成水丸或大蜜丸，水丸，每次服6～9克，每日2～3次。大蜜丸每次9克，每日2次。功用：补虚止带，和血调经。主治：脾肾不足，冲任失调，湿热下注的赤白带下，月经不调，腹痛腰酸。

第十五章 涌吐剂

◆**概念**：凡以涌吐药为主组成，具有涌吐痰涎、宿食、毒物等作用，以治疗痰厥、食积、误食毒物的方剂，统称为涌吐剂，属"八法"中的吐法。

◆**注意事项**：①涌吐剂作用迅猛，易伤胃气，应中病即止，年老体弱、孕妇、产后均应慎用。②临证时当注意用药的剂量、用法、禁忌、中毒的解救措施以及药后调养等。③服用涌吐剂应从小剂量开始，渐增剂量，中病即止。

瓜蒂散

张仲景《伤寒论》

瓜蒂散中赤小豆，豆豉汁调酸苦凑，
逐邪涌吐功最捷，胸脘痰食服之瘳。

【**组成**】瓜蒂(熬黄)、赤小豆各3克。

【**用法**】每服3克，以淡豆香豉9克，用热汤700毫升，煮作稀糜，去滓，取汁和散，温顿服之。不吐者，少少加，得快吐乃止（现代用法：将二药研细末和匀，每服1～3克，用豆豉9克煎汤送服。不吐者，用洁净翎毛探喉取吐）。

【**功用**】涌吐痰涎宿食。

【**主治**】痰涎宿食，壅滞胸脘证。胸中痞硬，懊憹不安，欲吐不出，气上冲咽喉不得息，寸脉微浮者。

【**方义方解**】

本方所治，为痰涎壅滞胸中，或宿食停积上脘之证。痰涎宿食填塞，气机被遏，故胸中痞硬、懊憹不安、欲吐不出、气上冲咽喉不得息；寸脉微浮为邪气在上之证。治当因势利导，遵《素问·至真要大论》"其高者，因而越之"的理论，采用涌吐痰食法治疗。

方中瓜蒂味苦，善于涌吐痰涎宿食，为君药。赤小豆味酸平，能祛湿除烦满，为臣药。君臣配伍，相须相益，酸苦涌泻，增强催吐之力。以淡豆豉煎汤调服，取其轻清宣泄之性，宣解胸中邪气，利于涌吐，又可安中护胃，使在快吐之中兼顾护胃气。

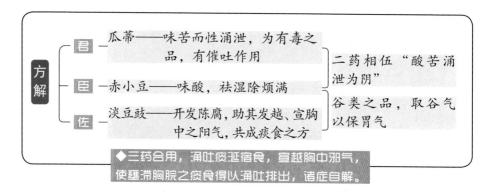

【运用】

1. 辨证要点　本方临证以胸脘痞硬、烦懊不安、气逆欲吐为辨证要点。

2. 现代运用　本方常用于暴饮暴食导致的急性胃炎、神经官能症、精神错乱、口服药物中毒早期等病证。

3. 使用注意　本方瓜蒂苦寒有毒，易伤正气，应注意用量不宜过大，中病即止；年老、体虚、孕妇、产后，以及有吐血史者应慎用；若宿食或毒物已离胃入肠，痰涎不在胸膈者，均需禁用；恐吐后伤胃，可服稀粥少许以自养。

【附方】

三圣散（《儒门事亲》）　防风5克,瓜蒂（炒黄用）3克,藜芦（去苗心）3克。共为粗末，水煎徐徐服之，以吐为度，不必尽剂，亦可鼻内灌之。功用：涌吐风痰。主治：中风闭证。失声闷乱，口眼㖞斜或不省人事，牙关紧闭，脉浮滑实者。对于癫痫，浊痰壅塞胸中，上逆时发者，及误食毒物停于上脘等证，亦可用之。

盐汤探吐方

孙思邈《备急千金要方》

盐汤探吐千金方，干霍乱证急煎尝；
宿食填脘气机阻，运用及时效最良。

【组成】　食盐。

【用法】　用开水冲化成极咸盐汤，趁热饮一碗，并以手指或筷子等探喉助吐，吐后再饮一碗，连服3次。

【功用】　涌吐宿食毒物。

【主治】　宿食停滞，脘腹胀痛；或干霍乱、欲吐不得吐，欲泻不得泻；或误食毒物尚停留在胃者。

【方义方解】

本方主治宿食不消或干霍乱之证，乃由宿食或秽浊之气中阻，气机闭塞上下不通所致。治宜因势利导，涌而吐之。方以盐汤极咸之味，激起呕吐，以开通气机，并使宿食随吐而出，这样气机得以调畅，则塞者可通，胀痛可止。食盐咸，甘辛寒，咸润下，故通大小便，咸走血而寒胜热，故治目赤痛肿；血热，咸补心，故治心虚；咸入肾而走骨，故坚筋骨，治骨病齿痛；咸润燥而辛泄肺，故治痰饮喘逆；咸软坚，故治结核积聚，又能涌吐。《神农本草经》曾言"大盐，令人吐"，令病邪从吐而解，塞者可通，诸症可愈。《金匮要略》亦早有盐汤吐法，以盐一升，水三升，煮令盐消，分三服。治贪食食多不消，心腹坚满痛，服后当吐出食，便瘥。至于干霍乱亦属气机不利，上下不通，腹中大痛，服此汤吐之，则气机可通，腹痛可止。因盐汤涌吐之力较缓，往往须与翔毛或手指探吐，以助药力，故名盐汤探吐方。

【运用】

1. **辨证要点**　主要用于治疗宿食停滞，或误食毒物。临床应用以宿食停滞、频频欲吐，或误食毒物为时未久、尚停胃中，为其辨证要点。

2. **现代运用**　常用于治疗暴伤饮食，食物中毒，服毒，以及厥证。

3. **注意事项**　对于涌吐宿食一吐即可；对于误食毒物，去毒务尽，故须吐之又吐。多次涌吐之后，患者必筋疲力尽，宜卧床休养，饮少许温水，或啜粥饮少许以和胃，亦可投以药剂和胃以调养之。

救急稀涎散

《圣济总录》

稀涎皂角与白矾，痰浊壅阻宜开关，
中风痰闭口不语，涌吐通关病自安。

【组成】　猪牙皂角（如猪牙，肥实不蛀者，削去黑皮）15克，白矾（通莹者）30克。

【用法】　上二味，为细末，再研极细为散。如有患者，可服半钱，重者三钱匕，温水调灌下，不大呕吐，只有微涎稀冷而出，或一升二升，当时省觉，次缓而调治，不可使大攻之，过则伤人（现代用法：共为细末，每服1.5～4.5克，温开水送下）。

【功用】　开关涌吐。

【主治】　中风闭证。痰涎壅盛，喉中痰声辘辘，气闭不通，心神闷，四肢不收，或仆倒不省，或口角似歪，脉滑实有力者。亦治喉痹。

【方义方解】

本证由痰壅气闭所致。痰涎壅盛，气道不利，故致喉中痰声辘辘；痰浊上蒙心窍，则见心神闷，或仆倒不省；痰阻气滞于经脉，则四肢不收，或口角似歪。中风闭证，痰涎壅盛，或喉痹阻塞道，均为急症，治宜催吐开关，稀涎通窍，再随证调治。方中白矾酸寒涌泄，化顽痰，开关涌吐，《本草纲目》谓其"吐利风热之痰涎，取其酸苦涌泻也"，为君药。皂荚辛温而咸，辛能开窍，温能化痰，咸能散结，善通关去新聚能稀涎开关涌吐。《医方集解》云："白矾酸苦能涌泄，咸能软顽痰，故以为君。皂角辛能通窍，咸能去垢，专制风木，故以为使，固夺门之也。"因本方有稀涎之功，用治中风闭证及喉痹急症，故名"救急稀涎散"。

【运用】

1. **辨证要点** 本方可用于中风痰闭之证，以喉中痰声漉漉、气闭不通、心神瞀闷、人事不省、脉滑实有力为证治要点。

2. **加减变化** 中风可加藜芦以涌吐风痰，喉痹可加黄连、巴豆以解毒利咽，痰盛可加半夏以祛痰散结。

3. **注意事项** 本方用量宜轻，以痰出适量为度，不可令大吐，且只宜实证，若中风脱证禁用。

第十六章 消导化积剂

◆**概念**：凡以消食药物为主组成，具有消食健脾，除痞化积等作用，以治疗食积停滞的方剂，统称为消食剂。属于"八法"中的"消法"范畴。

◆**分类及适应证** ┬ 消食化滞——食积内停
　　　　　　　　└ 健脾消食——脾胃虚弱，食积内停

◆**注意事项**：①积滞每使气机不畅，气机阻滞更增积滞不化，故消食剂常配伍理气药，以助化积导滞。若积滞郁而化热，则宜消而兼清；积而生湿，消导之中又当佐以化湿。②消食剂终属攻伐之剂，不宜久服，纯虚无实更非其所宜。

第一节　消食化滞

保和丸

朱震亨《丹溪心法》

保和神曲与山楂，陈翘莱菔苓半夏；
消食化滞和胃气，煎服亦可加麦芽。

【**组成**】 山楂180克，神曲60克，半夏、茯苓各90克，陈皮、连翘、莱菔子各30克。

【**用法**】 以上诸药共为细末，水泛为丸，每次服6～9克，温开水或麦芽煎汤送服；亦可做汤剂，用量按原方比例酌定。

【**功用**】 消食和胃。

【**主治**】 食积停滞，胸脘痞满，腹胀时痛，嗳腐吞酸，恶食，或呕吐泄泻，脉滑，舌苔厚腻或黄。

【**方义方解**】

　　本方所治之证乃饮食积滞，浊气不降所致。饮食不当，留结胃脘，积而不去，则脘腹胀满或疼痛；饮食积滞，浊气不降，胃气上逆，则嗳腐吞酸，恶食呕逆，或恶心；饮食积滞，导致脾气不能运化水湿，则大便泄泻；舌苔厚腻微黄，脉滑，皆为饮食积滞，郁而化热之征。治宜消食化滞，理气和胃。

方中重用山楂，能消一切饮食积滞，善于消肉食之积，为君药。神曲消食健脾，善于化酒食陈腐油腻之积；莱菔子下气消食祛痰，善于消谷面蔬菜之积，共为臣药。三药并用，以消各种饮食积滞。饮食积滞，浊气上逆，以半夏降逆燥湿，醒脾和胃止呕；气机壅滞，以陈皮理气化湿，醒脾和胃；以茯苓益气健脾，渗湿止泻；连翘散结清热。

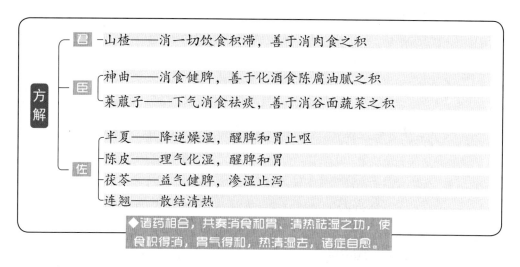

【运用】

1. **辨证要点**　本方功可消食导滞，是治疗各种食积的通用方剂，临床以脘腹痞满、嗳腐厌食、苔厚腻、脉滑为辨证要点。

2. **加减变化**　食积化热者，可加黄连、黄芩以清热泻火；食积较甚者，可加槟榔、枳实等以增强行气消积的功效；兼脾虚者，则需加白术等以益气健脾，消中兼补；积滞成实、大便秘结者，可加槟榔、大黄以通便导滞。

3. **现代运用**　本方主要用于消化不良、肠炎、慢性胆囊炎、急慢性胃炎、婴幼儿消化不良腹泻等属食积内停者。

4. **使用注意**　本方虽由消导药为主组成，但药力较缓，宜于食积之伤胃轻证者；脾虚食滞者不宜单独应用。

【附方】

1. **大安丸（《丹溪心法》）**　山楂、白术各6克，神曲（炒）、半夏、茯苓各3克，陈皮、莱菔子、连翘各3克。上为末，粥糊丸服。功用：消食健脾。主治：

食积而有脾虚证。饮食不消，脘腹胀满，大便泄泻，以及小儿食积。

2. 五疳消积丸（《全国中药成药处方集》）　川黄连、芜荑、龙胆草各9克，炒麦芽、焦山楂、炒六神曲、广陈皮各30克。依法制为水丸，每次服6克，每日2次，温开水送服。功用：消食杀虫。主治：小儿疳积，面黄肌瘦，牙疳口臭，腹大筋青，食少胀满，虫积腹痛。

枳实导滞丸

李东垣《内外伤辨惑论》

枳实导滞首大黄，芩连曲术茯苓襄，
泽泻蒸饼糊丸服，湿热积滞力能攘。

【组成】　大黄30克，枳实(麸炒)、神曲(炒)各15克，茯苓(去皮)、黄芩(去腐)、黄连(拣净)、白术各9克，泽泻6克。

【用法】　研为细末，汤浸蒸饼为丸，如梧桐子大，每服50～70(6～9克)，温水送下，食远量虚实加减服之（现代用法：水泛小丸，每服6～9克，温开水送下，每日2次）。

【主治】　湿热食积、脘腹痞满胀痛、大便秘结、痢下赤白，里急后重。

【功用】　消食导滞，清热祛湿。

【方义方解】

本方所治之证乃湿热蕴结，饮食积滞所致。饮食积滞，郁而化热，或湿热内生，饮食不消，湿热饮食相结，阻塞气机，则脘腹胀满，厌食嗳腐；湿热下注，则下痢泄泻；或湿热阻塞，腑气不通，则大便秘结；湿热下注，则小便短赤；舌苔黄腻，脉沉有力，皆为湿热积滞之征。治当消食化积，清热利湿。

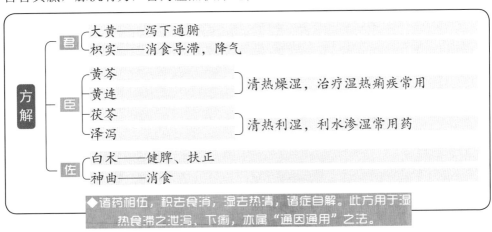

方解

君
大黄——泻下通腑
枳实——消食导滞，降气

臣
黄芩
黄连　清热燥湿，治疗湿热痢疾常用
茯苓
泽泻　清热利湿，利水渗湿常用药

佐
白术——健脾、扶正
神曲——消食

◆诸药相伍，积去食消，湿去热清，诸症自解。此方用于湿热食滞之泄泻、下痢，亦属"通因通用"之法。

方中以苦寒之大黄为君，攻积泻热，使积热从大便而下。以苦辛微寒之枳实为臣，行气消积，除脘腹之胀满。佐以苦寒之黄连、黄芩清热燥湿，又可厚肠止痢；茯苓、泽泻甘淡，渗利水湿而止泻；白术甘苦性温，健脾燥湿，使攻积而不伤正；神曲甘辛性温，消食化滞，使食消则脾胃和。

【运用】

1. **辨证要点**　本方为治疗湿热食积、内阻胃肠证的常用方，临床应用以脘腹胀满、大便失常、苔黄腻、脉沉有力为辨证要点。

2. **加减变化**　腹胀满较甚，里急后重者，可加木香、槟榔等以助理气导滞之功。

3. **现代运用**　本方常用于胃肠功能紊乱、慢性痢疾等属湿热积滞者。

4. **使用注意**　泄泻无积滞及孕妇均不宜使用。

【附方】

1. **木香导滞丸（《医学正传》）**　即枳实导滞丸加木香、槟榔各二钱（6克）。研为细末，汤浸蒸饼为丸，如梧桐子大，每服50～70丸，食远温开水送下。功用：消积导滞，行气消胀。主治：湿热积滞内停。脘腹痞胀，闷乱不安，大便不通，及湿热积滞成痢，里急后重者。

2. **四消丸（《中药制剂手册》）**　醋炙香附、炒牵牛子、醋炙五灵脂、牙皂各30克。依法制为水丸，每次服3～6克，每日2次。主治：食滞停积的胸膈饱闷，癥瘕积聚，脘腹胀满作痛。

3. **小儿化食丸（《中国药典》）**　莪术（醋制）、三棱（制）各50克，六神曲（炒焦）、山楂（炒焦）、麦芽（炒焦）、大黄、槟榔（炒焦）各100克，牵牛子（炒焦）200克。共研细粉，依法制为大蜜丸，每丸1.5克，周岁内小儿每次服1丸，周岁以上每次服2丸，每日2次，忌食辛辣油腻。功用：消食化滞，泻火通便。主治：小儿胃热停食，肚腹胀满，恶心呕吐，烦躁口渴，大便干燥。

第二节　健脾消食

健脾丸

王肯堂《证治准绳》

健脾参术苓草陈，肉蔻香连合砂仁，
楂肉山药曲麦炒，消补兼施此方寻。

【组成】 白术(炒)15克，木香(另研)、黄连(酒炒)、甘草各6克，白茯苓(去皮)10克，人参9克，神曲(炒)、陈皮、砂仁、麦芽(炒)、山楂取肉、山药、肉豆蔻(面裹纸包槌去油)各6克。

【用法】 糊丸或水泛小丸，每服6～9克，温开水送下，日2次。

【主治】 脾胃虚弱，饮食内停，脘腹痞闷，食少难消，大便溏薄，苔腻微黄，脉象虚弱。

【功用】 健脾和胃，消食止泻。

【方义方解】

本方所治之证乃脾胃虚弱，饮食不消所致。脾胃虚弱，脾不运化，胃不受纳，则食少难消；清气不升，浊气不降，壅滞脘腹，则脘腹痞闷；脾虚不化湿，水湿下注，则大便溏薄；苔腻微黄，脉虚弱，皆为脾胃虚弱，饮食积滞化热之征。治当健脾和胃，消食止泻。

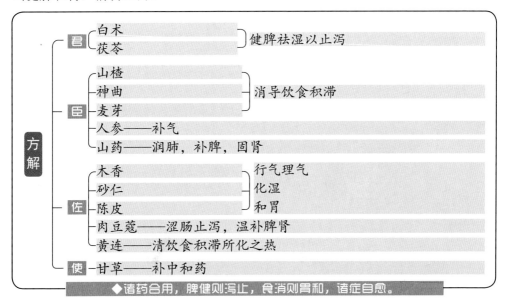

方解

君　白术
　　茯苓　　　　　　健脾祛湿以止泻

臣　山楂
　　神曲　　　　　　消导饮食积滞
　　麦芽
　　人参——补气
　　山药——润肺，补脾，固肾

佐　木香　　　　　　行气理气
　　砂仁　　　　　　化湿
　　陈皮　　　　　　和胃
　　肉豆蔻——涩肠止泻，温补脾肾
　　黄连——清饮食积滞所化之热

使　甘草——补中和药

◆诸药合用，脾健则泻止，食消则胃和，诸症自愈。

本方重用白术、茯苓为君，健脾祛湿以止泻。山楂、神曲、麦芽消食和胃，除已停之积；人参、山药益气补脾，以助苓、术健脾之力，是为臣药。木香、砂仁、陈皮皆芳香之品，功能理气开胃，醒脾化湿，既可解除脘腹痞闷，又使全方补而不滞；肉豆蔻温涩，合山药以涩肠止泻；黄连清热燥湿，且可清解食积所化之热，皆为佐药。甘草补中和药，是为佐使之用。

本方的配伍特点：补气健脾药与消食行气药同用，为消补兼施之剂，补而不滞，消不伤正。因方中含四君子汤及山药等益气健脾之品居多，故补重于消，且食消脾自健，故方名"健脾"。

【运用】

1. **辨证要点**　本方为治疗脾虚食滞之常用方，临床应用以脘腹痞闷、食少难消、大便溏薄、苔腻微黄、脉虚弱为辨证要点。

2. **加减变化**　湿甚者加车前子、泽泻以利水渗湿；兼寒者去黄连，加干姜以温中祛寒。本方为消补兼施之剂，但补益之药多壅滞，消克之品易伤脾，临床应用时应权衡轻重，配伍适宜。

3. **现代运用**　本方常用于慢性胃炎、消化不良属脾虚食滞者。

【附方】

1. **启脾丸**（《中国药典》）　茯苓、炒白术、炒莲子、人参、山药各100克，炒神曲80克，炒山楂、炒麦芽、泽泻、陈皮、甘草各50克。共研细面，炼蜜为丸，每丸3克，每次服1丸，每日2～3次，白开水送下；3岁内儿童酌减。功用：健脾和胃。主治：脾胃虚弱，消化不良，腹胀便溏。

2. **消食健脾丸**（《医宗金鉴》）　苍术、厚朴、甘草、陈皮、炒盐、白蒺藜、胡椒、山楂、麦芽、神曲。研末，白蜜为丸。功用：消化食积。主治：胃强脾弱，能食而不化。

葛花解醒汤

李东垣《内外伤辨惑论》

葛花解醒泽二苓，砂蔻青陈木香并；
姜曲参术温健脾，分消寒化酒湿行。

【组成】　青皮1克，木香1.5克，人参（去芦）、猪苓（去皮）、白茯苓、橘皮（去白）各4.5克，白术、干生姜、神曲（炒黄）、泽泻各6克，缩砂仁、白豆蔻仁、葛花各15克。

【用法】　共为极细末，和匀，每服9克，温开水调下。或做汤剂，水煎服。

【功用】　分消酒湿，理气健脾。

【主治】　酒积伤脾证，眩晕呕吐，胸膈痞闷，食少体倦，小便不利，大便泄泻，舌苔腻，脉滑。

【方义方解】

　　本方证因嗜酒中虚，湿伤脾胃所致。酒本水谷之精液酝酿而成，体湿性热，其性剽悍，少饮能通行气血，内助消化，外御风寒，若恣饮无度，脾胃受伤，湿饮内阻，升降失常，而为眩晕、呕吐、胸痞、食少等症，内外分消是治疗酒积之良法。

　　方中葛花为君，甘寒芳香，长于解酒醒脾，其性轻清发散，能使酒湿从表而解。臣以神曲消食和胃，尤擅消酒食陈腐之积；白豆蔻仁、砂仁理气开胃醒脾，除痞闷，增食欲；二苓、泽泻渗湿止泻，引酒湿从小便而去。饮酒过多，必伤脾胃，故又以人参、白术补中健脾，干姜温运化湿；木香、青皮、陈皮理气疏滞，以上共为佐药。

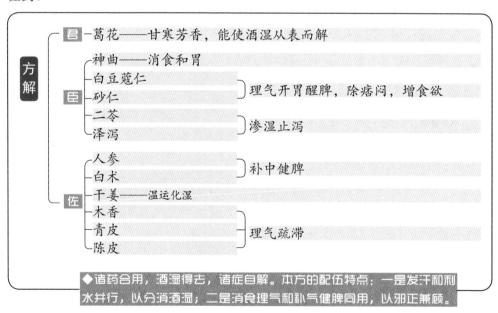

方解
君—葛花——甘寒芳香，能使酒湿从表而解
臣—神曲——消食和胃
白豆蔻仁
砂仁——理气开胃醒脾，除痞闷，增食欲
二苓
泽泻——渗湿止泻
佐—人参
白术——补中健脾
干姜——温运化湿
木香
青皮
陈皮——理气疏滞

◆诸药合用，酒湿得去，诸症自解。本方的配伍特点：一是发汗和利水并行，以分消酒湿；二是消食理气和补气健脾同用，以邪正兼顾。

【运用】

　　1. **辨证要点**　本方为治疗酒积伤脾证之常用方，临床应用以眩晕呕吐、胸膈痞闷、食少体倦、小便不利等为辨证要点。

　　2. **加减变化**　伤酒为病，随人体之阴阳而有寒化、热化之分。若偏寒者，加吴茱萸以温中祛寒；若湿从热化，湿热内盛而见面赤烦热、口渴饮冷等证，又当减去辛燥之品，改用黄芩、黄连等清热燥湿之药。此外，枳椇子善利湿热，解酒毒，酒湿热化者亦可选用。

3. **现代运用** 本方常用于饮酒过量致醉，或嗜酒成性者。

【附方】

1. **开胃进食汤**（《医宗金鉴》） 人参、白术、茯苓、炙甘草、半夏、陈皮、丁香、木香、藿香、厚朴、砂仁、麦芽、神曲、莲子。功用：开胃进食。主治：不思饮食，少食不能消化，脾胃两虚之证。

2. **茵陈解酲汤**（《医宗金鉴》） 木香 1.5 克，青皮、砂仁、蔻仁各 3 克，人参、猪苓、茯苓、橘皮各 4.5 克，白术、干姜、神曲、泽泻各 6 克，葛花、茵陈各 15 克。上药为极细末，每服 9 克，白汤调下。功用：温中健脾，分消醒酒。主治：酒疸虚者。

第十七章 润燥剂

◆**概念**：凡以轻宣辛散或甘凉滋润的药物为主，组成具有轻宣外燥或滋润内燥等作用，用以治疗燥证的方剂，统称润燥剂。分为轻宣润燥剂、滋阴润燥剂。

◆**分类及适应证**┌─ 轻宣润燥──凉燥或温燥
　　　　　　　　└─ 滋阴润燥──脏腑津伤液耗的内燥证

◆**注意事项**：①分清外燥与内燥。外燥当分温燥抑或凉燥，内燥则应分上燥、中燥或下燥，之后确定治法，选方用药。因人体内外、脏腑相互联系，故在临床上亦多相互影响，如外感温燥兼有上燥之证、上燥和下燥合病等，故须根据病情，灵活掌握。②滋阴润燥剂用药多滋腻之品，易于助湿碍气，故素体多湿，脾虚便溏以及气滞痰盛者应慎用或忌用。③由于温燥之邪易伤津耗气，故治疗上宜配伍甘寒清热或益气生津之品。此外，辛香药物易耗津、苦寒药物易化燥，故治燥病时应慎用。

第一节 轻宣润燥

杏苏散

吴瑭《温病条辨》

杏苏散内夏陈前，枳桔苓草姜枣研，
轻宣温润治凉燥，咳止痰化病自瘥。

【组成】 苏叶、杏仁、半夏、茯苓、前胡各9克，橘皮、苦桔梗、枳壳各6克，甘草、生姜各3克，大枣3枚。

【用法】 水煎温服。

【功用】 轻宣凉燥，理肺化痰。

【主治】 外感凉燥证。头微痛，恶寒无汗，咳嗽痰稀，鼻塞，嗌干，苔白，脉弦。

【方义方解】

本方所治之证乃凉燥伤肺，营卫受邪所致。风寒侵袭肌表营卫，经气郁滞不畅，则头微痛，恶寒无汗；风寒侵袭，肺窍不利，则鼻塞；凉燥侵袭于肺，肺气逆乱于上，则咳嗽；寒凉郁遏肺气，肺气不能通调水道，水留于肺而为痰，则痰稀；燥又伤津，则咽干口燥，又因寒主凝，所以口干不欲多饮水；舌淡，苔薄白，脉浮，皆为风寒外袭，凉燥伤肺之征。治当轻宣凉燥，理肺化痰。

方中苏叶辛温不燥，发表散邪，宣发肺气，使凉燥之邪从外而散；杏仁苦温而润，降利肺气，润燥止咳，二者共为君药。前胡疏风散邪，降气化痰，既协苏叶轻宣达表，又助杏仁降气化痰；桔梗、枳壳一升一降，助杏仁、苏叶理肺化痰，共为臣药。半夏、橘皮燥湿化痰，理气行滞；茯苓渗湿健脾以绝生痰之源；生姜、大枣调和营卫以利解表，滋脾行津以润干燥，是为佐药。甘草调和诸药，合桔梗宣肺利咽，功兼佐使。

本方虽为治疗外感凉燥而设，但因凉燥乃秋令"小寒"为患，与外感风寒是同一属性的病邪，故临床也常用本方治疗外感风寒咳嗽。

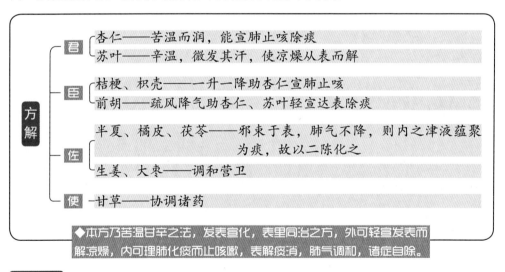

方解

君
- 杏仁——苦温而润，能宣肺止咳除痰
- 苏叶——辛温，微发其汗，使凉燥从表而解

臣
- 桔梗、枳壳——一升一降助杏仁宣肺止咳
- 前胡——疏风降气助杏仁、苏叶轻宣达表除痰

佐
- 半夏、橘皮、茯苓——邪束于表，肺气不降，则内之津液蕴聚为痰，故以二陈化之
- 生姜、大枣——调和营卫

使
- 甘草——协调诸药

◆本方乃苦温甘辛之法，发表宣化，表里同治之方，外可轻宣发表而解凉燥，内可理肺化痰而止咳嗽，表解痰消，肺气调和，诸症自除。

【运用】

1. **辨证要点**　本方为治疗轻宣凉燥的代表方，亦是治疗风寒咳嗽的常用方，临床应用以恶寒无汗、咳嗽痰稀、咽干、苔白、脉弦为辨证要点。

2. **加减变化**　若无汗，脉弦甚或紧，加羌活以解表发汗；汗后咳不止，去苏叶、羌活，加苏梗以降肺气；兼泄泻腹满者，加苍术、厚朴以化湿除满；头痛兼眉棱骨痛者，加白芷以祛风止痛；热甚者，加黄芩以清解肺热。

3. **现代运用**　本方常用于上呼吸道感染、慢性支气管炎、肺气肿等证属外感凉燥（或外感风寒轻证），肺失宣降，痰湿内阻者。

【附方】

杏苏饮（《医宗金鉴》）　由杏仁、紫苏、前胡、桔梗、枳壳、桑皮、黄芩、甘草、麦冬、浙贝母、橘红组成。引用生姜，水煎服。功用：疏风解表，宣肺化痰。主治：伤风，发热憎寒，头疼有汗，咳嗽喷嚏，鼻塞声重，脉浮缓。

桑杏汤

吴瑭《温病条辨》

桑杏汤中象贝宜，沙参栀豉与梨皮，
干咳鼻燥右脉大，辛凉甘润燥能医。

【组成】　桑叶、贝母、香豉、栀皮、梨皮各3克，杏仁4.5克，沙参6克。

【用法】　水二杯，煮取一杯，顿服之，重者再作服。

【主治】　外感温燥证。头痛，身热不甚，口渴咽干鼻燥，干咳无痰，或痰少而黏，舌红，苔薄白而干，脉浮数而右脉大者。

【功用】　清宣温燥。

【方义方解】

本方所治之证乃外感温燥，损伤肺津所致。温燥侵袭肺卫，郁遏经脉，浸淫肌表，则头痛，身热不甚；温燥伤津，则口渴，咽干鼻燥；温燥伤肺，气逆于上，则干咳无痰，或痰少而黏；舌红，苔薄而干，脉浮数，皆为温燥伤肺之征。治当轻宣温燥，润肺止咳。方中桑叶清宣燥热，透邪外出；杏仁宣利肺气，润燥止咳，共为君药。豆豉辛凉透散，助桑叶轻宣透热；贝母清化热痰，助杏仁止咳化痰；沙参养阴生津，润肺止咳，共为臣药。栀子皮质轻而入上焦，清泄肺热；梨皮清热润燥，止咳化痰，均为佐药。本方乃辛凉甘润之法，轻宣凉润之方，使燥热除而肺津复，则诸症自愈。

因本方证邪气轻浅，故诸药用量较轻，且煎煮时间也不宜过长，正如原书方后注云："轻药不得重用，重用必过病所。"

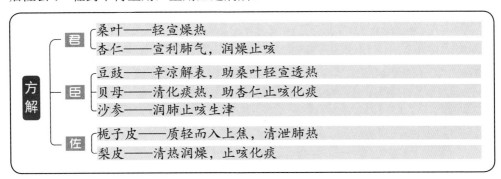

方解

君　桑叶——轻宣燥热
　　杏仁——宣利肺气，润燥止咳

臣　豆豉——辛凉解表，助桑叶轻宣透热
　　贝母——清化痰热，助杏仁止咳化痰
　　沙参——润肺止咳生津

佐　栀子皮——质轻而入上焦，清泄肺热
　　梨皮——清热润燥，止咳化痰

【运用】

1. **辨证要点**　本方为治疗温燥伤肺轻证的常用方,临床应用以身热不甚,干咳无痰或痰少而黏、右脉数大为辨证要点。

2. **加减变化**　临床如见温燥伤肺、表热不甚者,去豆豉、山栀,加玉竹、天花粉以养阴生津;热伤肺络而咯血者,去豆豉,加白茅根、茜草炭、白及等止血药。

3. **现代运用**　本方常用于上呼吸道感染、急慢性支气管炎、支气管扩张咯血、百日咳等证属外感温燥,邪犯肺卫者。

【附方】

翘荷汤(《温病条辨》)　薄荷、连翘、黑栀皮各 4.5 克,生甘草 3 克,绿豆皮 6 克,桔梗 9 克。水二杯,煮取一杯,顿服之,日服 2 剂。甚者日 3 服。功用:清上焦气分燥热。主治:燥气化火,清窍不利,耳鸣目赤,龈肿咽痛等。

第二节　滋阴润燥

增液汤

吴瑭《温病条辨》

增液玄参与地冬,热病津枯便不通,
补药之体作泻剂,但非重用不为功。

【组成】　玄参30克,麦冬(连心)、生地黄各24克。

【用法】　水八杯,煮取三杯,口干则与饮令尽。不便,再作服。

【主治】　阳明温病,津亏便秘证。大便秘结,口渴,舌干红,脉细数或沉而无力者。

【功用】　增液润燥。

【方义方解】

阳明温病不大便,不外热结、液干两端。若阳邪炽盛之热结实证,则用承气汤急下存阴;若热病阴亏液涸,《温病条辨》所谓"水不足以行舟,而结粪不下者",当增水行舟。本方所治大便秘结为热病耗损津液,阴亏液涸,不能濡润大肠,"无水舟停"所致。津液亏乏,不能上承,则口渴;舌干红,脉细数为阴虚内热之象;脉沉而无力者,主里主虚之候。治宜增液润燥。方中重用玄参,苦咸而凉,滋阴润燥,壮水制火,启肾水以滋肠燥,为君药。生地黄甘苦而寒,清热养阴,壮水生津,以增玄参滋阴润燥之力;又肺与大肠相表里,故用甘寒之麦冬,滋养肺胃阴津以润肠燥,共为臣药。

方解

君 — 玄参 —— 养阴增液
　　　　　　软坚润下
　　　　　　泻火散结

臣 — 生地黄 —— 养阴润燥

佐 — 麦冬 —— 补脾肺之阴

◆三药合用，养阴增液，以补药之体为泻药之用，使肠燥得润、大便得下，故名之曰"增液汤"。本方咸寒苦甘同用，旨在增水行舟，非属攻下，欲使其通便，必须重用。

【运用】

1. **辨证要点**　本方为治疗津亏肠燥所致大便秘结之常用方，又是治疗多种内伤阴虚液亏病证的基础方，临床应用以便秘、口渴、舌干红、脉细数或沉而无力为辨证要点。

2. **加减变化**　若津亏燥热较甚，服增液汤大便不下者，加生大黄、芒硝清热泻下；阴虚燥热，虚火上炎，发为牙痛者，加川牛膝、牡丹皮等以降火凉血；若胃阴不足，舌质光泽，口干唇燥者，加沙参、石斛等以养阴生津。

3. **现代运用**　本方常用于温热病津亏肠燥便秘，以及习惯性便秘、慢性咽喉炎、复发性口腔溃疡、糖尿病、皮肤干燥综合征、肛裂、慢性牙周炎等证属阴津不足者。

4. **使用注意**　使用本方药量宜重，否则无增液通便之效。

【附方】

增液承气汤（《温病条辨》）　玄参30克，麦冬（连心）、生地黄各24克，大黄9克，芒硝4.5克。水八杯，煮取二杯，先服一杯，不知，再服。功用：滋阴增液，泄热通便。主治：热结阴亏证。燥屎不行，下之不通，脘腹胀满，口干唇燥，舌红苔黄，脉细数。

增液汤与增液承气汤均是吴氏治疗温病阴亏，"无水舟停"不大便的方剂，旨在增水行舟。《温病条辨》指出，阳明温病，大便不通，若属津液枯竭，水不足以行舟而燥结不下者，可间服增液汤以增其津液；若再不下，是燥结太甚，宜予增液承气汤缓缓服之。故增液汤是以滋润为主，为津液大伤，燥结不甚者设；增液承气汤是润下合方，为津液大伤，燥结已甚者设。缓急有别，临证必须斟酌。

麦冬汤

张仲景《金匮要略》

麦门冬汤用人参，枣草粳米半夏存，
肺痿咳逆因虚火，益胃生津此方珍。

【组成】麦冬42克，半夏6克，人参9克，甘草6克，粳米3克，大枣4枚。

【用法】上6味药，以水1.2升，煮取600毫升，分3次温服。

【功用】润肺益胃，降逆下气。

【主治】肺痿。咳唾涎沫，短气喘促，咽喉干燥，舌干红少苔，脉虚数。

【方义方解】

　　本方所治虚热肺痿乃肺胃阴虚，气火上逆所致。病虽在肺，其源在胃，盖土为金母，胃主津液，胃津不足，则肺之阴津亦亏，终成肺胃阴虚之证。肺虚而肃降失职，则咳逆上气；肺伤而不布津，加之虚火灼津，则脾津不能上归于肺而聚生浊唾涎沫，随肺气上逆而咳出，且咳唾涎沫愈甚，则肺津损伤愈重，日久不止，终致肺痿。咽喉为肺胃之门户，肺胃阴伤，津不上承，则口干咽燥；虚热内盛，故手足心热。胃阴不足，失和气逆则呕吐；舌红少苔、脉虚数为阴虚内热之佐证。治宜清养肺胃，降逆下气。

　　方中重用麦冬为君，甘寒清润，既养肺胃之阴，又清肺胃虚热。人参益气生津为臣。佐以甘草、粳米、大枣益气养胃，合人参益胃生津，胃津充足，自能上归于肺，此正"培土生金"之法。肺胃阴虚，虚火上炎，不仅气机逆上，而且进一步灼津为涎，故又佐以半夏降逆下气，化其痰涎，虽属温燥之品，但用量很轻，与大剂麦冬配伍，则其燥性减而降逆之用存，且能开胃行津以润肺，又使麦冬滋而不腻，相反相成。甘草并能润肺利咽，调和诸药，兼作使药。

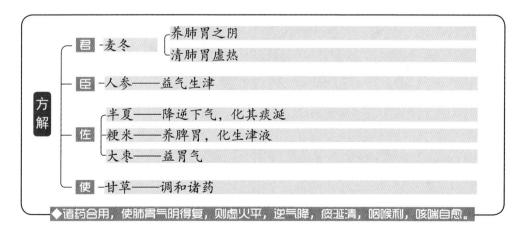

方解

君－麦冬　　养肺胃之阴
　　　　　　清肺胃虚热

臣－人参——益气生津

佐　半夏——降逆下气，化其痰涎
　　粳米——养脾胃，化生津液
　　大枣——益胃气

使－甘草——调和诸药

◆诸药合用，使肺胃气阴得复，则虚火平，逆气降，痰涎清，咽喉利，咳喘自愈。

【运用】

1. **辨证要点** 本方是治疗肺痿的主方，以咳唾涎沫、短气喘促、舌干红少苔、脉虚数为证治要点。

2. **加减变化** 若津伤甚者，可加沙参、玉竹以养阴液；若阴虚胃痛、脘腹灼热者，可加石斛、白芍以增加养阴益胃止痛之功。

3. **现代运用** 可用治慢性支气管炎、支气管扩张、慢性咽喉炎、硅肺、肺结核等，属肺胃阴虚，气火上逆者。亦治胃及十二指肠溃疡、慢性萎缩性胃炎，属胃阴不足，气逆呕吐者。

4. **使用注意** 肺痿有虚寒、虚热不同的证型，对虚寒肺痿，本质上阳气不足，导致津液不化、不布，张仲景用甘草干姜汤治疗，不能用麦冬汤，所以遇到虚寒肺痿是不适宜的。

【附方】

1. **玉竹麦冬汤（《温病条辨》）** 玉竹、麦冬各9克，沙参6克，生甘草3克。水煎，2次分服。功用：养阴润燥。主治：温病燥伤胃阴。

2. **麦冬饮子（《黄帝素问宣明论方》）** 麦冬7克，茯苓6克，生地黄4克，知母、葛根各3克，人参、瓜蒌根各2克，五味子、甘草、竹叶各1克。水煎服。功用：益气生津，养胃止渴。主治：心热移于肺，膈消胸满，津燥心烦，口渴。

3. **麦冬散（《太平圣惠方》）** 麦冬（去心）、半夏（汤洗七遍去滑）、枇杷叶（拭去毛，炙微黄）各15克，陈橘皮（汤浸，去白、瓤，焙）、白茯苓、人参（去芦头）各22.5克，甘草（炙微赤，剉）7.5克。上药捣筛为散。每服9克，用水300毫升，加生姜4克，大枣3枚，煎至180毫升，去滓，不计时候温服。功用：益气养阴，降逆止呕。主治：反胃，呕哕吐食，烦热。

4. **加味麦冬汤（《医学衷中参西录》）** 麦冬15克，人参、生山药各12克，清半夏、白芍、丹参各9克，甘草、生桃仁各6克，大枣3枚。水煎服，每日1剂，每日服2次。功用：养血清热，调经降逆。主治：阴虚肺燥。

玉液汤

张锡纯《医学衷中参西录》

玉液汤治糖尿病，山药知母鸡内金，葛芪五味天花粉，临证治疗用时多。

【组成】 生山药30克，知母18克，生黄芪15克，五味子、天花粉各9克，生鸡内金(捣细)6克，葛根4.5克。

【用法】 水煎，每日1剂，分早晚2次温服。

【功用】 益气滋阴，固肾止渴。

【主治】 消渴病。症见口渴引饮，饮水不解，小便频数量多，或小便混浊，困倦气短，脉虚细无力等。

【方义方解】

本方所治乃脾气不升，真阴不足，脾肾两虚所致（以脾虚为主）。脾主升清，散精于肺，肺主治节，上以布津润口，下以通调水道，注入膀胱。今脾不升清，津不上承于口，故口渴引饮，饮水不解；肾阴不足，肾失封藏，膀胱不约，故小便频数量多；脾肾两虚，故困倦气短，脉虚细无力。治宜益气生津为主，辅以固肾止渴。

方中山药、黄芪用量较重为君，取其补脾固肾，益气生津之功，一则使脾气升，散精达肺，输布津液以止渴，二则使肾气固，封藏精微以缩尿。知母、天花粉滋阴清热，润燥止渴为臣药。佐以葛根助黄芪升发脾胃清阳，输布津液而止渴；鸡内金助脾健运，运化水谷精微，"化饮食中糖质为津液也"（《医学衷中参西录》）；五味子助山药补肾固精，收敛阴津以缩尿，使精微不至于下趋。

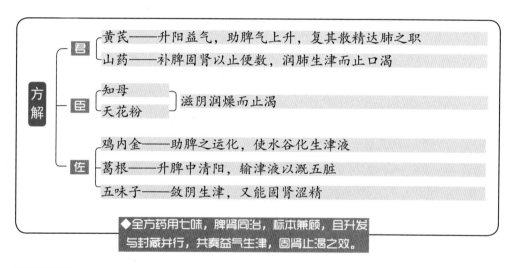

1. 方解

君
黄芪——升阳益气，助脾气上升，复其散精达肺之职
山药——补脾固肾以止便数，润肺生津而止口渴

臣
知母
天花粉
滋阴润燥而止渴

佐
鸡内金——助脾之运化，使水谷化生津液
葛根——升脾中清阳，输津液以溉五脏
五味子——敛阴生津，又能固肾涩精

◆全方药用七味，脾肾同治，标本兼顾，且升发与封藏并行，共奏益气生津，固肾止渴之效。

【运用】

1. **辨证要点** 本方为治疗消渴日久、气阴两虚的常用方，以口渴尿多、困倦气短、脉虚细无力为证治要点。

2. **加减变化** 若气虚较甚，脉虚细者，加人参以补气；小溲频数者，加萸肉以固肾。

3. **现代运用** 常用于治疗癌症放疗后、糖尿病、甲亢、小儿夏季热、尿崩症等见口渴尿多属脾肾两虚者。

第十八章 开窍剂

◆**概念**：凡以芳香开窍为主组成，具有开窍醒神等作用，用以治疗神昏窍闭之证的方剂，统称开窍剂。

◆**分类及适应证**
- 凉开——治热闭证(温邪热毒内陷心包所致的高热烦躁神昏谵语，痉厥等)
- 温开——治寒闭证(中风、痰厥等见突然昏倒，牙关紧闭，神昏不语，苔白脉迟)

◆**注意事项**：①辨清闭证和脱证，脱证禁用。②阳明腑实证而见神昏谵语者，治宜寒下；阳明腑实而兼邪陷心包之证，应酌情将开窍和寒下两法配合使用。③多用于急救，中病即止，不可久服。④多制成丸、散剂或注射剂，不可加热煎煮。⑤孕妇慎用。

第一节 凉开

安宫牛黄丸

吴瑭《温病条辨》

安宫牛黄开窍方，芩连栀郁朱雄黄，牛角珍珠冰麝箔，热闭心包功效良。

【组成】 牛黄、郁金、犀角(水牛角代)、黄连、朱砂、山栀、雄黄、黄芩各30克，珍珠15克，冰片、麝香各7.5克。

【用法】 本药为蜜丸制剂，大丸重3克，小丸重1.5克。金箔为衣(现有不用者)，蜡护。大丸口服每次1丸，小丸每次2丸，病重者每日2～3次。昏迷不能口服者，可用温开水化开，鼻饲给药。小儿酌减。

【功用】 清热开窍，豁痰解毒。

【主治】 邪热内陷心包证。高热烦躁，神昏谵语，口干舌燥，痰涎壅盛，舌红或绛，脉数。亦治中风昏迷，小儿惊厥，属邪热内闭者。

【方义方解】

方中以牛黄清热解毒，豁痰开窍，息风止痉；水牛角咸寒，清营凉血，安神定惊；麝香芳香，通达经络，开窍醒神，共为主药。辅以黄芩、黄连、栀子苦寒泄降，泻火解毒以助牛黄、水牛角清泄心包之热；雄黄解毒豁痰；冰片、郁金通窍醒神，化痰开郁；朱砂、珍珠、金箔清心镇静安神，息风止痉定惊，共为佐使药。

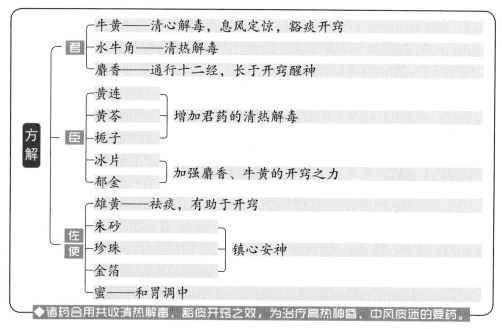

方解

君
- 牛黄——清心解毒，息风定惊，豁痰开窍
- 水牛角——清热解毒
- 麝香——通行十二经，长于开窍醒神

臣
- 黄连
- 黄芩 —— 增加君药的清热解毒
- 栀子
- 冰片
- 郁金 —— 加强麝香、牛黄的开窍之力

佐使
- 雄黄——祛痰，有助于开窍
- 朱砂
- 珍珠 —— 镇心安神
- 金箔
- 蜜——和胃调中

◆诸药合用共收清热解毒、豁痰开窍之效，为治疗高热神昏、中风痰迷的要药。

【运用】

1. 辨证要点 本方为治疗热陷心包证的常用方，亦是凉开法的代表方，凡神昏谵语属邪热内陷心包者，均可应用，临床应用以高热烦躁、神昏谵语、舌红或绛、苔黄燥、脉数有力为辨证要点。

2. 加减变化 用《温病条辨》清营汤煎汤送服本方，可加强清心解毒之力；若温病初起，邪在肺卫，迅即逆传心包者，可用金银花、薄荷或银翘散加减煎汤送服本方，以增强清热透解作用；若邪陷心包，兼有腑实，症见神昏舌短、大便秘结、饮不解渴者，宜开窍与攻下并用，以安宫牛黄丸2粒化开，调生大黄末9克内服，先服一半，不效再服；热闭证见脉虚，有内闭外脱之势者，急宜人参煎汤送服本方。

3. **现代运用** 本方常用于流行性乙型脑炎、流行性脑脊髓膜炎、中毒性痢疾、尿毒症、肝昏迷、急性脑血管病、肺性脑病、颅脑外伤、小儿高热惊厥以及感染或中毒引起的高热神昏等属热闭心包者。

4. **使用注意** 本方孕妇慎用。

【附方】

牛黄清心丸（万全,《痘疹世医心法》） 牛黄 0.65 克,朱砂 4.5 克,黄连 15 克,黄芩、栀子各 9 克,郁金 6 克。上药共为细末,炼蜜为丸,每次服 3 克,温开水送下,小儿酌减。功用:清热解毒,开窍安神。主治:热邪内陷心包证。高热烦躁、神昏谵语、舌红脉数,以及小儿惊厥、中风窍闭等证。

本方为明代万全《痘疹世医心法》之方,故又称万氏牛黄清心丸、万氏牛黄丸,安宫牛黄丸是在本方基础上加味衍化而成。安宫牛黄丸与牛黄清心丸均为凉开之剂,其功用主治基本相同,两者相比较,牛黄清心丸清热开窍作用稍弱,临床宜用于热闭之轻证。

行军散

王世雄《随息居重订霍乱论》

诸葛行军疹胀方，珍珠牛麝冰雄黄，
硼硝金箔共研末，窍闭神昏服之康。

【组成】 西牛黄、当门子(麝香)、珍珠、梅片、硼砂各3克,明雄黄(飞净)24克,火硝0.9克,飞金20页。

【用法】 8味各研极细如粉,口服,每次0.3克~1克,每日2~3次。

【功效】 清热开窍,辟秽解毒。

【主治】 霍乱疹胀及暑秽。吐泻腹痛,烦闷欲绝,头目昏晕,不省人事,并治口疮、咽痛,点目去风热障翳,搐鼻辟时疫之气。

【方义方解】

本证由于中焦气机逆乱,清浊相干,升降机能失常,故吐泻腹痛,甚则烦闷欲绝;暑热与秽浊之气蒙蔽清窍,故头目昏晕,不省人事。治宜芳香开窍,清热解毒,行气辟秽为法。方中麝香、冰片芳香透窍,行气辟秽;牛黄、雄黄、硼砂、火硝清心解毒;珍珠、金箔重镇安神。

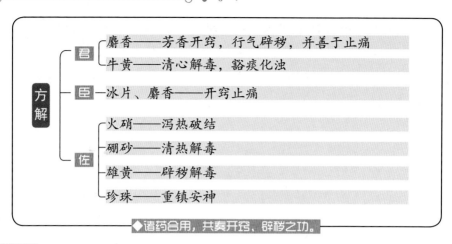

方解

君
麝香——芳香开窍，行气辟秽，并善于止痛
牛黄——清心解毒，豁痰化浊

臣 冰片、麝香——开窍止痛

佐
火硝——泻热破结
硼砂——清热解毒
雄黄——辟秽解毒
珍珠——重镇安神

◆诸药合用，共奏开窍、辟秽之功。

【运用】

1. **辨证要点**　本方为治疗暑热秽浊、蒙蔽清窍的常用方，以吐泻腹痛、烦闷欲绝、头目昏晕、不省人事为辨证要点。

2. **加减变化**　腹胀较甚，欲泻不得出，可用厚朴三物汤送服以行气通便；欲吐不能，可先用盐汤探吐使上下俱通；欲吐泻不得，心腹大痛，可煎檀香、乌药送服以行气止痛。

3. **现代运用**　本方常用于夏季中暑、急性胃肠炎、食物中毒等证属暑热秽浊者，外用可治疗口腔黏膜溃疡、咽炎、急性扁桃体炎等热毒病症。以本品适量涂抹于鼻腔内，有预防瘟疫之效。

4. **使用注意**　本方芳香走窜，且雄黄有毒，故不宜过服、久服，孕妇慎用。

抱龙丸

钱乙《小儿药证直诀》

抱龙天竺与雄黄，胆星朱砂与麝香，
清化热痰开心窍，小儿急惊效力彰。

【组成】　天竺黄30克，雄黄(水飞)3克，辰砂、麝香(各别研)各15克，天南星(腊月酿牛胆中，阴干百日，如无，只将生者去皮、脐，到，炒干用)120克。

【用法】　上为细末，煮甘草水和丸，如皂子大，温水化下服之。百日小儿，每丸分作三四服，五岁一二丸，大人三五丸，亦治室女白带。伏暑用盐少许，嚼一二丸，新水送下。腊月中，雪水煮甘草和药尤佳。一法用浆水或新水浸天南星三日，候透软，煮三五沸，取出，乘软切去皮，只取白软者，薄切，焙干，炒黄色，取末八两，以甘草二两半，拍破，用水两碗，浸一宿，慢火煮至半碗，去滓，旋旋洒入天南星末，慢研之，令甘草水尽，入余药。
现代用法：为丸剂。

【功效】清热化痰，息风定惊。

【主治】小儿急惊之痰热证。身热昏睡，痰盛气粗，惊厥抽搐。

【方义方解】

　　本方为痰热闭窍之小儿急惊风而设。根据《素问·至真要大论》"热者寒之"与"开之发之"的原则，治宜清热化痰，开窍安神。方中胆南星性味苦凉，长于清热化痰，息风定惊，故用量独重；麝香芳香开窍，除小儿惊痫，二药配伍，既能清热化痰，又能芳香开窍，治痰热闭窍，甚为合拍，共为君药。天竺黄清热豁痰，凉心定惊；雄黄祛痰解毒，二药助君药清热化痰，共为臣药。辰砂性寒重镇，安神定惊，为佐药。甘草调和诸药，为使药。

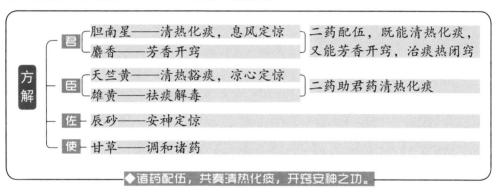

```
            ┌ 胆南星——清热化痰，息风定惊 ┐ 二药配伍，既能清热化痰，
        君 ┤ 麝香——芳香开窍              ┘ 又能芳香开窍，治痰热闭窍
方       ┤
解      臣 ┤ 天竺黄——清热豁痰，凉心定惊 ┐ 二药助君药清热化痰
        ┤ 雄黄——祛痰解毒              ┘
        ├ 佐 — 辰砂——安神定惊
        └ 使 — 甘草——调和诸药
```

◆诸药配伍，共奏清热化痰，开窍安神之功。

【运用】

　　1. **辨证要点**　本方为治小儿急惊风之痰热内盛的常用方，以身热昏睡、痰盛气粗、惊厥抽搐为辨证要点。

　　2. **加减变化**　临床使用时可酌加钩藤、僵蚕等煎汤调服，以加强息风止惊的功效。

　　3. **现代运用**　本方常用于流行性脑脊髓膜炎、急性肺炎、流行性乙型脑炎等，证属痰热抽搐者。

　　4. **使用注意**　本品为急救之方，中病即止，不适合久用。

第二节　温开

十香丸

宋太医院编《圣济总录》

圣济十香苏合香，丁檀沉木安息香，
术附良麝朱冰朴，荜诃牛角熏陆香。

【组成】 丁香、苏合香、檀香、沉香、木香、香附、白术、高良姜、安息香、麝香、熏陆香、朱砂各15克，冰片、荜茇、诃子皮、水牛角屑、姜厚朴各30克。

【用法】 上药共研细末，炼蜜为丸，梧桐子大。每服5丸，每日服3～4次，温酒送服。

【功效】 温通开窍，理气止痛。

【主治】 中恶，霍乱不识人，脘腹胀痛，心口闷痛，泛泛欲呕，不思饮食，两胁胀痛，嗳气不舒，胸痛，呕吐。泄泻，呃逆及猝然昏倒，不省人事等。

【方义方解】

本方为芳香利窍，温通行气之方。方中融苏合香、丁香、檀香、木香、沉香、香附、麝香、安息香，熏陆香、冰片10种香药于一炉，重在芳香去秽，开窍提神；水牛角屑解毒，朱砂安神；白术补气扶正；高良姜、荜茇、姜厚朴温中散寒，行气止痛，以加强温通开窍之力；诃子皮收敛正气，以防消耗过多。诸药配伍，有芳香开窍、行气止痛、温通散寒之效。

【运用】

1. **辨证要点** 本方以伤暑中恶、霍乱不识人、脘腹疼痛、心口闷痛、胸腹诸痛、呕恶不舒、呃逆及猝然昏倒、不省人事为辨证要点。

2. **加减变化** 暑病兼寒者，可用藿香、香薷、白芷、苍术、厚朴、淡豆豉煎汤送服；暑病兼痧者，可用藿香、省草头、大腹皮、通草、紫苏、连翘等煎汤送服；呕恶、嗳气、呃逆明显者，可用生姜、竹茹煎汤送服。

3. **现代运用** 本方可用于治疗暑病夹痧、暑病兼寒、急性胃肠炎、昏厥、冠心病心绞痛等。

4. **使用注意** 痰热内盛所致的神昏窍闭，阴虚所致的胸胁、脘腹诸痛以及孕妇忌用。

苏合香丸

《太平惠民和剂局方》

苏合香丸麝息香，木丁薰陆气同芳，
犀冰白术沉香附，衣用朱砂中恶尝。

【组成】　苏合香、冰片各30克，麝香45克，安息香、青木香、丁香、水牛角屑、白术、沉香、香附、白檀香、朱砂各60克，薰陆香别研30克，原书还有荜茇、诃子各60克。

【用法】　上15味，除苏合香、麝香、冰片、水牛角浓缩粉外，朱砂水飞成极细粉；其余安息香等十味粉碎成细粉；将麝香、冰片、水牛角浓缩粉研细，与上述粉末配研，过筛，混匀。再将苏合香炖化，加适量炼蜜与水制成水蜜丸960丸，低温干燥；或加适量炼蜜制成大蜜丸960丸，即得。

【功用】　开窍镇惊，化痰安神。

【主治】　芳香开窍，行气止痛。用于中风，中暑，痰厥昏迷，心胃气痛。症见突然昏倒，不省人事，牙关紧闭，苔白脉迟，或心腹疼痛，甚则昏厥，或痰壅气阻，突然昏倒等。

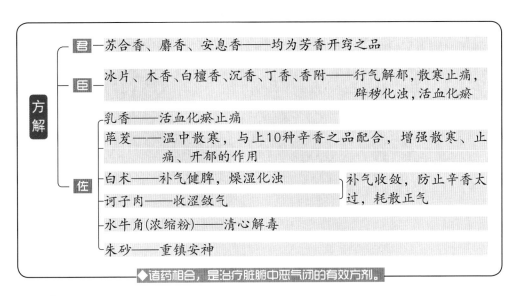

方解

君—苏合香、麝香、安息香——均为芳香开窍之品

臣—冰片、木香、白檀香、沉香、丁香、香附——行气解郁，散寒止痛，辟秽化浊，活血化瘀

佐—乳香——活血化瘀止痛

荜茇——温中散寒，与上10种辛香之品配合，增强散寒、止痛、开郁的作用

白术——补气健脾，燥湿化浊
诃子肉——收涩敛气 } 补气收敛，防止辛香太过，耗散正气

水牛角(浓缩粉)——清心解毒

朱砂——重镇安神

◆诸药相合，是治疗脏腑中恶气闭的有效方剂。

【方义方解】

　　本方所治诸证，多因秽浊之气或寒湿痰浊阻滞气机、气郁闭阻、蒙蔽神明所致。故气郁闭阻、蒙蔽神明为本方的主证。气闭不行，则血行不畅，所以血滞、寒、湿、痰浊均为本方的兼证。方中苏合香辛散温通，芳香辟恶，通窍开郁；麝香、安息香均辛温芳香，辟恶开窍，行气解郁，三药共为君药。冰片芳香走窜，助君药开窍醒神；白檀香、木香、沉香、香附、丁香行气解郁，芳香辟秽，散寒止痛，共为臣药。乳香活血化瘀止痛；荜茇辛热，温中散寒；白术补气健脾，燥湿化浊；水牛角清心解毒；朱砂镇心安神；诃子收涩敛气，防诸香药辛散走窜，耗散正气，共为佐药。

【运用】

1. **辨证要点**　本方以突然昏倒、不省人事、牙关紧闭、心腹疼痛、苔白、脉迟为辨证要点。

2. **加减变化**　若气虚者，加人参、山药，以补气益正；若阳虚者，加干姜、桂枝，以温阳散寒通经；若神志不安者，加远志、菖蒲，以开窍化痰醒神等。

3. **现代运用**　本方常用于治疗脑血管意外、中暑、各种昏厥、冠心病心绞痛、胃脘痛、腹痛、胸胁痛、精神疾病等病症。

4. **使用注意**　本方为温开法的代表方，热闭者忌用。

【附方】

1. **冠心苏合丸**（《中华人民共和国药典》）　苏合香 50 克，冰片 105 克，乳香制 105 克，檀香 210 克，青木香 210 克。以上 5 味，除苏合香、冰片外，其余乳香等 3 味粉碎成细粉，过筛；冰片研细，与上述粉末配研、过筛、混匀。另取炼蜜适量微温后，加入苏合香，搅匀；再与上述粉末混匀，制成 1000 丸即得。含服或嚼碎服，每次 1 丸，每日 1～3 次，或遵医嘱。功用：芳香开窍，理气活血，宽胸止痛。主治：痰瘀气闭证。胸痛，憋气，心痛。

2. **紫金锭**（又名玉枢丹《片玉心书》）　山慈菇 90 克，红大戟 45 克，千金子霜 30 克，五倍子 90 克，麝香 9 克，雄黄 30 克，朱砂 30 克。上为细末，糯米糊作锭子，阴干。口服，成人每次 1.5 克，每日 2 次；外用醋磨，调敷患处。功用：化痰开窍，辟秽解毒，消肿止痛。主治：中暑时疫。脘腹胀闷疼痛，恶心呕吐，泄泻，及小儿痰厥；或疔疮疖肿，虫咬损伤，无名肿毒，或痄腮、丹毒、喉风等。

苏合香丸、冠心苏合香丸与紫金锭均具有开窍化痰作用，治疗寒闭证：冠心苏合香丸是在苏合香丸基础上减味而成，其开窍化痰作用不及苏合香丸；而紫金锭功用偏于化痰开窍，辟秽解毒，消肿止痛，治疗中暑时疫，或小儿痰厥；或疔疮疖肿、虫咬损伤、无名肿毒，或痄腮、丹毒、喉风等。

第十九章 安神剂

◆**概念**：安神剂的功能是安神定志，滋阴养血。用于心神不安，烦躁，失眠多梦，惊风，癫痫，狂乱等症的治疗。

◆**分类及适应证** ─┬─ 重镇安神——治心阳偏亢，心火偏盛，心神不安之证
　　　　　　　　　└─ 补养安神——治阴血不足，心肝失养，心神不安之证

◆**注意事项**：不宜多服、久服，以免妨碍脾胃运化功能，对素体脾虚者尤应注意，必要时可配健脾和胃之品。

第一节　重镇安神

朱砂安神丸

李东垣《内外伤辨惑论》
朱砂安神东垣方，归连甘草合地黄，
怔忡不寐心烦乱，清热养阴可复康。

【**组成**】 朱砂(水飞,为衣)15克,甘草16.5克,黄连18克,当归7.5克,生地黄4.5克。

【**用法**】 上除朱砂外，余药为末，汤浸蒸饼为丸，黍米大，再用朱砂为衣。每服6～9克，睡前开水送下。亦可水煎服，用量按病情酌减，朱砂以不超过3克为宜。

【**功用**】 镇心安神，清热养血。

【**主治**】 心火亢盛，阴血不足证。失眠多梦，惊悸怔忡，心烦神乱；或胸中懊恼，舌尖红，脉细数。

【**方义方解**】

本方所治之证乃心火亢盛，阴血不足所致。阴血不足，火热内生，热扰神明，心神不得守藏，则失眠多梦，惊悸怔忡，心烦神乱；舌红，苔薄黄或少苔，脉细数，皆为心火亢盛、阴血不足之征。治当清热养血，重镇安神。方中朱砂甘寒质重，专入心经，寒能清热，重可镇心，既能重镇安神，又可清心火，治标之中兼

能治本，是为君药。黄连苦寒，入心经，清心泻火，以除烦热为臣。君、臣相伍，重镇以安神，清心以除烦，以收泻火安神之功。佐以生地黄之甘苦寒，以滋阴清热；当归之辛甘温润，以补血，合生地黄滋补阴血以养心。使以炙甘草调药和中，以防黄连之苦寒、朱砂之质重碍胃。合而用之，标本兼治，清中有养，使心火得清，阴血得充，心神得养，则神志安定，是以"安神"名之。

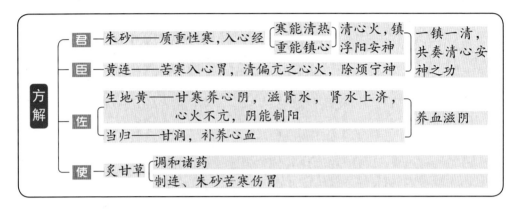

【运用】

1. **辨证要点**　本方是治疗心火亢盛、阴血不足而致神志不安的常用方，临床应用以失眠、惊悸、舌红、脉细数为辨证要点。

2. **加减变化**　若胸中烦热较甚，加山栀仁、莲子心以增强清心除烦之力；兼惊恐，宜加生龙骨、生牡蛎以镇惊安神；失眠多梦者，可加酸枣仁、柏子仁以养心安神。

3. **现代运用**　本方常用于神经衰弱所致的失眠、心悸、健忘，精神抑郁症引起的神志恍惚，以及心脏期前收缩所致的心悸、怔忡等属于心火亢盛、阴血不足者。

4. **使用注意**　方中朱砂含硫化汞，不宜多服、久服，以防汞中毒；阴虚或脾弱者不宜服。

【附方】

珍珠丸（《普济本事方》）　珍珠母0.9克，当归、熟地黄各45克，人参、酸枣仁、柏子仁各30克，犀角（水牛角代）、茯神、沉香、龙齿各15克。依法制为小蜜丸，如梧桐子大，朱砂为衣，每次服40～50丸，薄荷煮汤送服。功用：补益心肝，镇惊安神。治心肝阴血不足，心神不安，惊悸，失眠多梦，头晕眼花，脉细而偏数者。主治：神经衰弱的失眠、心悸、头晕眼花、注意力不集中、健忘等。

磁朱丸

孙思邈《备急千金要方》

磁朱丸中有神曲，安神潜阳治目疾，
心悸失眠皆可用，癫狂痫证宜服之。

【组成】　磁石30克，朱砂15克，神曲60克。

【用法】　上药研为末，炼蜜为丸，如梧桐子大。每服6克，日服2次，开水送下。

【功用】　益阴明目，重镇安神。

【主治】　心肾不交证。视物昏花，耳鸣耳聋，心悸失眠，亦治癫痫。

【方义方解】

　　方中磁石辛寒入肾，重镇安神，益阴潜阳，为君药；朱砂甘寒入心，镇心安神，泻心经邪热，为臣药，二药相合，能镇摄浮阳，交融水火，使心肾相交，则精气得以上输，心火不致上炎；神曲甘辛温，和胃以助消化，使金石药物不碍胃气，且精生于谷，神曲能消化五谷，则谷可化精，故为佐药；蜂蜜补中和胃，为使药。治失神、耳目之疾之外，对癫痫亦有疗效，清代医家柯琴赞之为"治癫痫之圣剂"。

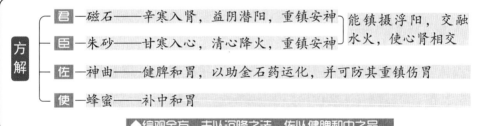

【运用】

　　1. **辨证要点**　主要用于治疗肾阴不足、心阳偏亢之心肾不交证，临床应用以心悸失眠、耳目不济、舌红苔燥、脉细数为其辨证要点。

　　2. **现代运用**　常用于治疗神经衰弱，癫痫，精神分裂症，癔症，躁狂症，抑郁症，又用于治疗白内障，青光眼，糖尿病，高血压病等并发耳目之疾。

　　3. **注意事项**　脾胃虚弱而胃脘疼痛者慎用；气虚下陷、急性眼痛、孕妇及胃溃疡、肝肾功能差者禁用；不宜多服或久服；不宜与碘、溴化物并用。属阴虚火旺者，可与六味地黄丸合用。

第二节 滋养安神

酸枣仁汤

张仲景《金匮要略》

酸枣二升先煮汤，茯知二两用之良，
芎二甘一相调剂，服后安然入梦乡。

【组成】 酸枣仁(炒)15～30克，茯苓、川芎各6克，知母6～9克，甘草3克。

【用法】 上5味，用水1.6升，先煮酸枣仁，煎至1.2升，再入诸药，煮取600毫升，分温3服。

【功用】 养血安神，清热除烦。

【主治】 肝血不足，虚热内扰证。虚烦失眠，心悸不安，头目眩晕，咽干口燥，舌红，脉弦细。

【方义方解】

本证为肝血不足，心失其养所致，为母病及子之候。夫"肝藏血，血舍魂"，人寐则魂舍于目，寐则魂藏于肝。虚劳之人，肝血不足，肝气不荣，而魂不得静藏，心神亦不得安宁，令人虚烦不眠。治当养肝血、疏肝气、摄肝魂、宁心神为法。方中重用酸枣仁为君，以其甘酸质润，入心、肝之经，养血补肝，宁心安神。茯苓宁心安神；知母苦寒质润，滋阴润燥，清热除烦，共为臣药。与君药相伍，以助安神除烦之功。佐以川芎之辛散，调肝血而疏肝气，与大量之酸枣仁相伍，辛散与酸收并用，补血与行血结合，具有养血调肝之妙。甘草和中缓急，调和诸药为使。

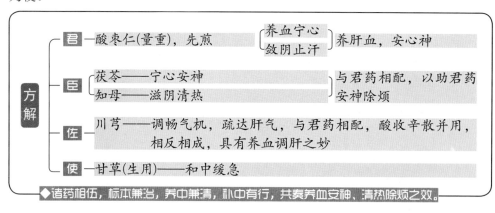

方解			
君	酸枣仁(量重)，先煎	养血宁心 敛阴止汗	养肝血，安心神
臣	茯苓——宁心安神 知母——滋阴清热		与君药相配，以助君药安神除烦
佐	川芎——调畅气机，疏达肝气，与君药相配，酸收辛散并用，相反相成，具有养血调肝之妙		
使	甘草(生用)——和中缓急		

◆诸药相伍，标本兼治，养中兼清，补中有行，共奏养血安神、清热除烦之效。

【运用】

1. **辨证要点**　本方是治疗心肝血虚而致虚烦失眠的常用方，临床应用以虚烦失眠、咽干口燥、舌红、脉弦细为辨证要点。

2. **加减变化**　虚火重而咽干口燥甚者，加生地黄、麦冬以养阴清热；血虚甚而头目眩晕重者，加白芍、当归、枸杞子以增强养血补肝的功效；兼见盗汗，加牡蛎、五味子以安神敛汗；寐而易惊，加珍珠母、龙齿以镇惊安神。

3. **现代运用**　本方常用于心脏神经官能症、神经衰弱、更年期综合征等属于心肝血虚、虚热内扰者。

【附方】

1. **秘传酸枣仁汤**（《证治准绳》）　酸枣仁、远志、黄芪、茯苓、莲肉、当归、人参、茯神、陈皮、炙甘草各15克。每服12克，用水220毫升，加生姜3片，大枣1枚，瓦器煎至160毫升，日3服，临卧1服。功用：养心安神。主治：心肾不交，精血虚耗，痰饮内蓄，怔忡恍惚，夜卧不宁。

2. **柴胡枣仁汤**（《谢海洲临床经验辑要》）　柴胡、黄芩、白芍、党参、知母、川芎各10克，百合、酸枣仁各20克，五味子、茯苓各15克，甘草3克，大枣5枚。水煎2次，混匀，中午和晚上临睡前2次分服。每日1剂，一周为一个疗程。功用：养血柔肝，清热安神。主治：神经衰弱，以失眠多梦，神疲乏力，头晕头痛，记忆力差，心情烦躁为主症；兼证可见两胁胀痛，心情郁闷，胆小易惊，男子阳痿早泄，女子月经不调等。

3. **仁熟散**（《医学入门》）　柏子仁、熟地黄各3克，人参、五味子、枳壳、山茱萸、肉桂、甘菊花、茯神、枸杞子各2克。研细末。每服6克，温酒调下，或清水煎服亦可。功用：安神定志。主治：神经性衰弱，焦虑证等出现的失眠等证。

二丹丸

刘完素《保命集》

二丹丸中熟地黄，丹参朱砂天麦冬，
远志人参石菖蒲，再入茯神生甘草。

【组成】　丹参、熟地黄、天冬各45克，朱砂（为衣）6克，远志、人参、菖蒲各15克，茯神、麦冬、甘草各30克。

【用法】　上药共研细末，炼蜜为丸，如梧桐子大，朱砂为衣。每服6～9克，空腹时服，日服2次，温开水送下。

【功用】　益气养阴，安神定志。

【主治】 健忘失眠、心悸怔忡、舌红、苔薄白、脉虚数者。

【方义方解】

　　本方由三才丸合定志丸加味而成，主要用于气阴不足，致心怯善恐，虚劳健忘之证。方用人参、熟地黄、天冬、麦冬益气养阴，配以丹参、远志、菖蒲、茯神、朱砂安神定志，甘草调和诸药。诸药合用，共奏益气养阴、安神定志之功。

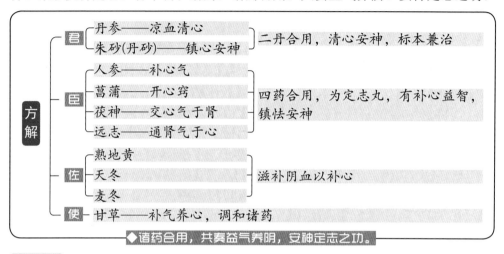

方解

君
丹参——凉血清心
朱砂(丹砂)——镇心安神
二丹合用，清心安神，标本兼治

臣
人参——补心气
菖蒲——开心窍
茯神——交心气于肾
远志——通肾气于心
四药合用，为定志丸，有补心益智、镇怯安神

佐
熟地黄
天冬
麦冬
滋补阴血以补心

使
甘草——补气养心，调和诸药

◆诸药合用，共奏益气养阴，安神定志之功。

【运用】

　　1. **辨证要点**　本方主要用于治疗气阴两虚、心神失养之证，以心悸、健忘、舌红、苔薄白、脉虚数为辨证要点。

　　2. **现代运用**　本方可用于治疗神经衰弱、更年期综合征等病症。

　　3. **使用注意**　心阳虚者非本方所宜。

【附方】

　　1. **加减固本丸**（《杂病源流犀烛》）　即本方去丹参组成。功用：益气养阴，安神益志。主治：老年神衰健忘。

　　2. **茯神丸**（《圣济总录》）　茯神、人参、远志（去心）、麦冬（去心，焙）、干地黄（焙）、青橘皮（汤浸，去白，焙）、甘草（炙，剉）、五味子、山芋、桔梗（去芦头，切，炒）、枳壳（去瓤，麸炒）、槟榔（生，剉）各30克，白术、桂枝（去粗皮）、芍药各15克。上为末，炼蜜为丸，如鸡头子大。每服1丸，含化。功用：行气补血，养心安神。主治：风惊邪，心中恍惚，惊悸恐怖，精神不乐。

　　3. **茯神饮**（《仁术便览》）　茯神、茯苓、人参、石菖蒲、赤小豆。功用：益气，化痰，安神。主治：妇人心虚与鬼交通，妄有所见闻，言语错乱。

第二十章 驱虫剂

◆**概念**：凡以驱虫药为主要成分的方剂称为驱虫剂。

◆**分类及适应证**

驱虫止痛——用治体内肠道寄生虫病，如蛔虫病、蛲虫病、绦虫病、钩虫病及姜片虫病等

杀虫止痒——外用治疗体表皮肤风、湿、热、虫、毒等所致的鹅掌风、牛皮癣、白秃疮、疥疮等瘙痒性皮肤病

◆**注意事项**：①服药时应忌吃油腻食物，并以空腹为宜，尤以临睡前服用为妥。②有些驱虫药含有毒性，因此在运用时要注意剂量，用量过大，易伤正气或中毒；用量不足，则难生效。③有些驱虫药具有攻伐作用，对年老体弱、孕妇等，使用宜慎重，或禁用。④服驱虫剂之后，见有脾胃虚弱者，宜适当内服调补脾胃之剂，以善其后。⑤凡见有寄生虫病症状，可以先做粪便检查，发现虫卵，再结合辨证使用驱虫剂，这样可以达到安全、准确的目的。

乌梅丸

张仲景《伤寒论》

乌梅丸中细辛桂，参附椒柏姜连归，
蛔厥久痢皆可治，安蛔止痛此方珍。

【组成】 乌梅、黄连各480克，干姜300克，细辛、黄柏、附子、人参、桂枝各180克，蜀椒、当归各120克。

【用法】 上10味，异捣筛，合治之。以苦酒渍乌梅一宿，去核，蒸之5斗米下，饭熟，捣成泥，和药令相得，内白中，与蜜杵二千下，丸如梧桐子大，每服10丸，食前以饮送下，日3服，稍加至20丸。禁生冷、滑物、臭食等(现代用法：乌梅用50%醋浸一宿，去核捣烂，和入余药捣匀，烘干或晒干，研末，加蜜制丸，

每服9克，日服2~3次，空腹温开水送下；亦可做汤剂，水煎服，用量按原方比例酌减）。

【功用】 温脏安蛔。

【主治】 脏寒蛔厥证。脘腹阵痛，烦闷呕吐，时发时止，得食则吐，甚则吐蛔，手足厥冷，或久泻久痢。

【方义方解】

蛔厥之证，是因患者素有蛔虫，复由肠道虚寒，蛔虫上扰所致。蛔虫本喜温而恶寒，故有"遇寒则动，得温则安"之说。蛔虫寄生于肠中，其性喜钻窜上扰。若肠道虚寒，则不利于蛔虫生存而扰动不安，故脘腹阵痛、烦闷呕吐，甚则吐蛔；由于蛔虫起伏无时，虫动则发，虫伏则止，故腹痛与呕吐时发时止；痛甚气机逆乱，阴阳之气不相顺接，则四肢厥冷，发为蛔厥。本证既有虚寒的一面，又有虫扰气逆化热的一面，针对寒热错杂、蛔虫上扰的病机，治宜寒热并调、温脏安蛔之法。柯琴说："蛔得酸则静，得辛则伏，得苦则下。"

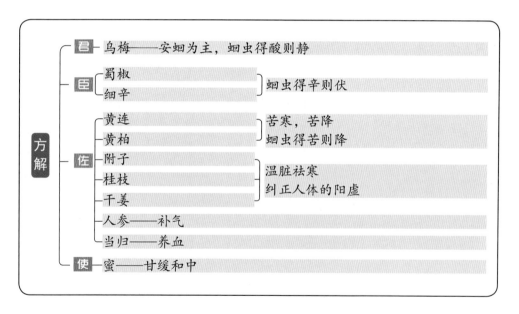

方中重用味酸之乌梅，取其酸能安蛔，使蛔静则痛止，为君药。蛔动因于肠寒，蜀椒、细辛辛温，辛可伏蛔，温可祛寒，共为臣药。黄连、黄柏性味苦寒，苦能下蛔，寒能清解因蛔虫上扰，气机逆乱所生之热；附子、桂枝、干姜皆为辛热之品，既可增强温脏祛寒之功，亦有辛可制蛔之力；当归、人参补养气血，且合桂枝以养血通脉，以解四肢厥冷，均为佐药。以蜜为丸，甘缓和中，为使药。本方的配伍特点：一是酸苦辛并进，使"蛔得酸则静，得辛则伏，得苦则下"；二是寒热并用，邪正兼顾。

【运用】

1. **辨证要点**　本方对寒热错杂、正虚邪实之蛔厥证，确有良效，临床以腹痛时作、烦闷呕吐、常自吐蛔、手足厥冷为辨证要点。

2. **加减变化**　体不虚者，可去当归、人参；寒重者，可去黄柏、黄连；热重者，可去附子、干姜；呕吐甚者，可加生姜、半夏；腹痛甚者，可加川楝子、木香；欲加强杀虫之力时，加用苦楝皮、使君子、榧子等，则驱蛔之力更强。

3. **现代运用**　本方常用于加减治疗胆道蛔虫症、蛔虫性肠梗阻、慢性痢疾等，慢性胃肠炎属寒热错杂证候者。

4. **使用注意**　本方以安蛔为主，杀蛔力量较弱，若加用杀虫药时，切记不可过量，以防中毒；若蛔虫腹痛证属湿热者，本方不宜。

【附方】

1. **理中安蛔汤**（《类证治裁》）　人参9克，乌梅6克，白术、茯苓、干姜（炒黑）各4.5克，川椒1克。水煎服。功用：温中安蛔。主治：中阳不振，蛔虫腹痛。便溏尿清，腹痛肠鸣，四肢不温，饥不欲食，甚则吐蛔，舌苔薄白，脉沉迟。

2. **连梅安蛔汤**（《通俗伤寒论》）　胡黄连3克，川椒（炒）2克，白雷丸9克，乌梅肉5克，生川柏2克，尖槟榔（磨汁冲）9克。水煎服。功用：清热安蛔。主治：肝胃郁热，虫积腹痛。饥不欲食，食则吐蛔，甚则蛔动不安，脘痛烦躁，手足厥逆，面赤口燥，舌红，脉数。

乌梅丸、理中安蛔汤、连梅安蛔汤三方均为安蛔驱虫之剂，均可治疗蛔虫证，但因蛔虫证的病机不同，制方亦各异。乌梅丸治疗寒热错杂之蛔厥重证，故方中苦辛酸合用，寒热并调，邪正兼顾，以温肠胃为主，兼清郁热而安蛔；理中安蛔汤即理中汤去甘草，加茯苓健脾化湿，用川椒温中散寒、乌梅安蛔，故能用治中焦虚寒的蛔虫腹痛；连梅安蛔汤治肝胃热盛之蛔厥证，故方以苦辛酸并用，清降肝胃之热，兼以驱蛔。

肥儿丸

太平惠民和剂局《太平惠民和剂局方》

肥儿丸内用使君，豆蔻香连曲麦槟，
猪胆为丸热水下，虫疳食积一扫清。

【组成】 神曲(炒)、黄连(去须)各300克，肉豆蔻(面裹，煨)、使君子(去皮)、麦芽(炒)各150克，槟榔(不见火，细剉，晒)150克，木香60克。

【用法】 原方为细末，猪胆为丸如粟米大，每服30丸，量岁数加减，熟水下，空腹服。现代用法：诸药共为细末，取猪胆汁和丸，每丸重3克。3岁以上者每服2丸，两岁者每服1丸，周岁以内者每服半丸，空腹时以温开水化服。

【功效】 杀虫消积，健脾清热。

【主治】 小儿虫疳，消化不良，面黄形瘦，肚腹胀大，口臭发热，舌苔黄腻。

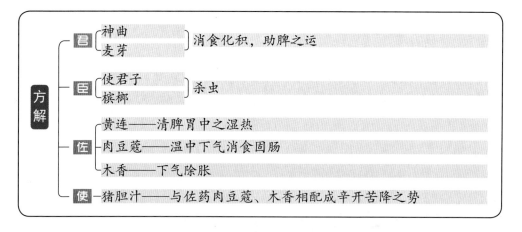

方解

君 神曲 / 麦芽 —— 消食化积，助脾之运

臣 使君子 / 槟榔 —— 杀虫

佐 黄连——清脾胃中之湿热
肉豆蔻——温中下气消食固肠
木香——下气除胀

使 猪胆汁——与佐药肉豆蔻、木香相配成辛开苦降之势

【方义方解】

　　本方所治之证乃饮食不节，食伤脾胃，郁积化热所致。食伤脾胃，脾不运，胃不纳，浊气壅滞，则不思饮食，肚腹胀满；水谷不化，气血生成不足，则面黄肌瘦；饮食积滞化热，浊热夹积食外攻上逆，则发热，口臭；脾伤不能运化水湿，则大便溏泄；舌淡，苔薄黄，脉弱，皆为脾伤食积郁热之征。治当健脾消食，清热驱虫。

　　黄连苦寒，泻旺火，燥脾湿，厚肠胃，杀虫蛊，为治疳君药；肉豆蔻辛温，补命火而行之脾胃，以去土中之积郁；木香辛苦温，升下焦无形之气，以达于上，而蒸水谷，和气血，降上焦有形之物以行于下，而司决渎，去壅滞；神曲甘辛温，和中开胃，消滞去胀，破结行痰，能消能伐，而无伤于正气；麦芽甘咸平，能变化有形之坚积，而自含发生之气；使君子味甘而能杀虫，兼可消积；槟榔苦涩甘温，攻坚破积，降泄逆气，而达之下极之下，且其苦能杀虫，其涩能敛阴。谷以养人，而过食成积，神曲、麦芽以变化之；食积则气郁，木香、槟榔以升降之；气郁则生湿热、黄连以燥之泄之；湿热则生虫蛊，使君子、黄连以杀之；其肠胃薄而太阴未足也，君黄连以健之厚之；要其本，元火不足，而脾胃不能化食也，肉豆蔻以壮命火而温之。

【运用】

1. **加减变化**　脾气虚弱者，可酌加白术、党参、茯苓；无郁热，可去猪胆汁、黄连，用面糊丸即可；大便秘结者，可加枳实、大黄。服后虫积得去，便当调补脾胃，使正气恢复。

2. **现代运用**　本方能杀灭多种肠寄生虫，而以杀绦虫、蛔虫为最效。方中木香、黄连、肉豆蔻能止泻痢，故对于小儿因为蛔虫而致的虫痢，服用本方，更为合适。据原书记载："一方黄连、使君子、神曲各一两，肉豆蔻、槟榔各半两，木香二钱，面糊丸，如萝卜子大，熟水吞下。"对于积热不甚者尤宜。

3. **使用注意**　小儿身体瘦弱而非虫积所致者，不可误用本方。

【附方】

鸡肝散（**《常用中成药》**）　使君子肉、雷丸各9克，鲜鸡肝1具。依法制为散，每次服5克，每日2次。功用：消疳，杀虫，明目。主治：小儿疳积、虫积腹痛、食少泄泻，面黄肌瘦，视物模糊等症。

集效丸

陈言　《三因极一病证方论》

集效姜附与槟黄，芜荑诃鹤木香当。
雄槟丸内白矾入，虫啮攻疼均可尝。

【组成】　大黄（炒）45克，鹤虱（炒）、槟榔、诃子皮、芜荑（炒）、木香、干姜（炒）、附子各20克。

【用法】　以上8药共研细末，蜜和作丸，每丸6～9克，食前乌梅汤送下。

【功效】　杀虫，温中。

【主治】　虫积夹寒，虫啮腹痛，作止有时，或寒热往来，四肢常冷。

【方义方解】

虫积夹寒为本方主证。虫喜温恶酸而畏苦，故用姜、附之热温之，乌梅、诃子皮之酸以伏之，大黄、槟榔、芜荑、鹤虱之苦以杀之，木香辛温以顺其气。

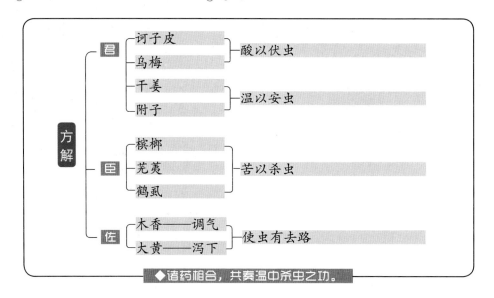

◆诸药相合，共奏温中杀虫之功。

【运用】

1. **辨证要点**　本方临证以虫积腹痛，作止有时，四肢不温，舌淡、苔薄为辨证要点。

2. **现代运用**　常用于治疗蛔虫病、痔疮等病症所致之脘腹作痛等症。

3. **使用注意**　孕妇勿服。